기억회상색칠하기
매뉴얼
❶❷❸

머리말

▸ 어르신들의 치매 예방을 위해 기억을 회상시키는 색칠하기

《기억회상 색칠하기 매뉴얼》은 한국장기요양기관지역협회연합에서 기획출판한 《기억회상 색칠하기》 1, 2, 3권 세트의 매뉴얼입니다.
《기억회상 색칠하기》는 색칠하기의 다양한 자료를 모아 사용하기 편리하게 만든 자료집 입니다. 부모님들이 익히 알고 있는 옛이야기와 속담, 인지훈련 프로그램의 색칠하기를 바탕으로 만들어, 직접 색을 칠하면서 기억 속에 묻어둔 이야기를 서로 회상하며 중증 치매로 가는 것을 지연시키기 위해 만든 컬러링북입니다.
매뉴얼은 《기억회상 색칠하기》 1, 2, 3권을 사용하는 사회복지사나 현장 활동가님들이 사전에 프로그램을 이용하는데 도움이 되는 부가적인 자료를 보충하였습니다.
어르신들께 색칠을 하기 위한 그림 자료를 제공하면서 그림에 대한 설명과 상황에 대한 파악을 하고, 질문과 대답을 유도하면 색칠하기와 커뮤니케이션을 병행하는데 도움이 될 것입니다.
프로그램을 진행하며 우선 손뼉 치기와 손가락 운동 등으로 여러 어르신들의 시선을 집중시킬 필요가 있습니다. 손은 제2의 뇌라고 합니다. 손가락 마디마디는 몸의 다양한 부위와 연결되어 있습니다. 그러한 손과 손가락을 자극하는 것은 뇌 기능을 활성화시키는 것입니다.
박수를 치며 노래를 하는 것도 인지기능에 좋고, 손가락을 가지고 하는 다양한 놀이도 뇌기능에 좋습니다.
사전활동으로 함께 손뼉 치기와 레크리에이션을 하면서 긴장도 풀고 즐거움도 느끼시기 바랍니다. 사전활동 다음으로 《기억회상 색칠하기》 1, 2, 3권의 자료가 차례대로 정리되어 있습니다.
활동가님들의 창의성이 가장 중요합니다. 제시된 자료는 참고용이기 때문에 자료에 대한 활동가님의 창의적인 생각을 먼저 하십시오. 매뉴얼이 활동가님들이 프로그램을 진행하는데 많은 도움이 되길 바랍니다.

지은이 대표 장일상

목차

목차

[2부] 기억회상 색칠하기 ❷ 치매예방 속담그림 색칠하기

목차

[3부] 기억회상 색칠하기 ❸ 치매예방 인지훈련 색칠하기

목차

매뉴얼 사용방법

▸ 사전활동

어르신들과 현장에서 본 수업 《기억회상 색칠하기》 1, 2, 3권을 시작하기 전에 긴장감 해소와 집중력 강화를 위한 사전활동으로 손 유희나 손가락 운동을 약 3~5분 정도 진행해 보십시오. 색을 칠하는 동안 노래나 조용한 음악을 들려주는 것은 감정의 변화를 주는 데 도움이 될 것입니다. 현장 상황에 맞게 음악을 선택하는 것을 잊지 마세요.

사전활동은 박수치기, 손가락 운동, 율동하며 노래 부르기 그리고 속담 카드, 집중력 카드 등을 활용하십시오.

수업을 진행하면서 선택한 색을 유심히 살펴보면 어르신들의 마음을 알아볼 수 있습니다. 어두운색을 먼저 고르면 마음의 우울감이 있을 수 있습니다. 어르신 기분을 여쭈어보세요.

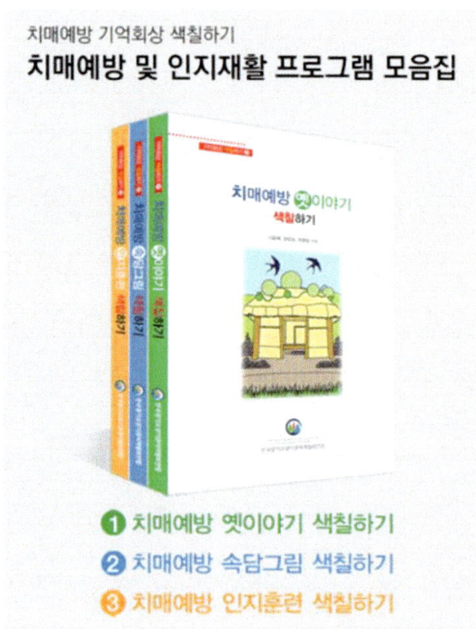

《기억회상 색칠하기》 세트는 어르신의 치매를 예방하며 잊고 있던 기억을 회상시켜주는 기억회상용 색칠하기로 모두 3권 1세트로 구성되어 있습니다.

《기억회상 색칠하기》 세트는 현장 활동가들이 많은 어르신들께 쉽게 활용할 수 있도록 구성되어 있어, 프로그램 사용방법만 익혀도 사용하는데 어려움이 없지만 매뉴얼을 통해 조금 더 다양한 자료를 가지고 프로그램을 진행하면 어르신들과의 소통에 많은 도움이 될 것입니다.

1부 《기억회상 색칠하기① - 치매예방 옛이야기 색칠하기》에는 그림의 출처가 되는 전래 동화의 원제목이 있습니다. 그 동화의 소재가 되는 그림만으론 내용을 알기 어려운 부분이 있어 간단한 제목과 설명이 있습니다. 활동가님이 미리 동화 내용을 숙지하시고 어르신들이 색칠할 때 이야기를 전달하시면 뇌기능강화에 많은 도움이 됩니다.

매뉴얼에서는 조금 더 내용을 보충하였고 동화의 내용과 관련된 다양한 질문을 제시하고 있습니다. 질문에 대한 답은 정답과 예시가 표기되어 있습니다. 이야기들은 어르신들이 과거의 기억을 회상하는데 중점을 둔 것이기 때문에 이야기의 줄거리를 질문하시며 대답을 유도하는 것을 권합니다.
정답이 명확한 것은 정답으로 표기하였고, 대부분 예시는 어르신이 답할 수 있는 예시입니다. 따로 정답이 없기 때문에 비슷하게 말씀을 하시면 "네, 정말 잘하셨습니다. 그 말씀이 맞네요."라며 맞는 것으로 칭찬을 해주십시오.
또박또박 본인의 생각을 예의 바르게 이야기하는 훈련이 필요하기 때문에 가급적 비속어나 반말보다는 존경의 의미가 담긴 존칭어를 사용하게 유도해주십시오. 존칭어를 사용하기 위해서는 그만큼 생각을 해야 하기 때문에 꼭 필요합니다.

인터넷이나 유튜브를 통해 이야기를 들려주시는 것도 좋은 방법이 될 것입니다. 그 내용을 간추려 간략히 매뉴얼에서 게제하고 있기 때문에 활용적인 면에서 도움이 됩니다.
하나의 이야기는 2~3개의 색칠하기로 구성되어 있고, 그림 중 모자이크 꾸미기로도 사용할 수 있게 단순한 것이 있습니다. 색종이를 찢어 하나하나 붙여가면서 정교함과 성취감을 느낄 수 있습니다.
색종이를 잘게 찢으면서 손가락의 소근육을 향상시키고, 정교하게 붙이면서 집중력을 키울 수 있습니다. 주위에서 쉽게 구할 수 있는 신문이나 광고지 등을 사용하셔도 됩니다. 빈 여백에는 그림을 그리셔도 됩니다.

2부 《치매예방 속담그림 색칠하기》는 도서출판 서현사 출간 《기억회상을 위한 속담색칠하기》 1, 2에서 가져온 그림으로 재구성하였습니다.
본문의 그림은 우리 일상에서 많이 사용하는 속담을 그림으로 표현한 것입니다.
그림만 보면 쉽게 속담을 알 수 있지만 은유적인 표현의 그림도 있어 곰곰이 생각해 봐야 할 것들도 있습니다.
속담에 관련된 자신의 일화를 이야기하시면 기억회상에 많은 도움이 될 것입니다.
속담에 관련된 자신의 일화도 이야기하고, 색을 선정한 이유들을 가능하면 존칭을 사용하며 말할 수 있도록 유도해 보십시오.

3부 《치매예방 인지훈련 색칠하기》에는 모두 6개의 큰 항목에 다양한 그림과 프로그램이 구성되어 있습니다. 만다라, 화투, 꽃 등은 우리 주위에서 자주 접하는 것을 기본으로 하고 누구나 '아하!' 하실 수 있는 그림이 수록되어 있습니다.
색칠하기는 정해진 규칙이 없습니다. 본인이 생각대로 색을 칠하면 됩니다.
그림만으로 내용을 알기 어려운 프로그램에는 간단한 제목과 설명이 있습니다.

만다라 색칠하기에는 만다라를 따라 그리고 색을 칠하는 것이 있습니다. 선을 먼저 따라 그리고 색을 칠하면 됩니다.

꽃 그림 색칠하기 그림은 우리나라를 대표하는 꽃과 주위에서 자주 접하는 꽃을 중심으로 수록되어 있고, 꽃 이름에 따라 간단한 꽃말과 이야기가 정리되어 있습니다.

화투색칠하기는 어르신들이 치매예방을 위해 놀이로 자주하는 화투놀이의 그림에 색을 칠하는 것이라 친밀감이 아주 높습니다.

미로찾기는 미로의 난이도가 높지 않아 쉽게 답을 찾을 수가 있습니다. 길을 찾아가다 잘못 갔을 경우에는 처음부터 다시 길을 찾아보십시오. 주위의 친구 분과 같이 시작하여 누가 먼저 목표까지 가는 가를 시합해도 재미있습니다. 다양한 질문도 만들어 재미있게 이야기해 보세요.

기억회상 색칠하기는 과거 기억을 회상하는 것으로 지금도 기억 속에 남아 있는 그림들입니다. 사물의 이름을 적어보고 색을 칠하시며 사물에 관련된 나의 과거 이야기를 친구들과 정답게 이야기해 보세요.

언어프로그램은 한글의 자음과 모음을 조합해 글을 만드는 것입니다. 과일의 이름에 자음과 모음이 빠진 부분이 있습니다. 그 부분을 채워 과일 이름을 적어보세요. 단어를 맞추는 프로그램은 조금 어려울 수 있지만 어르신들이 뇌 활동을 하는데 도움이 될 것입니다.

활동가님들이 미리 프로그램에 대한 내용을 숙지하시고 어르신들이 그림에 색을 칠하는 동안 그림에 대한 이야기와 색을 선정한 이유들을 가능하면 존칭을 사용하며 말할 수 있게 유도해 보세요.

이야기를 하기 위해서 생각을 하고, 좋은 말로 설명하기 위해서는 뇌 활동을 많이 하게 됩니다. 단순한 소리만 내는 것이 아니라 말을 한다는 것은 아주 중요합니다.

상대에게 듣기 좋게 고운 말을 한다는 것이 치매예방과 진행을 막는 데 도움을 줄 수 있습니다. 어르신께서 프로그램을 하나씩 완성시키는 즐거움을 느끼시길 바랍니다.

[마무리]

색칠하기가 끝나면 마무리로 박수치기와 손가락운동을 하시며 율동과 노래로 마무리 하십시오. 어르신들의 프로그램 진행에 대한 느낌을 물어보시고 다음 프로그램의 만남을 이야기하시기 바랍니다.

색칠하기 사전활동

1. 손운동

(1) 다양한 박수치기

손은 우리 몸의 여러 신체기관과 연결되어 있기 때문에 손으로 박수를 치면 연관된 신체기관을 자극함으로써 건강을 유지할 수 있고 치매예방에도 많은 도움을 줍니다. 다음의 박수의 종류에 맞춰 하루에 1분씩 박수를 쳐보세요.

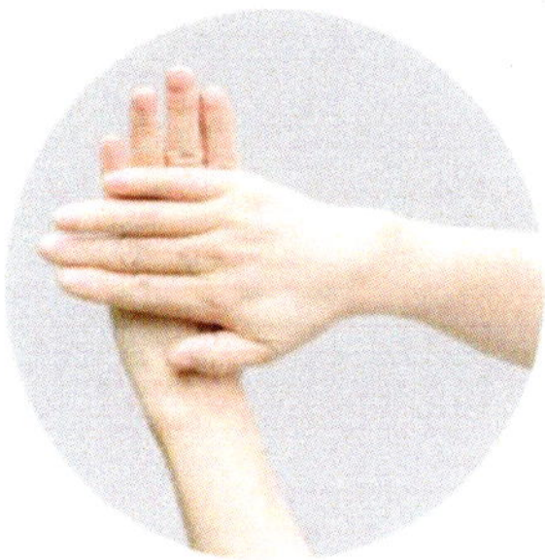

손등박수

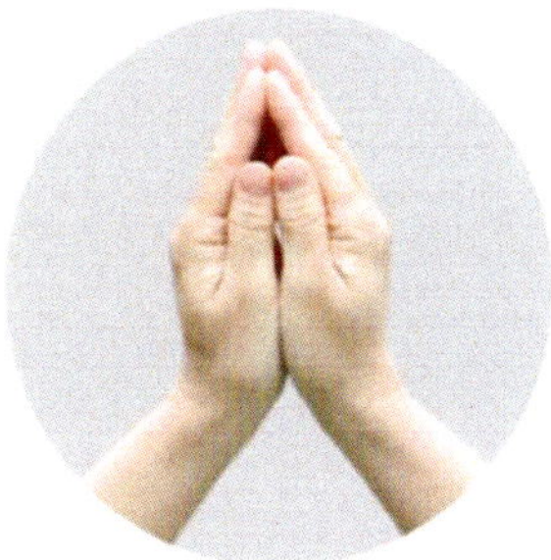

고구마박수

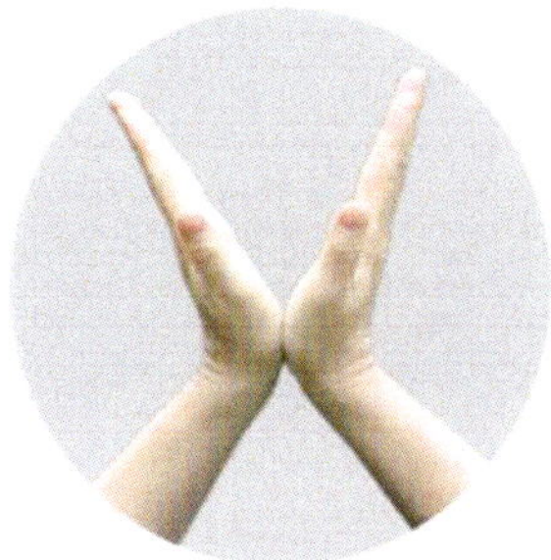

손목박수

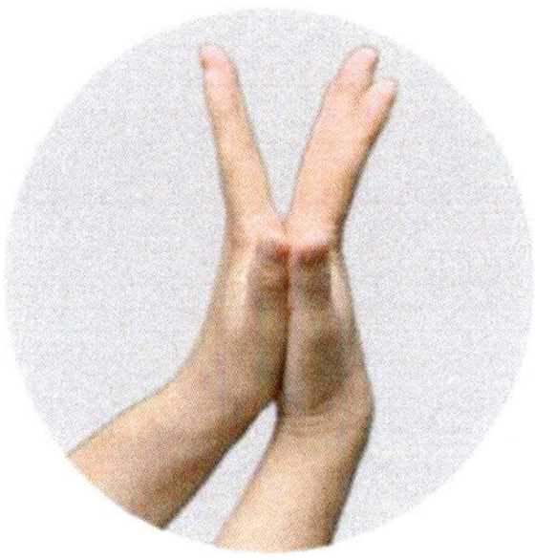

손바닥박수

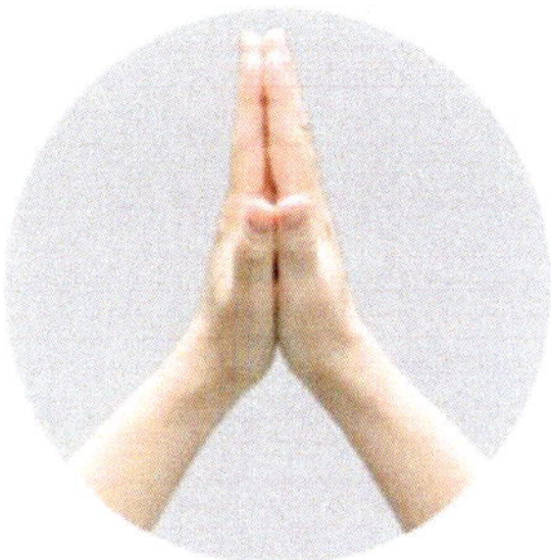

손뼉박수

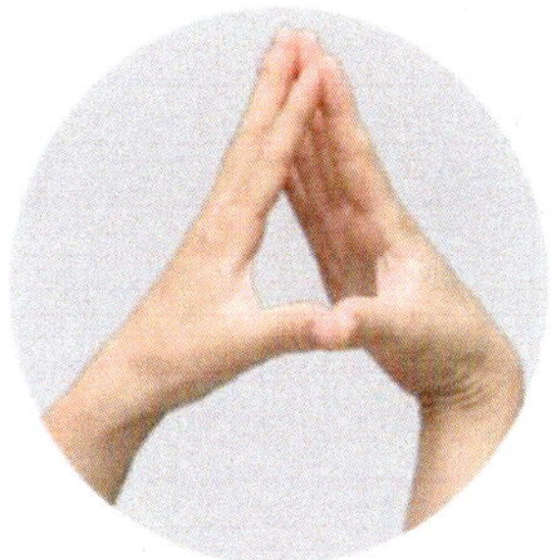

손가락끝박수

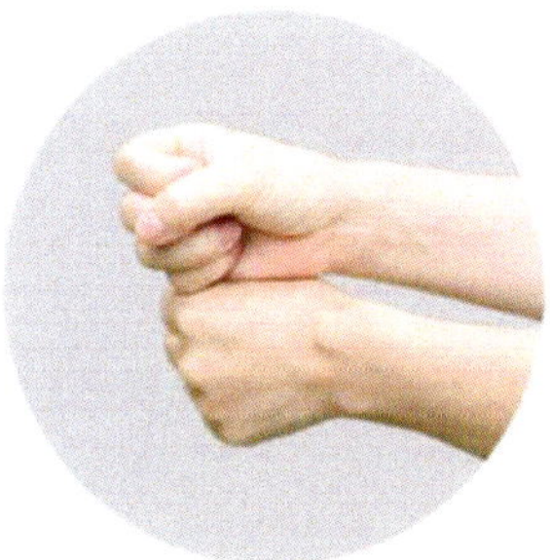

주먹상하박수

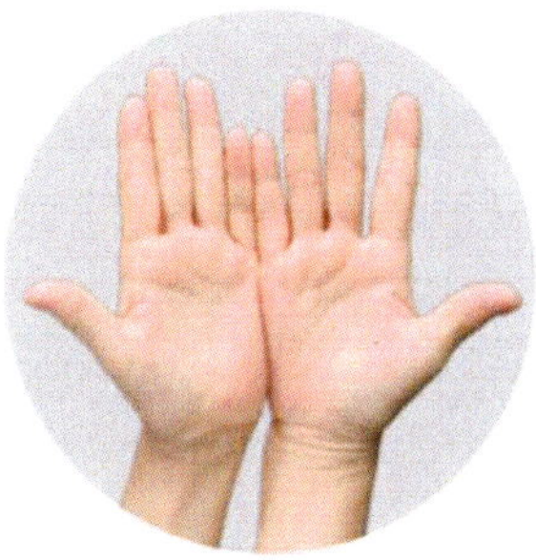

새끼손 5지 박수

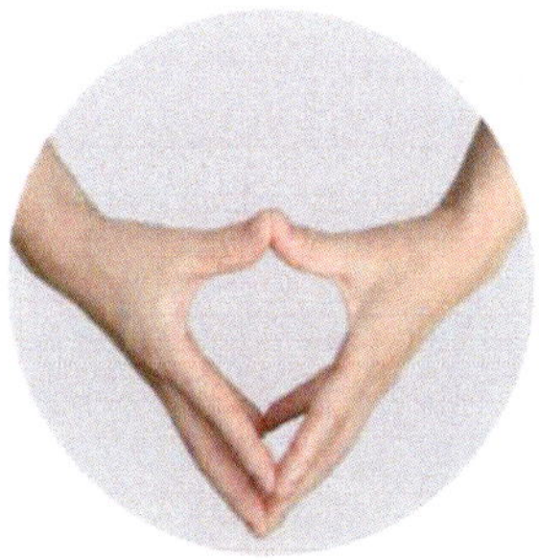

하트박수

(2) 두뇌활동놀이

집중력을 높이기 위한 동기 부여, 표현력, 협동성, 촉각 자극, 일상생활 동작 훈련, 자신감 향상에 도움이 된다.

① 박수치기

노래 : 나는 내가 정말 좋아

진행방법

1. 지도사가 박수를 치면서 진행에 대한 설명을 한다.
2. 다 같이 따라서 박수를 친다.
3. 아래 문장을 차례대로 진행한다.

• 1회(짝)

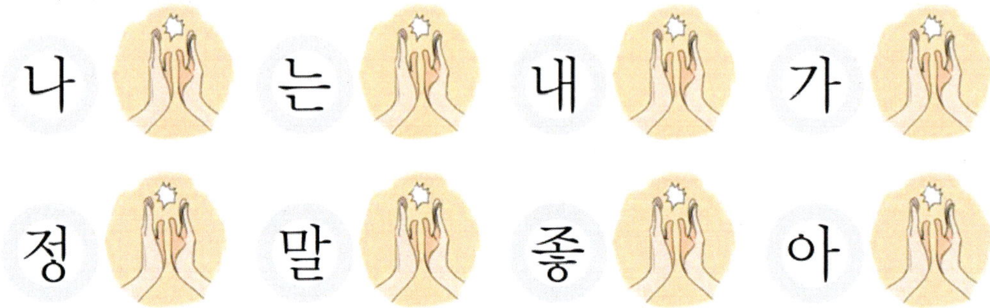

• 2회(짝짝)

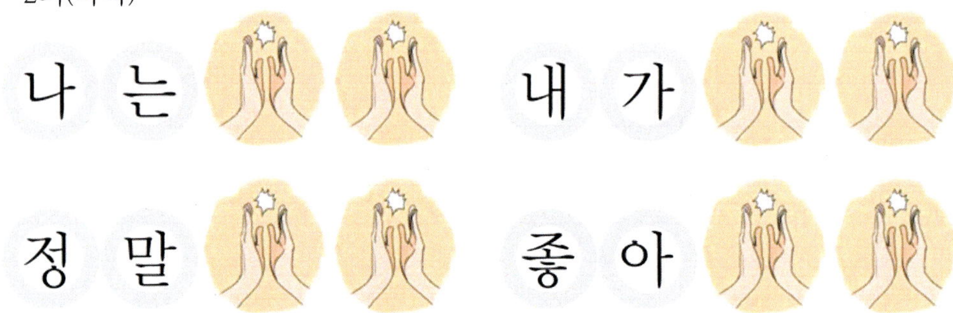

• 4회(짝짝짝짝)

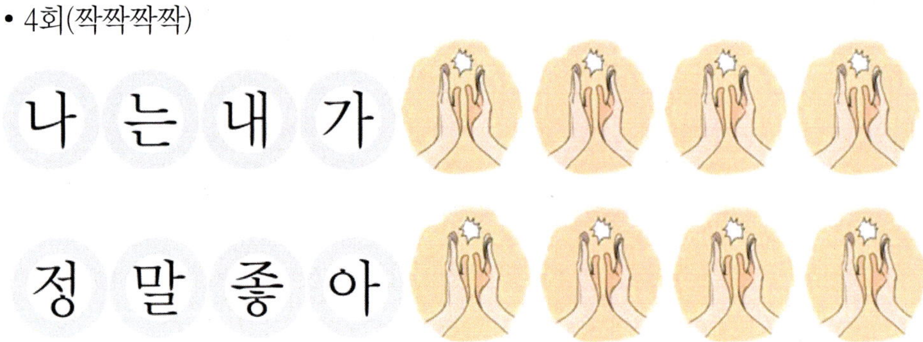

• 8회(짝짝짝짝짝짝짝짝)

나 는 내 가 정 말 좋 아

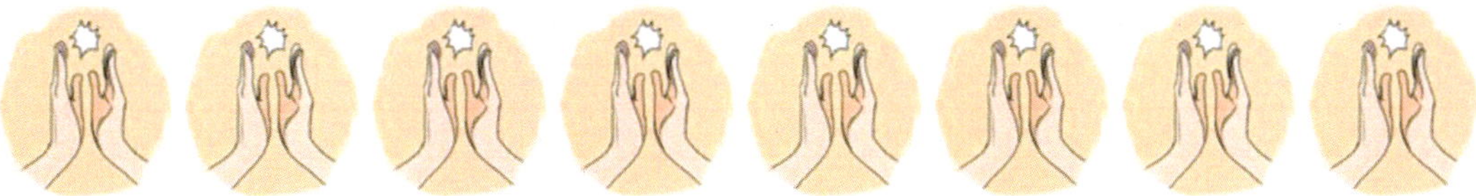

다른 문장들을 응용할 수 있다.

① 나는 정말 어여쁘다.

② 나는 나를 사랑한다.

③ 나는 많이 행복하다.

④ 나는 정말 건강하다.

응용방법

1. 지도자가 박수를 몇 번 치라고 하고 다함께 박수를 친다.
2. 박수를 치면서 하나, 둘, 셋, 넷 번호를 붙인다.
3. 손가락 박수(다섯 손가락 펴서), 말수에 따라 박수를 친다.

안녕하세요 – 짝짝짝짝짝,

건강하게 – 짝짝짝짝,

지금이순간 – 짝짝짝짝짝,

오늘도 – 짝짝짝,

행복하다 – 짝짝짝짝

‘반갑습니다’ ‘감사합니다’ ‘사랑합니다’ 등 다양한 말을 선택하여 사용할 수 있다.

② 계단박수

진행방법

1. 지도사가 박수를 치면서 진행에 대한 설명을 한다.
   어르신 다 함께 계단 박수를 해볼게요.
   제가 먼저 시범을 보여드리겠습니다.
   하는 것을 보고 따라해 보기로 해요.
   무릎과 손바닥 박수를 칠거예요.
   1회, 2회, 3회, 4회, 5회 숫자를 올라갔다가 거꾸로 다시 내려가는 방법이에요.
   마지막에는 무릎을 치고 양팔을 벌려 '야' 하고 큰소리로 외치면 됩니다.

2. 다 같이 지도사를 따라 박수를 칩니다.

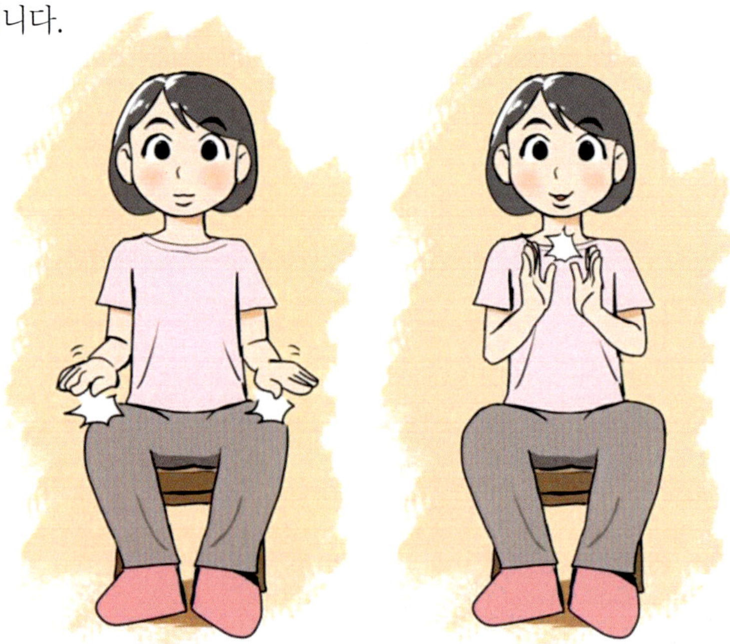

3. 아래와 같이 박수를 칩니다.
   (두 손으로 무릎치고 손뼉치고)

   무릎 짝 (1),
   무릎 짝짝 (2),
   무릎 짝짝짝 (3),
   무릎 짝짝짝짝 (4),
   무릎 짝짝짝짝짝 (5),
   무릎 짝짝짝짝짝 (5),
   무릎 짝짝짝짝 (4),
   무릎 짝짝짝 (3),
   무릎 짝짝 (2),
   무릎 짝 (1),

   무릎 두 팔 벌려 '야' 하고 외친다.

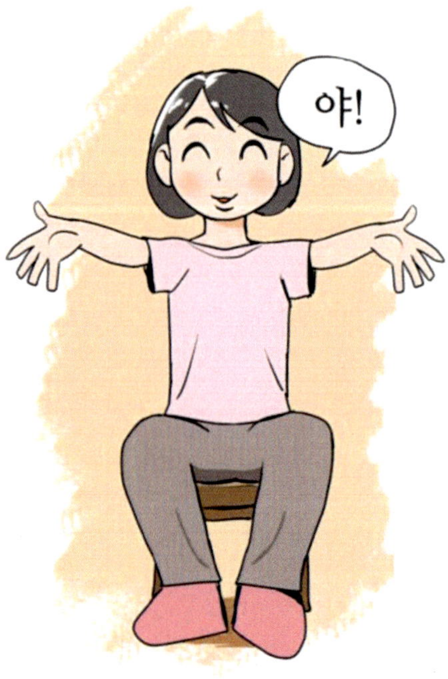

③ 교차박수놀이

진행방법

1. 지도사가 박수를 치면서 진행에 대한 설명을 한다.
   어르신 손으로 주먹을 '쥐었다 폈다'를 교차로 해볼게요.

   한손은 주먹을 쥐고 다른 손은 주먹을 폅니다.
   오른손을 주먹을 쥐고 왼손은 손을 펴고
   이번에는 반대로
   오른손은 손을 펴고 왼손은 주먹을 쥐고
   번갈아 가면서 반복합니다.
   어르신들이 잘 할 수 있도록 천천히 하셔도 됩니다.

2. 다 같이 지도사를 따라 교차박수놀이를 합니다.

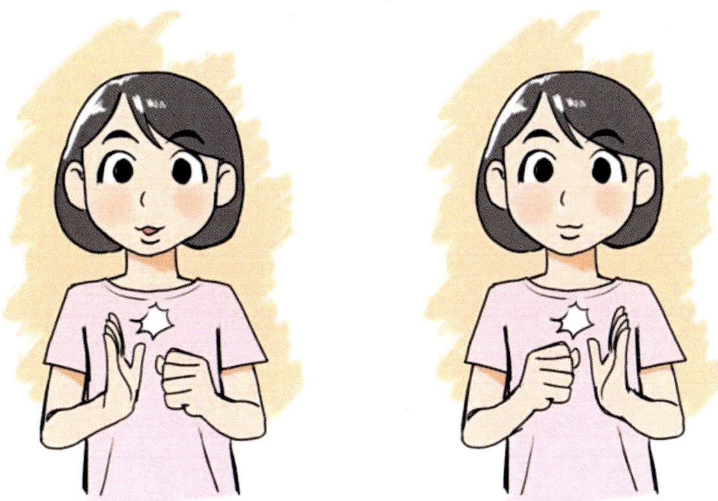

응용방법

한손은 주먹을 쥐고 다른 손은 앞으로 내밀며 편다.
이번에는 반대로 한다.
주먹을 '쥐었다 폈다'를 하며 가위, 바위, 보를 순차적으로 한다.

④ 박수 숫자게임놀이

진행방법

1. 지도자가 박수를 치면서 진행에 대한 설명을 한다.
   제가 박수를 치며 '1' 하고 외치면, 어르신은 박수를 치고 '2' 라고 외치세요.
   다음으로 제가 박수를 치며 '2' 라고 외치면, 어르신은 박수를 치며 '3' 이라고 외치며 수를 하나씩 늘려갑니다.

2. 다음의 순서로 진행한다.
   활동가는 무릎을 치고, 박수를 치고, 왼손 엄지 척, 오른손 엄지 척을 하며 '하나' 하고 외친다.

지도사

무릎 → 손벽 → 왼손 엄지 척
→ 오른손 엄지 척 1, 2, 3, 4, 5

어르신

무릎 → 손벽 → 왼손 엄지 척
→ 오른손 엄지 척 2, 3, 4, 5, 6

"숫자를 다 기억하고 계시네요.
참 잘하셨어요!" 라고 칭찬을 한다.

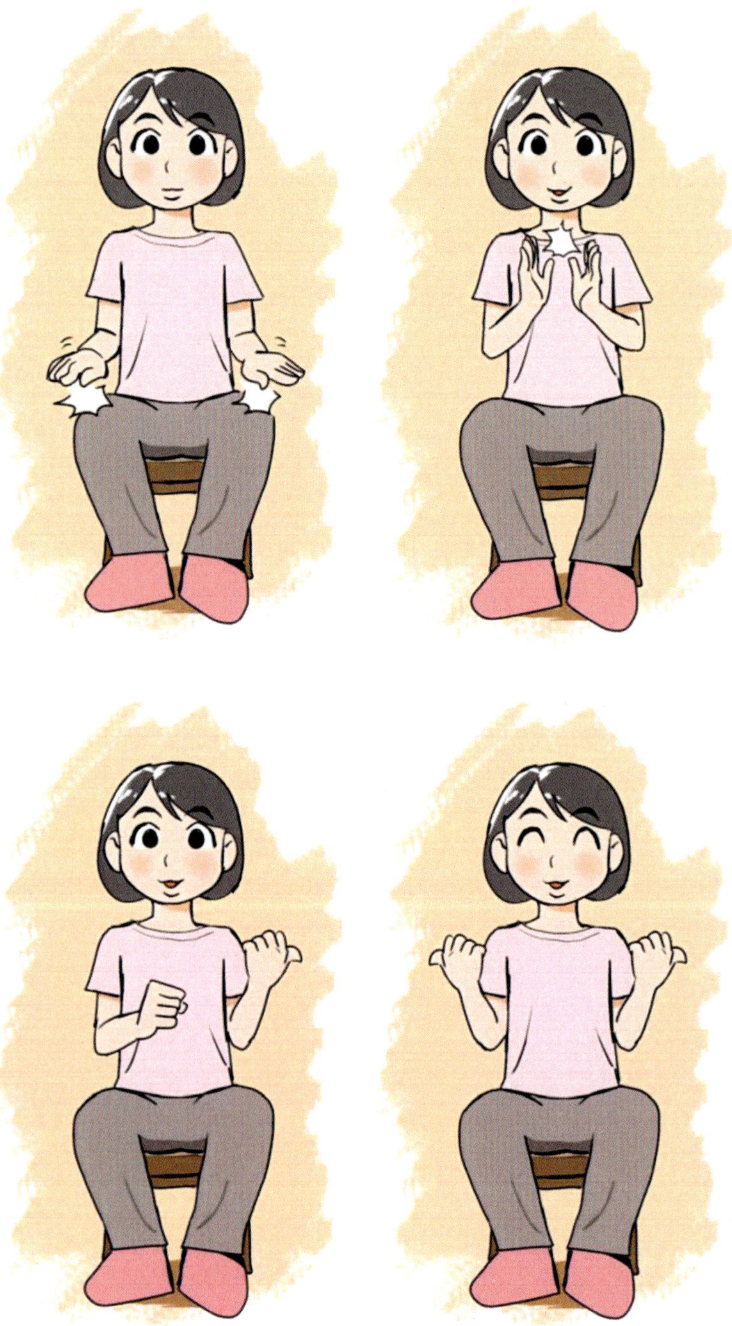

2. 손가락운동

(1) 다양한 손가락 운동

① 손가락접기 운동

팔꿈치를 가볍게 구부려 몸 앞으로 양손을 내민다. 손바닥을 위로 향하게 하고 양손 모두 새끼손가락부터 순서대로 손가락을 접는다. 엄지까지 다 접고 나면 엄지, 검지 순으로 펴나간다. 코로 숨을 들이마시고 입으로 내쉬면서 손가락을 천천히 펴며 호흡을 한다.

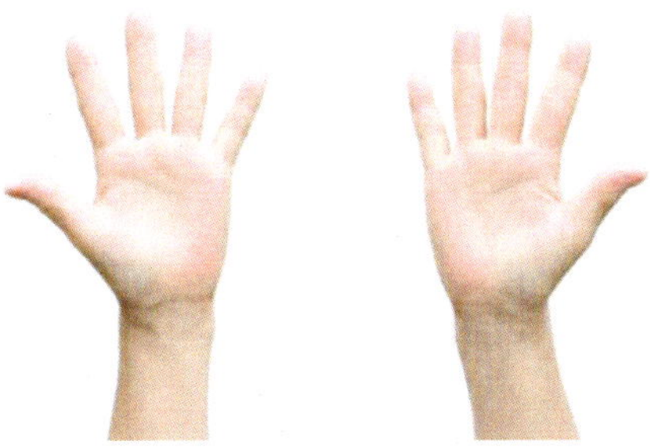

자세는 바르게 앉거나 서고 손바닥을 위로 향해 스트레칭하며 곧게 편다.

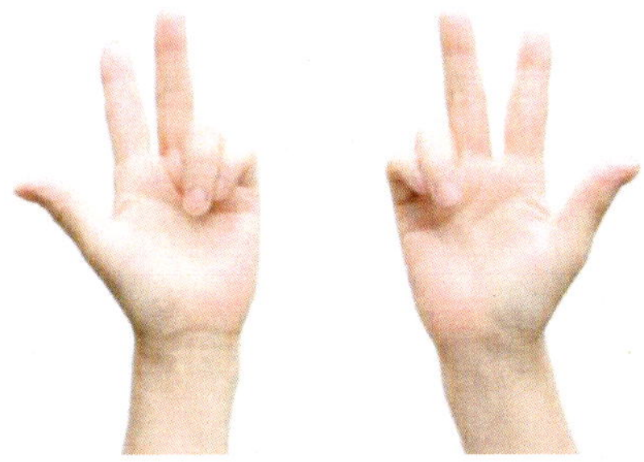

양손 모두 새끼손가락부터 천천히 접는다.

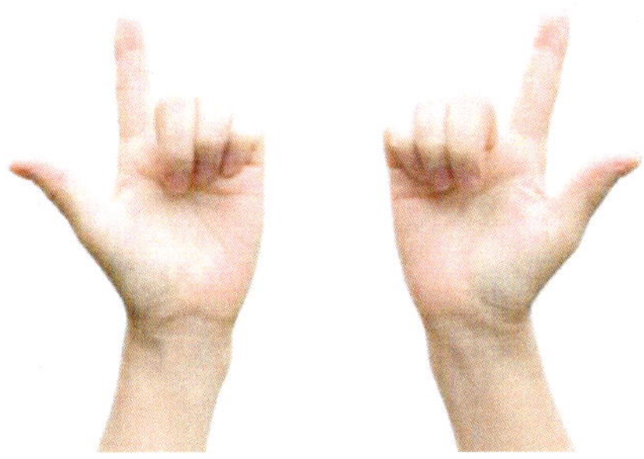

순서대로 손가락을 접는다.

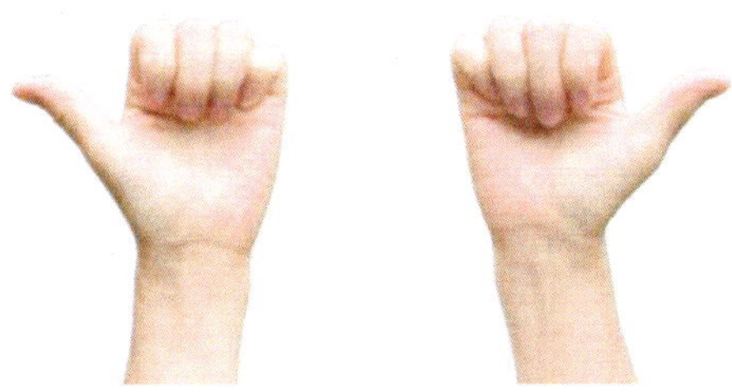

엄지손가락을 천천히 접는다.

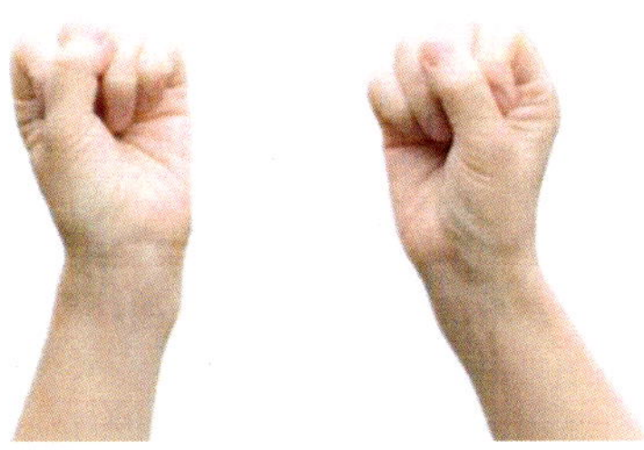

다 접고 나면 엄지, 검지 순으로 펴나간다.

동작 1

왼손은 새끼손가락부터 오른손은 엄지부터 접어보자. 다 접으면 왼손은 엄지부터, 오른손은 새끼손가락부터 편다. 손가락을 하나씩 접고 펴는 동작에 온전히 집중한다.

② 손가락접기와 펴기

한 손은 손가락을 하나씩 접고 다른 손은 손가락을 하나씩 편다. 양손을 반대로 움직이므로 뇌에 좋은 자극을 준다. 한 손은 펴고 다른 손은 주먹을 쥔 상태에서 시작한다. 펼친 손은 엄지부터 하나씩 접고 주먹 쥔 손은 엄지부터 하나씩 편다. 다섯 손가락을 다하고 나면 양손을 반대로 해서 다시 해보자.

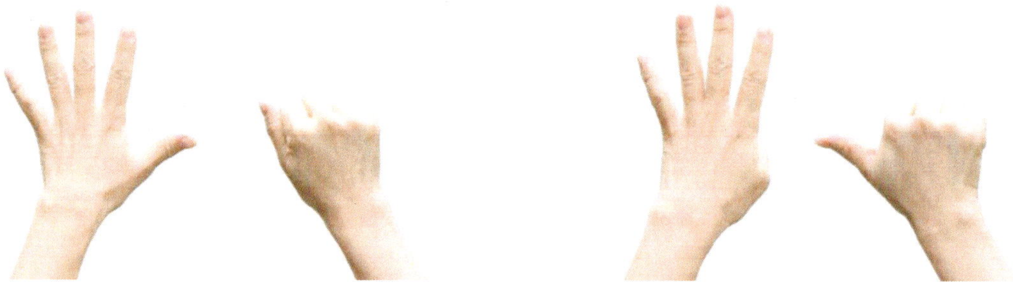

한 손은 펴고 다른 손은 주먹을 쥔 상태에서 시작한다.

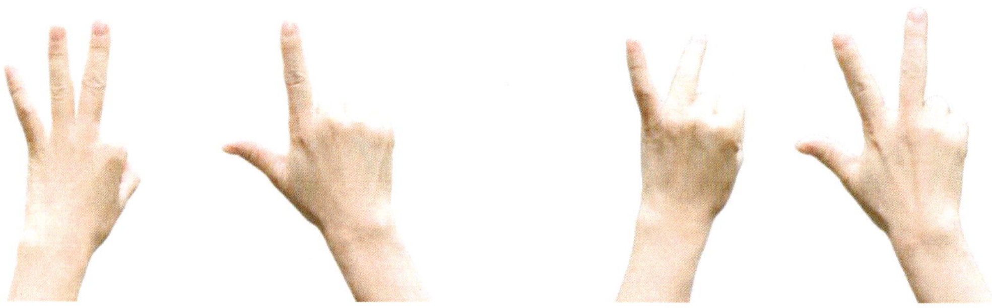

한 손은 손가락을 하나씩 접고 다른 손은 손가락을 하나씩 편다.

새끼손가락까지 다 접고 나면 새끼손가락부터 펴나간다. 펼친 손은 엄지부터 접고 주먹 쥔 손은 새끼손가락부터 펴보자. 펼친 손은 새끼손가락부터 접고 주먹 쥔 손은 엄지부터 펴보자. 물 흐르듯 자연스럽게 하는 것보다 천천히 하더라도 정확하게 하는 것이 뇌에 강한 자극을 준다.

③ 손가락 체조

나이가 들어가면서 손가락 하나하나를 움직이면서 운동한다는 것은 쉽지 않다.
하지만 치매를 예방하기 위한 놀이 중 손가락을 사용한다는 것은 매우 중요하다.
손가락 체조는 시간을 내서 어느 장소에서도 할 수 있는 운동이다.
접고 펴는 운동을 하면서 양손을 다르게 운동하는 방법이다.

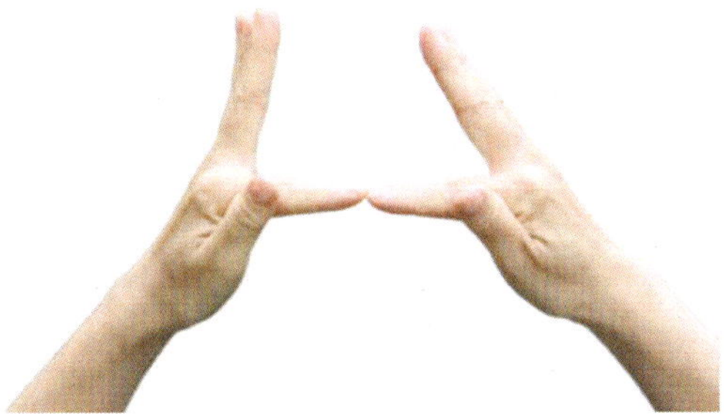

엄지로 검지를 누르며
스트레칭 한다.

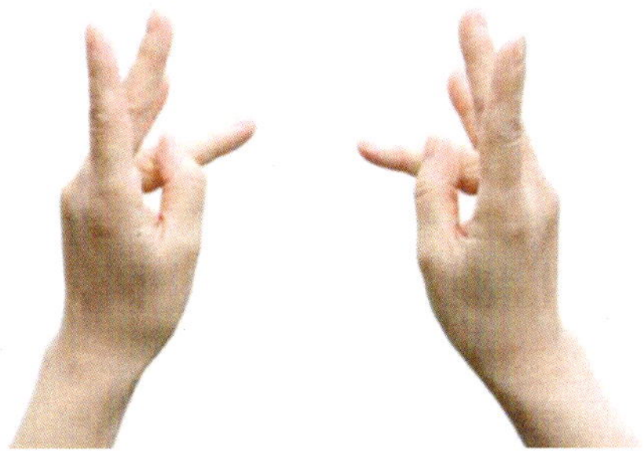

왼손은 중지 오른손은 4지를 누르며
스트레칭 한다.

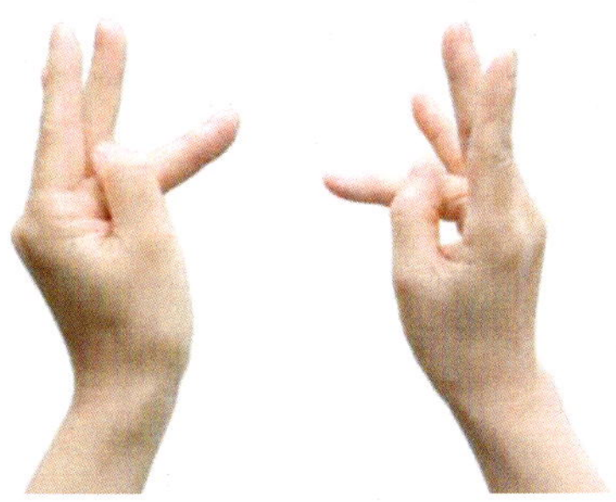

왼손 중지 오른손 중지를 누른다.

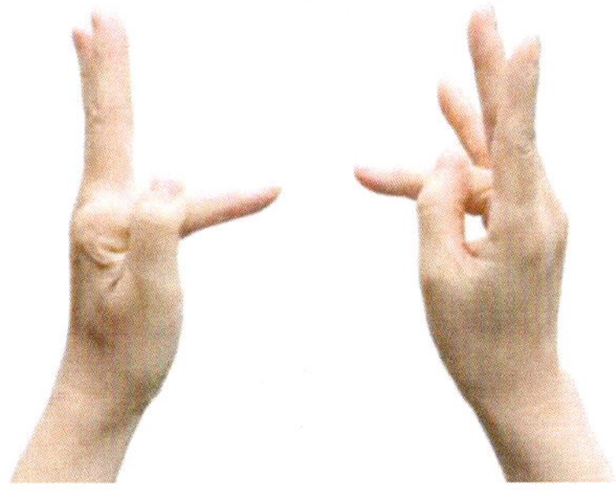

왼손은 검지 오른손은 중지를 누른다.

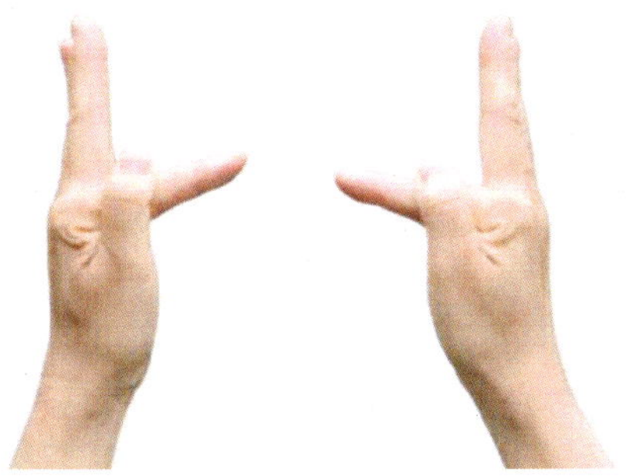

왼손은 검지 오른손도 검지를 누른다.

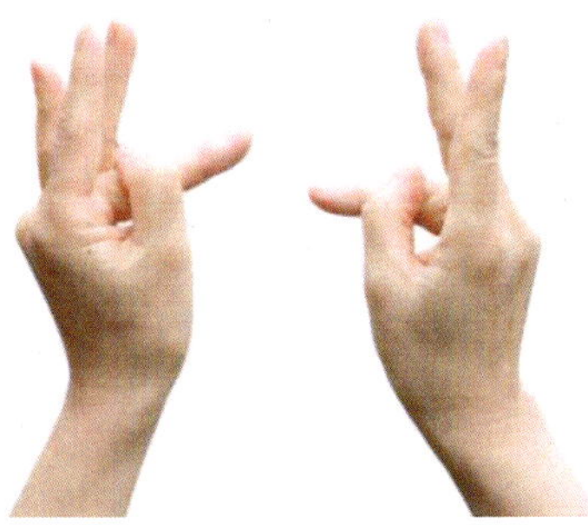

왼손은 4지 오른손은 중지를 누른다.

(2) 두뇌활동놀이

① 기관찾기놀이

진행방법 1

1. 진행자가 지시하는 대로 또는 흉내 내어 신체의 일부분을 손가락으로 움직이거나 만진다.

눈은 어디 있나, 요기~

- 왼손, 오른손
- 왼쪽 귀, 코
- 오른쪽 귀, 왼쪽 귀
- 왼쪽 귀, 코
- 코, 오른쪽 귀
- 왼쪽 귀, 오른쪽 귀
- 코, 왼쪽 귀
- 코, 왼쪽 귀

진행방법 2

어릴 적 했던 눈, 코, 입, 놀이를 응용한다.

가능하면 빠른 방법으로 진행하면 분위기가 더 좋아진다.

신행자는 다른 곳을 가리켜야 학습자가 틀리게 된다.

틀린 사람은 벌칙으로 다다다다다 손바닥으로 등 두드리기

- 코코코코 눈
- 코코코코 귀
- 코코코코 입
- 코코코코 귀

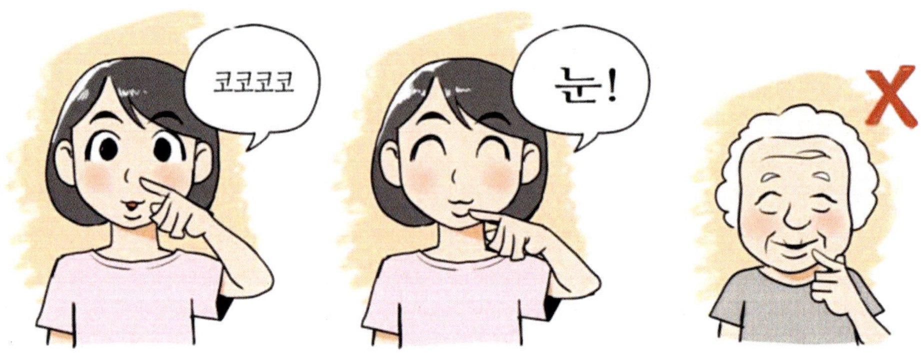

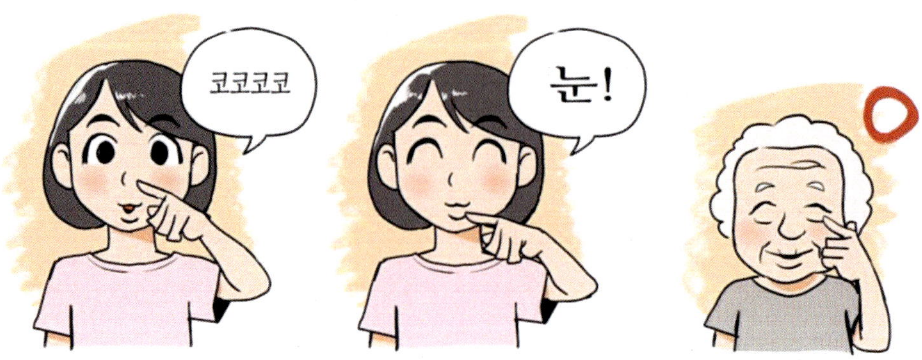

② 노래부르며 손가락으로 셈하기

진행방법

1. 양손을 다 편 상태에서 오른손부터 하나씩 접으면서 왼손까지 열을 센다.
2. 다시 펴면서 열까지 다시 센다.
3. 양손을 다 편 상태에서 오른손을 하나씩 접으면서 왼손까지 열을 센다.
4. 다시 펴면서 스물까지 센다.
5. 양손을 함께 접으면서 1~5까지 센다.
6. 다시 양손을 함께 펴면서 6~10까지 센다.

응용방법

노래에 맞춰 손가락을 접거나 펴면서 노래를 부른다. 〈퐁당퐁당〉, 〈고향의 봄〉, 〈코끼리 아저씨〉, 〈곰 세 마리〉 등의 노랫말에 맞춰 손가락을 하나씩 접거나 편다.

③ 손가락을 돌려라

진행방법

1. 양손 다섯 손가락 양쪽 끝을 맞대고 노래를 부르면서 각각 손가락을 돌려본다.

2. 아래 순서로 진행한다.

- 돌려라 돌려라 엄지돌려라 돌려라 돌려라 엄지돌려라
  돌려라 돌려라 엄지돌려라 지구력이 좋아진다.
- 돌려라 돌려라 검지돌려라 돌려라 돌려라 검지돌려라
  돌려라 돌려라 검지돌려라 집중력이 좋아진다.
- 돌려라 돌려라 중지돌려라 돌려라 돌려라 중지돌려라
  돌려라 돌려라 중지돌려라 기억력이 좋아진다.
- 돌려라 돌려라 약지돌려라 돌려라 돌려라 약지돌려라
  돌려라 돌려라 약지돌려라 몰입력이 좋아진다.
- 돌려라 돌려라 소지돌려라 돌려라 돌려라 소지돌려라
  돌려라 돌려라 소지돌려라 순발력이 좋아진다.

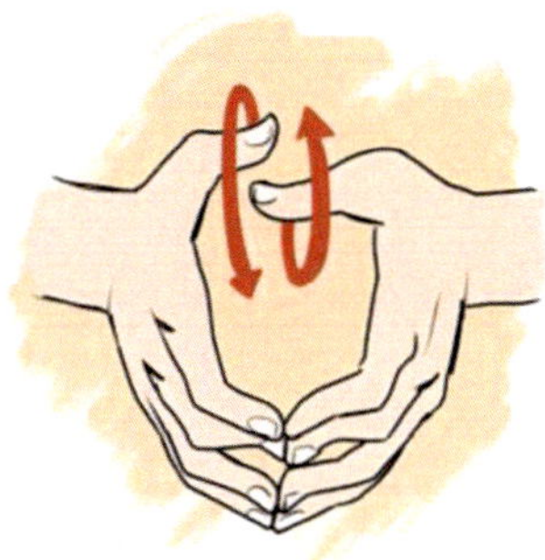
①

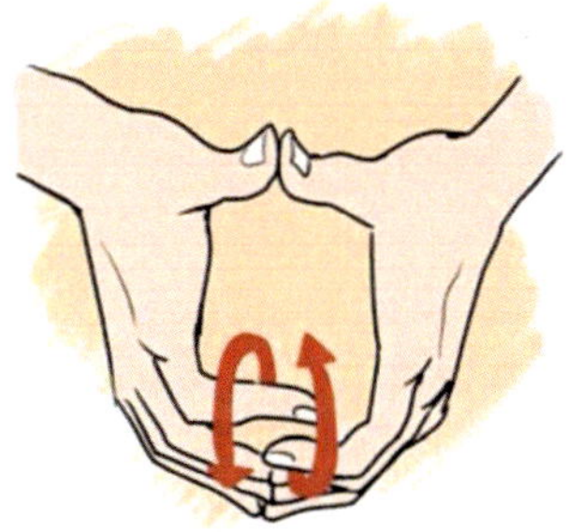
②

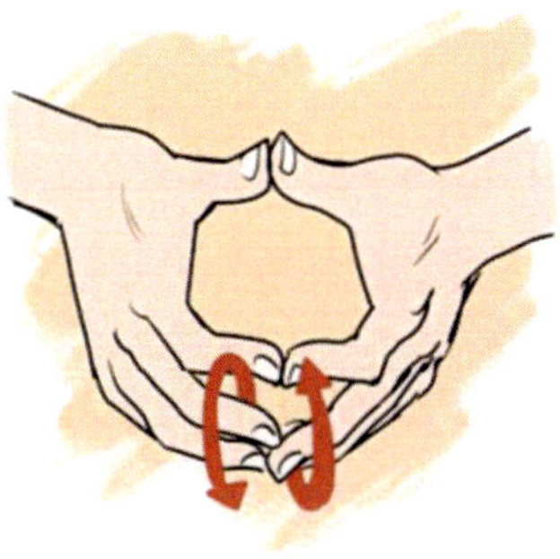
③

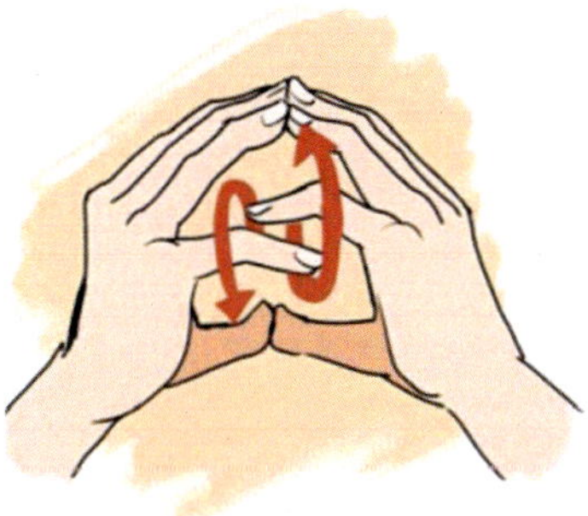
⑤

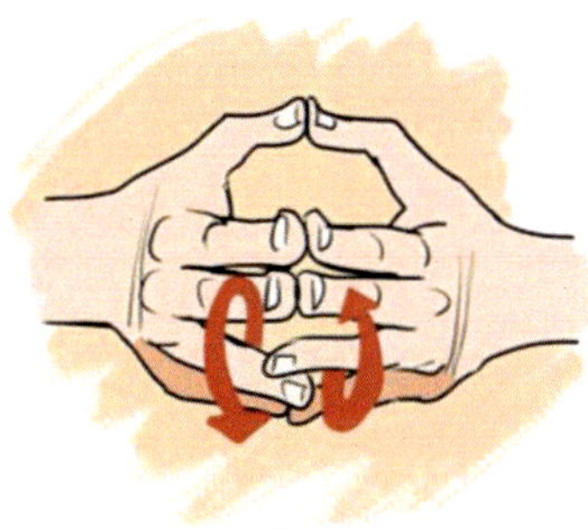
④

④ 손가락 깍지 끼기 놀이

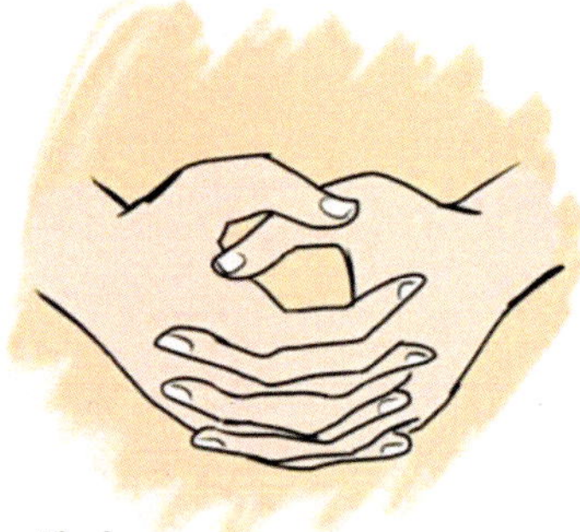

진행방법

1. 양손을 손가락 사이에 깍지를 낀다.
2. 어르신들은 쉽게 되지 않기 때문에 천천히 해야 한다.

인지 능력이 저하됨에 따라 손가락 사이에 손가락을 끼는 것이 쉽지 않다.
아래의 순서로 진행한다.

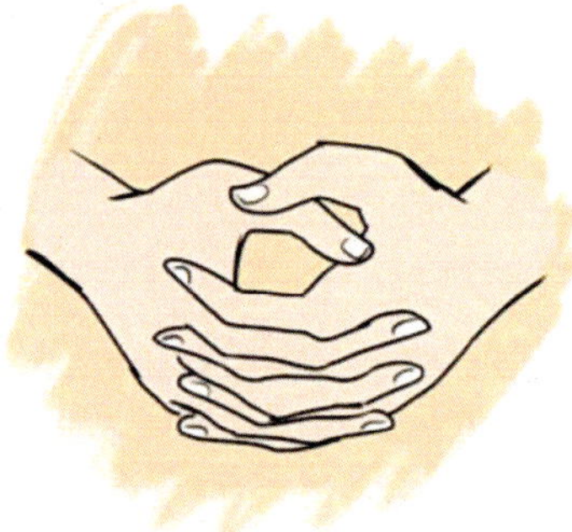

① 오른손 엄지손가락이 위로 올라오게 낀다.
② 왼손 엄지손가락이 위로 올라오게 낀다.
손가락사이에 마주 잡고 손을 뗐다 다시 쥐었다 하면서
천천히 운동을 한다.

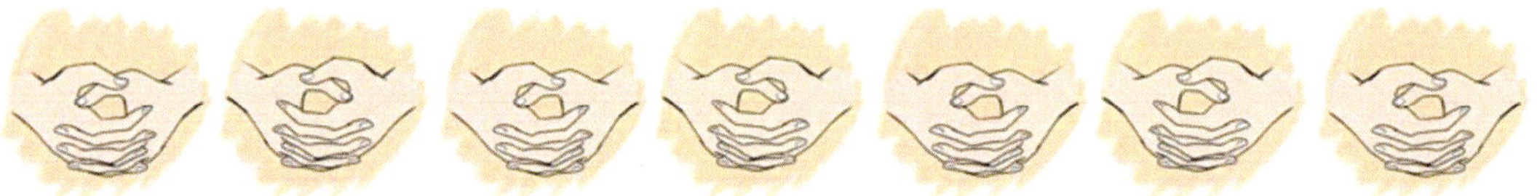

월 화 수 목 금 토 일

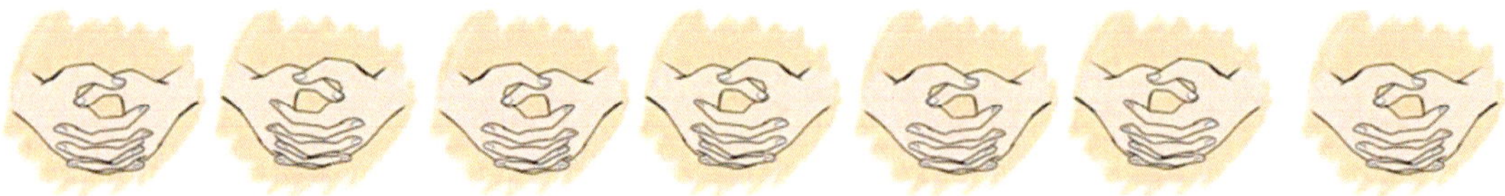

일 토 금 목 수 화 월

⑤ 손가락 숫자 놀이

진행방법

1. 활동가가 숫자를 말하며 손가락으로 숫자를 표현하는 방법이다.
2. 아래의 숫자를 부르며 손가락으로 표현한다.

1. 3. 5. 7. 9
2. 4. 6. 8. 10 등으로 생각나는 숫자를 정한다.

3. 율동하며 노래부르기

(1) 곰다리 새다리

진행방법

노래를 부르며 손가락으로 숫자를 표시한다.

곰다리 네 개 새다리 두 개 곰다리 네 개 새다리 두 개

곰다리 네 개 새다리 두 개 합이 여섯 개

개다리 네 개 닭다리 두 개 개다리 네 개 닭다리 두 개

개다리 네 개 닭다리 두 개 합이 여섯 개

(2) 신체기관 찾기 놀이

진행방법

손가락으로 내 몸의 신체기관을 만지며 노래한다.

공같이 둥근 머리는 하나요.
냄새를 잘 맡는 코는 하나요.
옳은 소리 잘 하는 입은 하나요.

반짝반짝 빛나는 눈은 둘이요
손주 소리 잘 듣는 귀는 둘이요.
튼튼한 팔다리는 둘씩이래요.

(3) 손가락 교차놀이

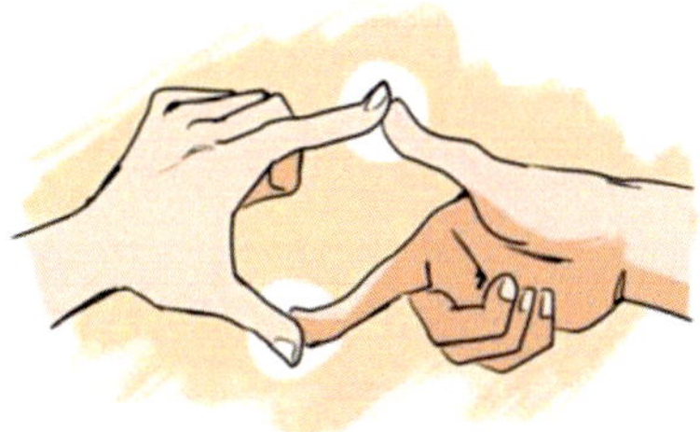

진행방법

1. 양손의 손가락을 노래에 맞춰 교차하는 놀이이다.

2. 아래의 방법으로 진행해 보세요.

오른쪽 '엄지,' 왼쪽 '검지'를 '퐁당퐁당'
노래에 맞추어 양손 손가락을 바꾸어 본다.
노래로 부르면서 서로 반대로 한다.

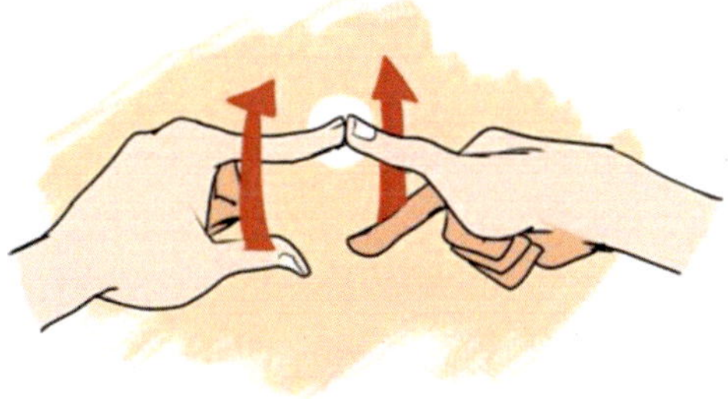

3. 조금 더 빠르게 또는 조금 더 천천히 해본다.

퐁당(오른쪽 엄지) 퐁당(왼쪽 검지) 돌을(오른쪽 검지)
던저라(왼쪽 엄지)
누나(오른쪽 엄지) 몰래(왼쪽 애지) 돌을(오른쪽 애지)
던저라(왼쪽 엄지)
냇물아(오른쪽 엄지) 퍼져라(왼쪽 애지)
멀리멀리(오른쪽 애지) 퍼져라(왼쪽 엄지)

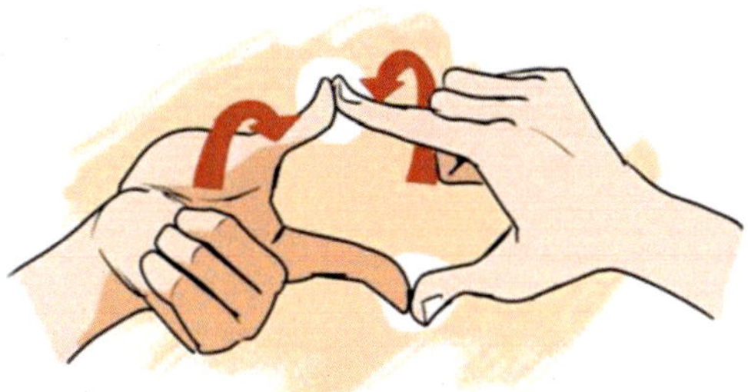

4. 집중력 높이기

다음 카드의 색을 말해보세요.
무슨 색이 보이시나요?
질문에 맞춰 답을 해주셔야 합니다.
질문을 정확하게 잘 들으셔야 합니다.

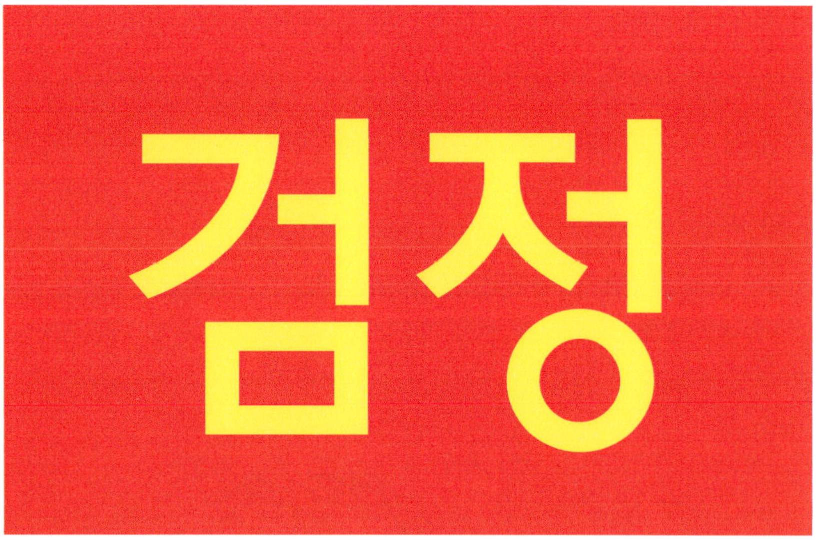

- 다음 카드색은 무엇인가요?
  정답 : 빨강
- 글자의 색은 무엇인가요?
  정답 : 노랑
- 글자는 어떻게 읽나요?
  정답 : 검정

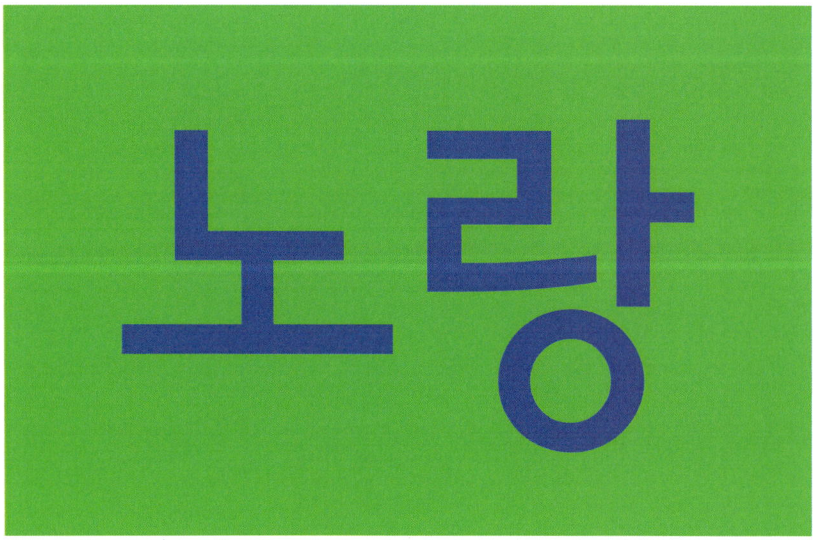

- 다음 카드색은 무엇인가요?
  정답 : 초록(녹색, 풀색)
- 글자의 색은 무엇인가요?
  정답 : 파랑
- 글자는 어떻게 읽나요?
  정답 : 노랑

이 책의 마지막 부분에는 부록으로 집중력을 높이는 카드가 있습니다.
도서출판 서현사의 속담카드에도 카드가 구비되어 있습니다.
※ 어르신 중에 글을 읽지 못하시는 분이 계시는 경우 글자 읽기는 생략합니다.

빨강

- 다음 카드색은 무엇인가요?
  정답 : 노랑
- 글자의 색은 무엇인가요?
  정답 : 검정
- 글자는 어떻게 읽나요?
  정답 : 빨강

파랑

- 다음 카드색은 무엇인가요?
  정답 : 하양
- 글자의 색은 무엇인가요?
  정답 : 빨강
- 글자를 읽어보세요?
  정답 : 파랑

다음 카드의 색을 말해보세요.

진행방법

1. 지도사가 카드를 들고 어르신께 카드의 색을 물어본다.
2. 아래의 순서로 진행한다.

빠르게 카드의 색을 말하는 게임입니다.
글자를 읽지 마세요.
집중을 하지 않으면 틀리게 됩니다.

3. 팀을 나눠 시간을 재면서 어느 팀이 빨리 끝내는지 게임을 하면 재미있습니다.

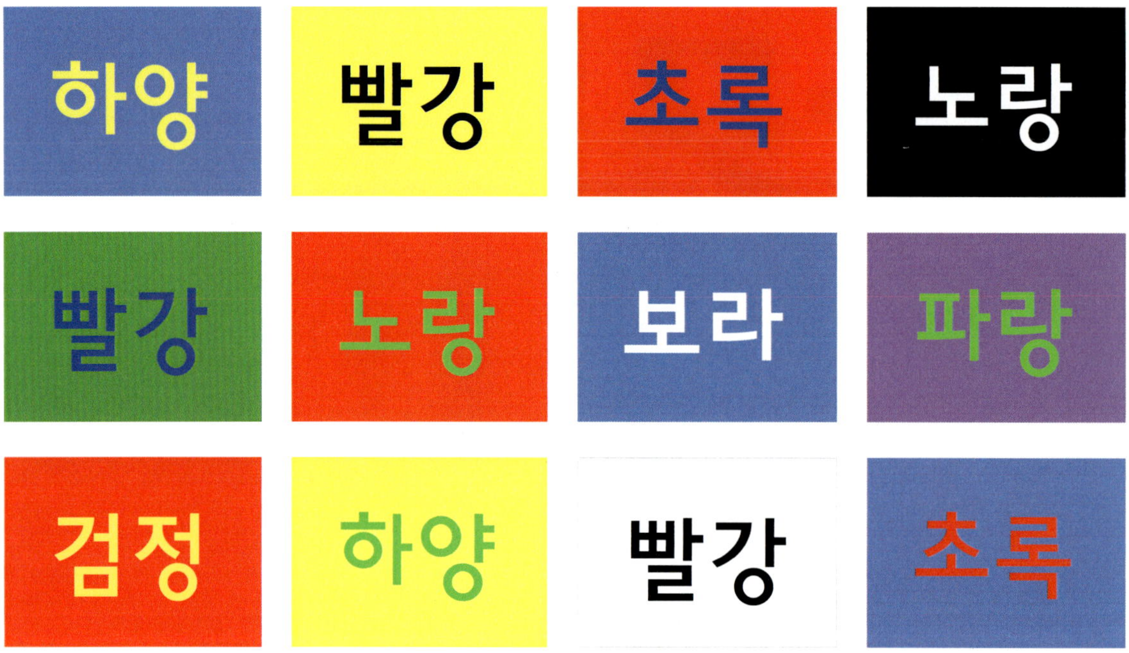

• 카드의 색을 말해보세요.

파랑 노랑 빨강 검정 | 초록 빨강 파랑 보라 | 빨강 노랑 하양 파랑

응용방법

1. 글자의 색을 말해보세요.

노랑 검정 파랑 하양 | 파랑 초록 하양 초록 | 노랑 초록 검정 빨강

2. 글을 읽어보세요.

하양 빨강 초록 노랑 | 빨강 노랑 보라 파랑 | 검정 하양 빨강 초록

치매예방 옛이야기
색칠하기

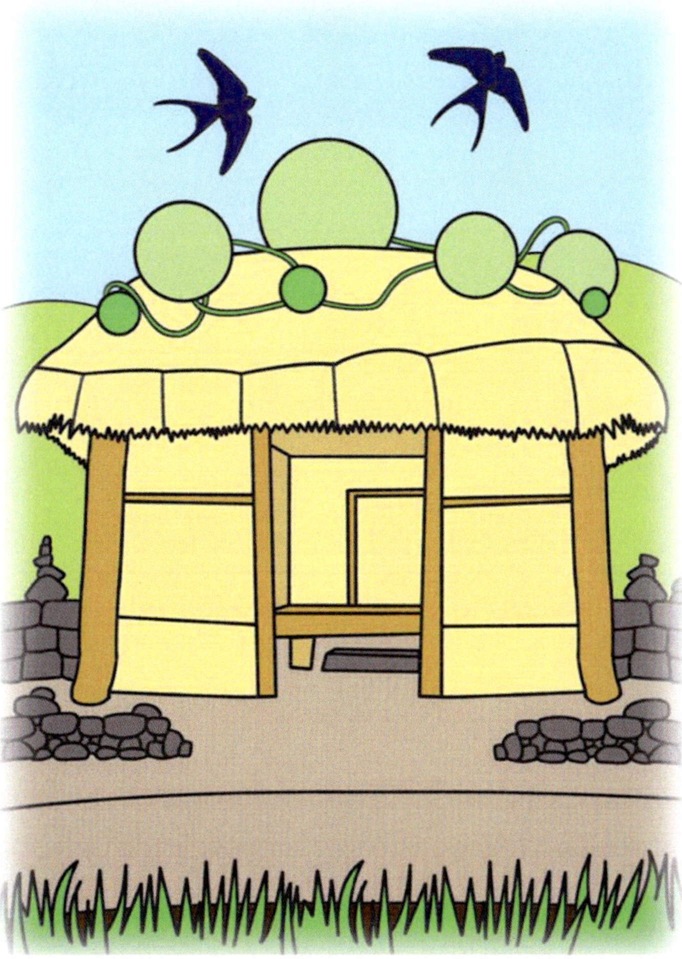

1. 빨간 모자

언제나 빨간 모자를 쓰고 있기 때문에 '빨간 모자' 라고 불리는 어린 소녀가 아픈 할머니에게 음식을 가져다 드리러 가던 도중 늑대를 만났습니다. 늑대는 소녀를 잡아먹고 싶었지만 근처에 나무꾼들이 있었기 때문에 선뜻 그러지 못하고, 점잖은 모습으로 빨간 모자에게 다가가 어디로 가고 있는지를 물었습니다. 순진한 소녀가 할머니 댁이 어딘지 이야기해주자, 늑대는 지름길로 할머니 집으로 달려가서 소녀를 잡아먹으려고 한답니다.

❶ 음식바구니

빨간 모자가 할머니께 드릴 음식바구니입니다.

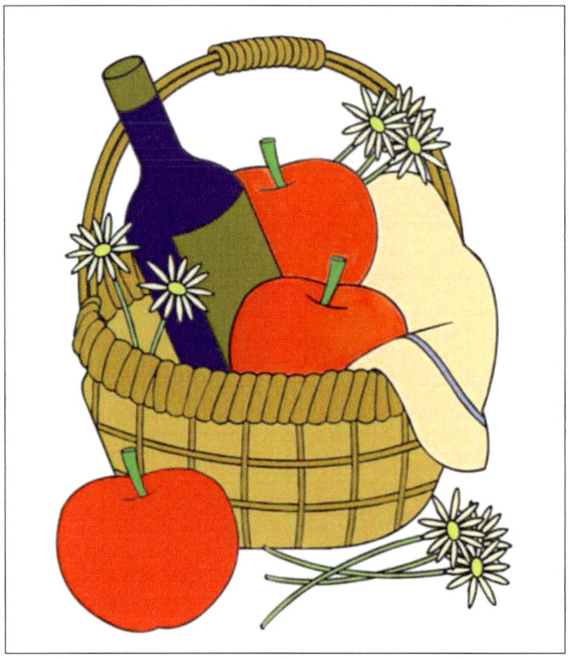

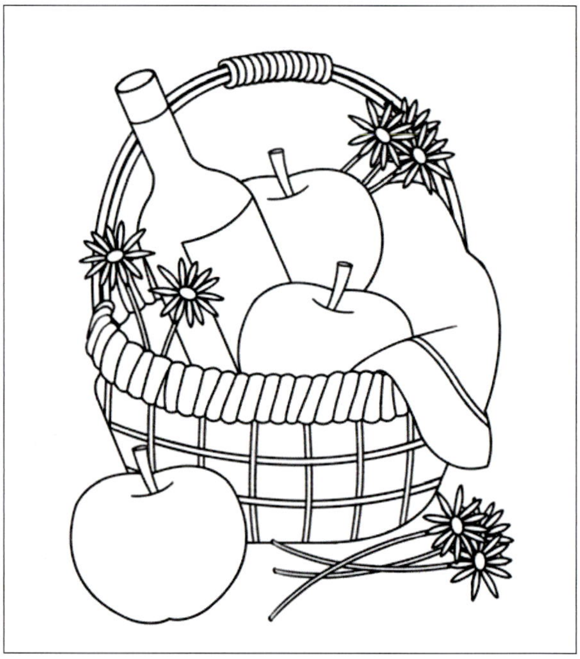

컬러 그림을 보고 똑같이 색을 칠하셔도 되고, 어르신이 칠하고 싶은 색으로 칠하시면 됩니다. 지금 드시고 싶은 과일이나 음식이 있으면 그림으로 그려보세요.

〈기억 회상 질문〉

- 바구니에는 사과와 와인이 들어 있습니다. 바구니 속에 또 어떤 음식들이 들어있나요?
  예시 ; 빵, 우유 등등
- 이 동화를 아는 분 이야기해보실까요?
- 사과는 모두 몇 개 있습니까?
  정답 : 3개

❷ 꽃다발

빨간 모자가 할머니께 음식바구니와 함께 꽃다발을 선물했습니다.
예쁜 꽃이 많이 포장되어 있습니다.

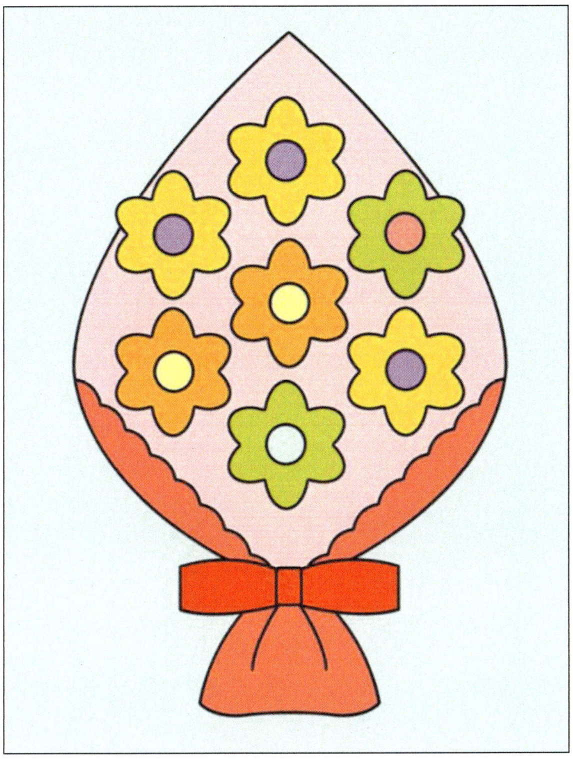

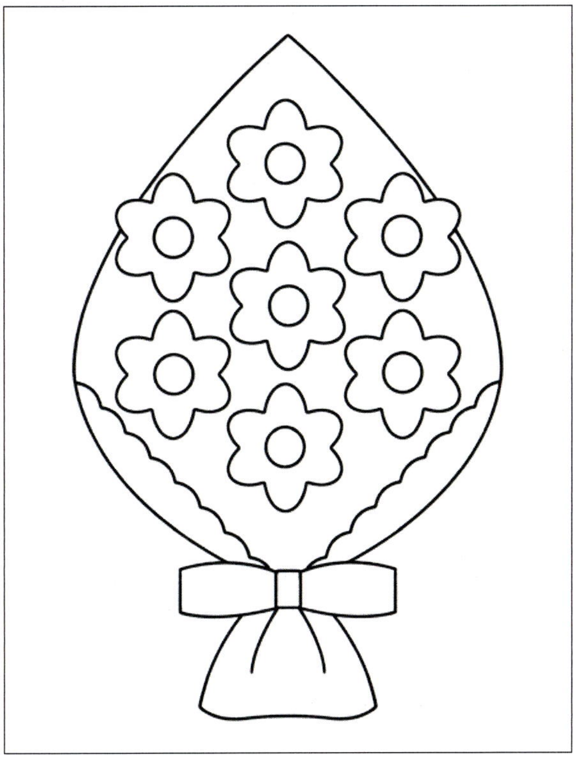

• 봄에 피는 꽃 중에서 가장 좋아하는 꽃이 있습니까?

예시 ; 진달래, 개나리, 벚꽃, 목련

• 내가 좋아하는 꽃 이름을 이야기해 보세요.

예시 ; 국화, 코스모스 등등

→ 정확하게 꽃 이름을 말씀하실 수 있게 여쭈어보세요.

2. 신데렐라

아버지, 새어머니, 그리고 두 명의 새언니와 함께 사는 신데렐라는 힘든 집안일을 도맡아 하면서도 온갖 구박을 받았습니다.

마음씨 착한 신데렐라는 묵묵히 견뎌냅니다. 그러던 어느 날 왕자님이 신붓감을 찾기 위해 무도회를 열고 젊은 여자들을 모두 초대하였습니다. 새어머니와 두 언니는 화려하게 치장을 하고 무도회에 갔지만, 신데렐라는 세 모녀가 시킨 집안일이 많아 갈 수가 없었습니다.

❸ 유리 구두

무도회에 갈 수 없는 신데렐라를 위해 요정이 나타나 마술지팡이로 예쁜 옷과 유리 구두를 선물했습니다. 신데렐라는 호박으로 만든 마차를 타고 무도회에 가서 왕자님을 만납니다.

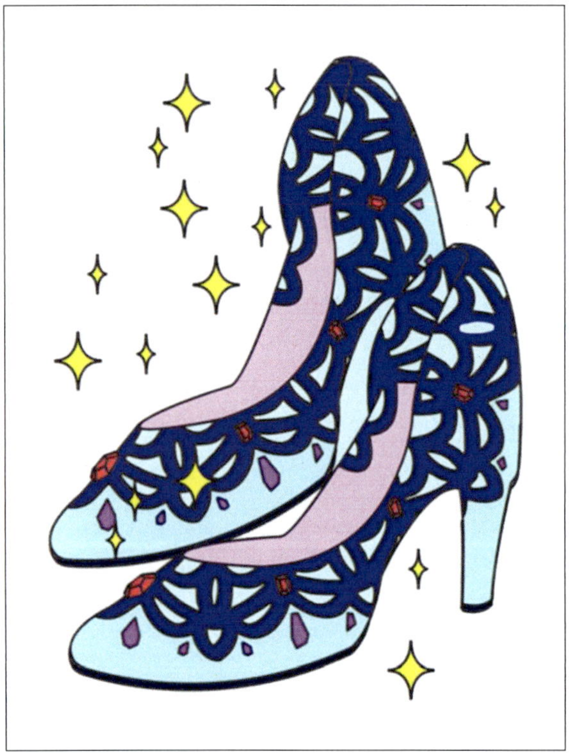

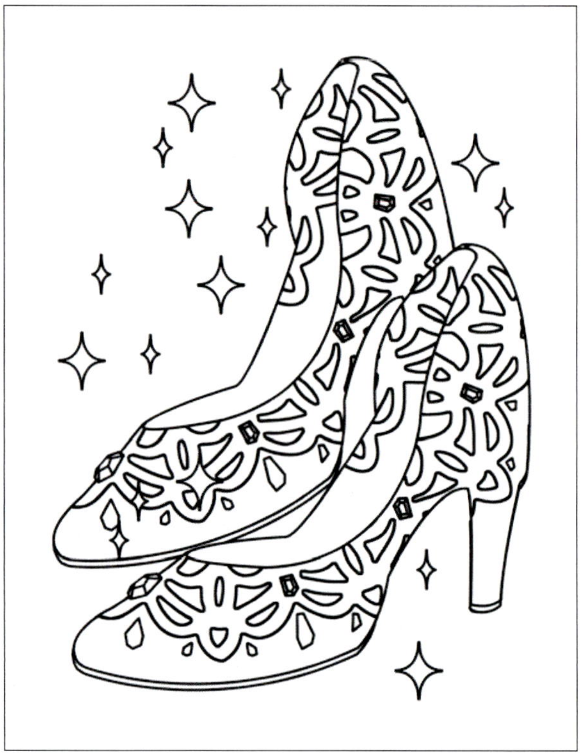

- 유리 구두를 예쁘게 색칠해 보세요.
- 신데렐라를 무도회로 갈 수 있게 누가 변신을 시켜주었나요?

  정답 : 요정
- 마차는 누가 몰고 갔을까요? 혹시 아시는 분계시나요?

  정답 : 생쥐를 마부로 변신시켜 마차를 몰고 갔습니다.

❹ 예쁜 신데렐라

요정이 신데렐라를 예쁘게 변신시키고 있습니다. 예쁘게 색칠을 해서 신데렐라를 꾸며주세요.

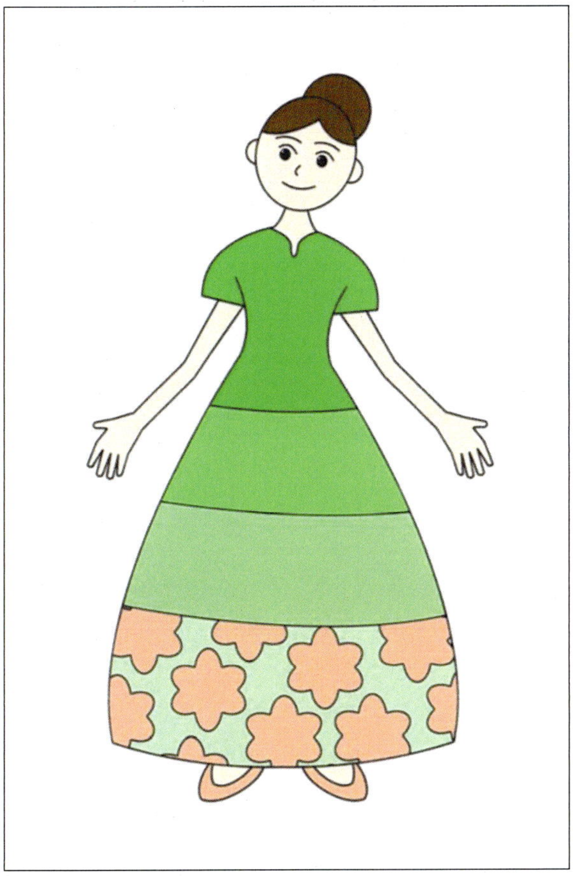

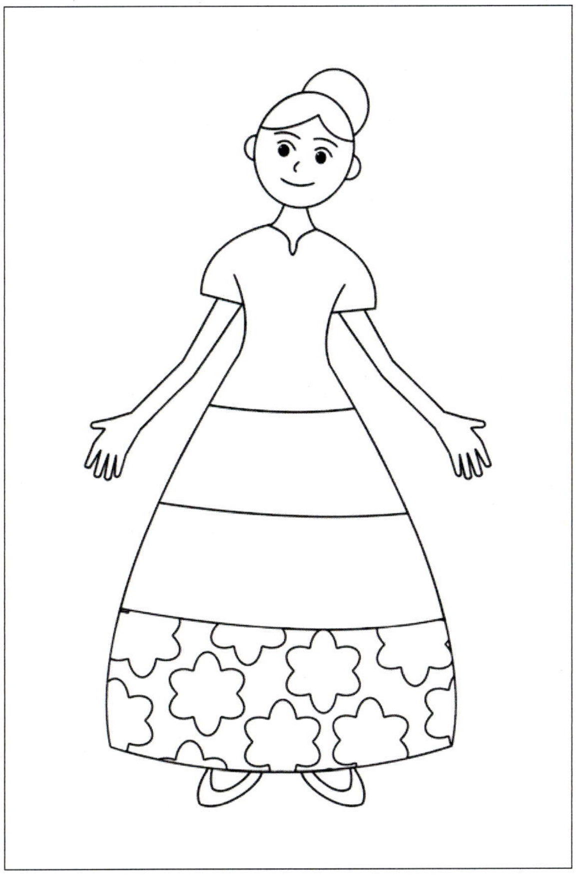

무도회에서 신데렐라는 왕자님과 춤을 추다 유리 구두 한 짝을 잃어버리고 집으로 돌아옵니다. 신데렐라가 잃어버린 유리 구두 한 짝을 왕자님이 주워 그 구두와 맞는 발을 가진 아가씨인 신데렐라를 찾아서 결혼을 합니다.
우리나라 콩쥐팥쥐와 비슷한 이야기입니다.

- 신데렐라가 타고 간 마차는 무엇이 변하였나요?

  정답 : 호박

- 요정은 신데렐라에게 돌아올 시간을 알려주며 그 시간까진 꼭 집으로 돌아와야 한다고 했습니다. 그 시간은 몇 시일까요?

  정답 : 밤 12시

3. 선녀와 나무꾼

옛날 옛적 금강산 밑에 부모를 여의고 외롭게 사는 젊은 나무꾼이 살았습니다.
어느 날 산에 나무하러 갔다가 피를 흘리며 사냥꾼에게 쫓기는 노루 한 마리를 만났습니다. 나무꾼은 사냥꾼에게 쫓기는 노루가 불쌍해 사냥꾼의 눈을 피해 숨겨 주었습니다. 나무꾼의 도움으로 살아나게 된 노루는 결혼도 못하고 혼자 살고 있는 나무꾼에게 보답하고자 색시를 얻을 수 있는 방법을 가르쳐 주었습니다.

❺ 선녀의 옷

하늘에서 내려온 선녀가 연못에서 목욕을 하고 있습니다. 노루의 도움으로 나무꾼이 선녀의 옷을 숨겨 선녀는 하늘로 돌아가지 못하고 나무꾼의 아내가 됩니다.

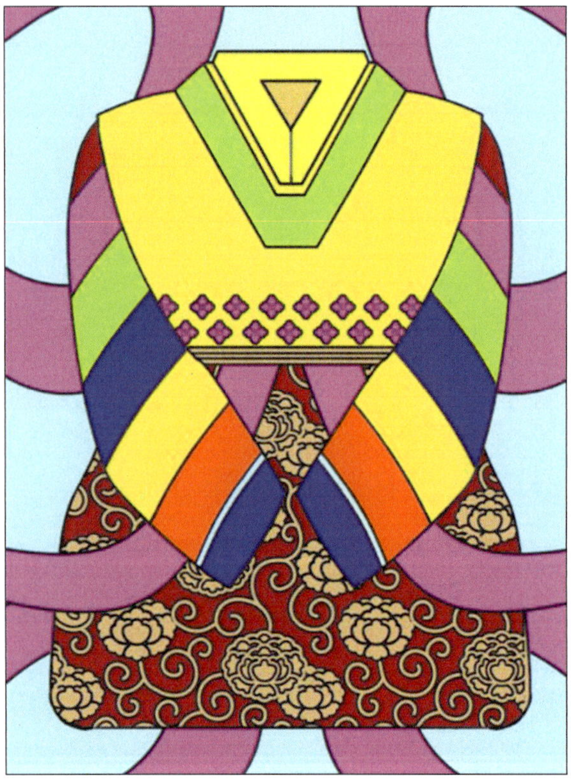

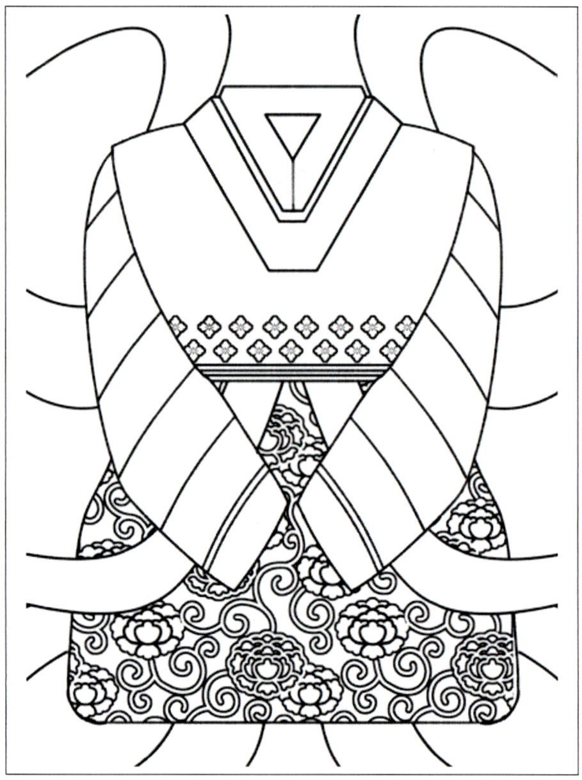

- 선녀의 옷을 예쁘게 색칠해 보세요.
- 나무꾼이 숨겨줘 목숨을 구한 동물은 무엇인가요?

  정답 : 노루

❻ 선녀의 연못

선녀가 목욕하는 깊은 산속 연못입니다.
두 줄기 큰 폭포가 쏟아지고 숲이 우거져 사람이 올 수 없는 연못입니다. 노루가 은혜를 갚기 위해 나무꾼에게 알려줍니다.

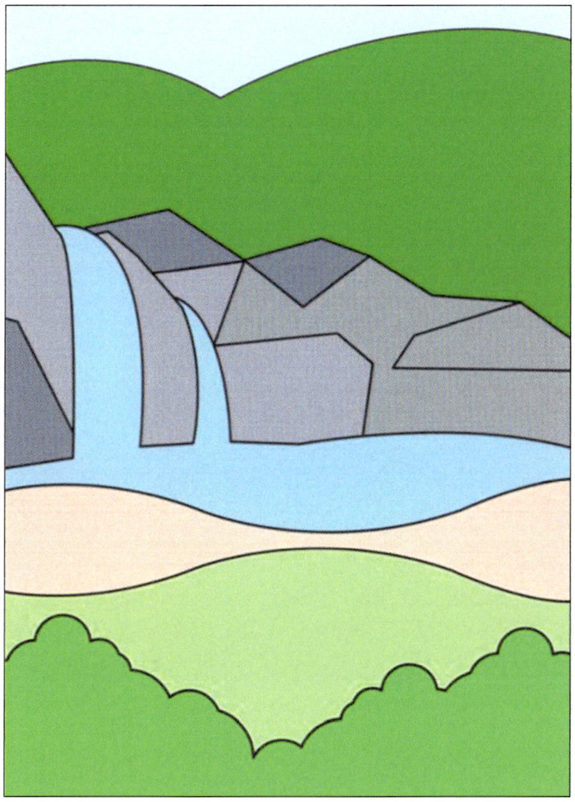

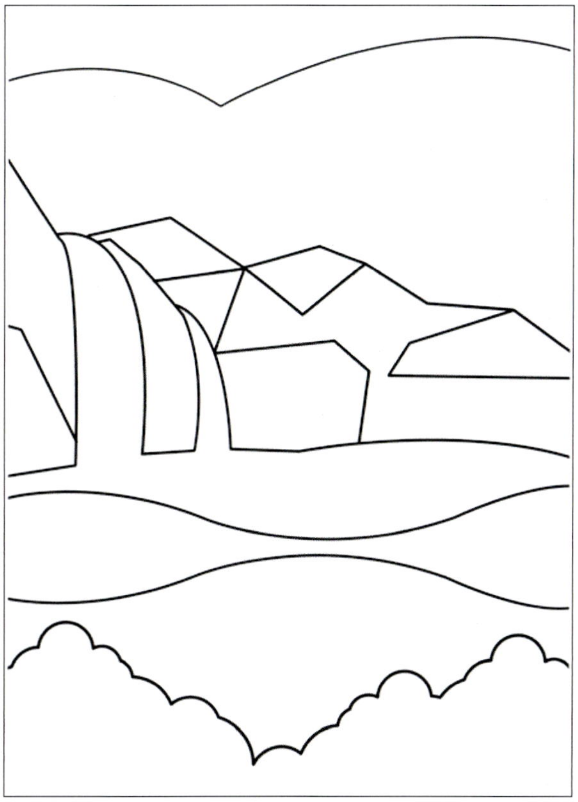

• **다음 이야기를 아는 분이 계신가요?**

선녀를 아내로 맞아 아이를 둘이나 낳고 행복하게 살고 있던 나무꾼에게 선녀는 하늘 옷을 내어 달라고 애원을 합니다.
노루가 아이 셋을 낳기 전에는 절대 옷을 내어주지 말라고 했는데, 나무꾼은 '아이가 둘이나 있으니 이젠 괜찮겠지' 하며 선녀 옷을 내어줍니다.
하늘 옷을 받은 선녀는 두 아이를 안고 하늘로 올라가고 나무꾼은 혼자가 됩니다.

• **선녀를 아내로 얻을 수 있게 도와준 동물은 무엇인가요?**

정답 : 노루

• **우리나라 폭포 중 가장 멋있다고 생각하는 폭포는 어디일까요?**

예시 : 토왕성폭포, 비룡폭포, 수락폭포

→ 어르신이 생각하는 최고의 폭포이기 때문에 정확히 말씀하는 것이 정답입니다.

4. 토끼의 간

용왕님이 병이 들었는데 토끼의 간을 먹으면 살 수 있다고 하여 자라를 산중으로 보냅니다. 자라는 토끼에게 용궁 구경을 시켜준다고 꾀어 같이 용궁으로 갑니다. 토끼는 용궁에서 어떻게 살아서 산으로 돌아올까요?

❼ 육지로 가는 거북이

거북이가 토끼 간을 구하기 위해 바다에서 육지로 가기 위해 열심히 헤엄쳐 가고 있습니다. 거북이가 토끼 간을 구할 수 있을까요?

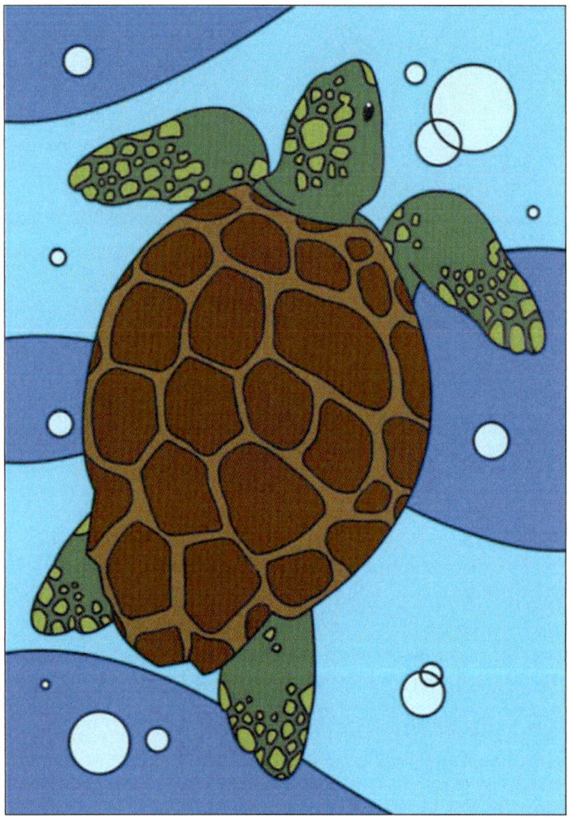

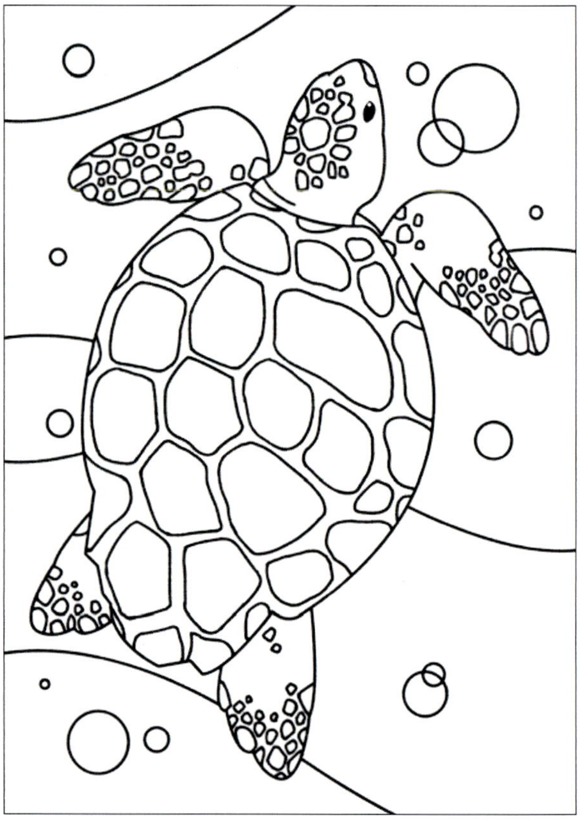

- 바닷속 거북이를 색칠해 보세요.
- 거북이가 사는 곳은 어디일까요?
  정답 : 바다, 용궁

❽ 토끼의 하루

거북이를 만나기 전 토끼는 친구들과 한가롭게 놀고 있었습니다. 이 모습을 거북이가 멀리서 지켜보고 있을 겁니다.

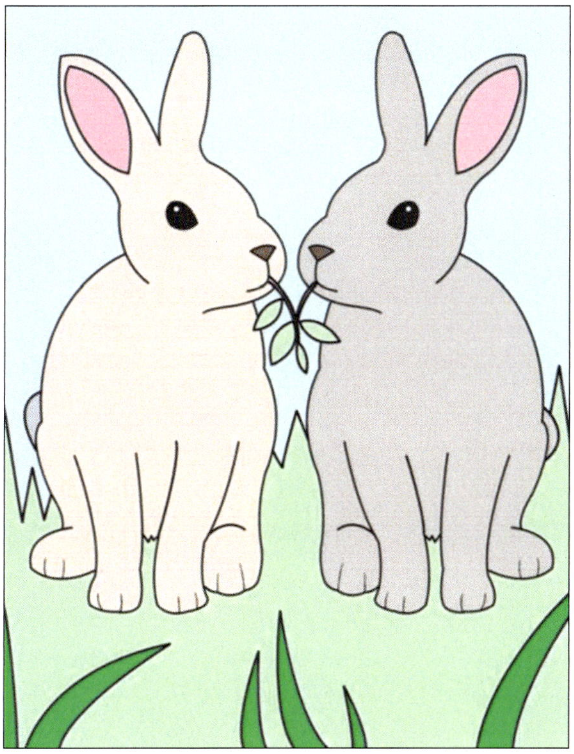

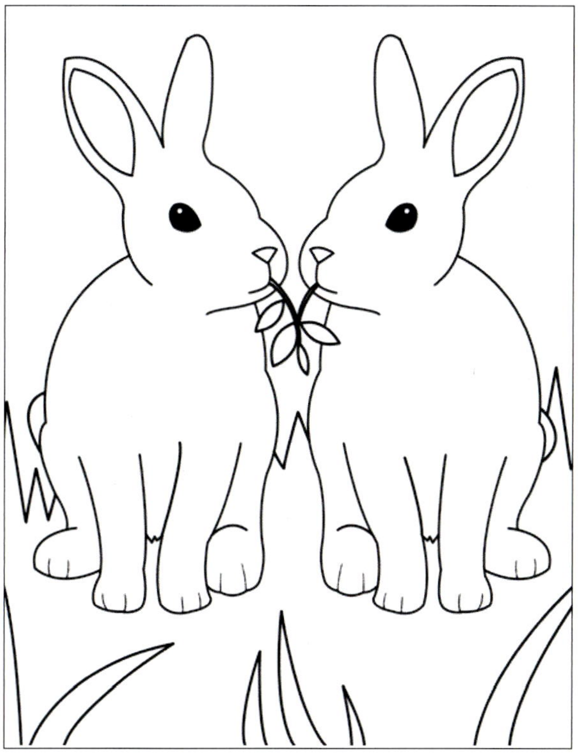

• 다음 이야기를 아는 분이 계신가요?

용궁으로 간 토끼는 꼼짝없이 죽게 되었습니다. 큰일 났습니다.

'호랑이한테 물려가도 정신만 차리면 산다'고 어떡하면 살아 산으로 돌아갈까 고민을 하던 토끼가 꾀를 내었습니다.

토끼는 용왕님 앞에 가서 "용왕님 간을 말리려고 바위 위에 빼놓고 왔습니다. 거북이가 진즉 이야기를 해 줬으면 가지고 왔을 텐데, 처음 만났을 때 그런 이야길 안 해 바위 위에 늘어 둔 채로 왔습니다."라고 거짓말을 합니다.

산으로 돌아가 간을 찾아오겠다고 용왕님을 속이곤 용궁에서 살아 돌아갑니다.

5. 헨젤과 그레텔

옛날에 헨젤과 그레텔 남매가 가난한 나무꾼 아버지, 마음씨 고약한 새어머니(계모)와 함께 살고 있었습니다. 너무 가난해 먹을 것이 부족하자 새어머니는 남편에게 아이들을 깊은 숲속으로 데려가 버리자고 합니다. 우연히 이 말을 듣게 된 헨젤과 그레텔은 밤에 몰래 나가 하얀 자갈을 주워와 다음 날 계모와 함께 숲으로 들어가는 길에 이것들을 흘려두었습니다. 부모는 어느새 사라지고 두 남매는 달빛에 반짝이는 하얀 자갈을 따라 집으로 돌아옵니다. 하지만 계모는 다시 한 번 아이들을 버리려고 숲으로 데려가고 이번에는 뿌려둔 빵 부스러기를 새들이 쪼아 먹어버려 길을 잃고 맙니다.

❾ 과자의 집

계모에게 버려진 헨젤과 그레텔은 숲속에서 길을 잃고 헤매다 마녀의 집으로 갑니다.
마녀의 집은 온갖 과자로 만들어져 있습니다.

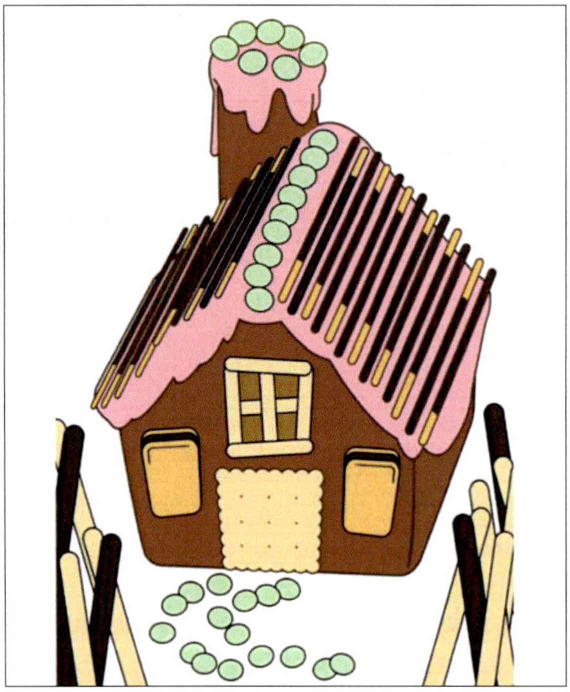

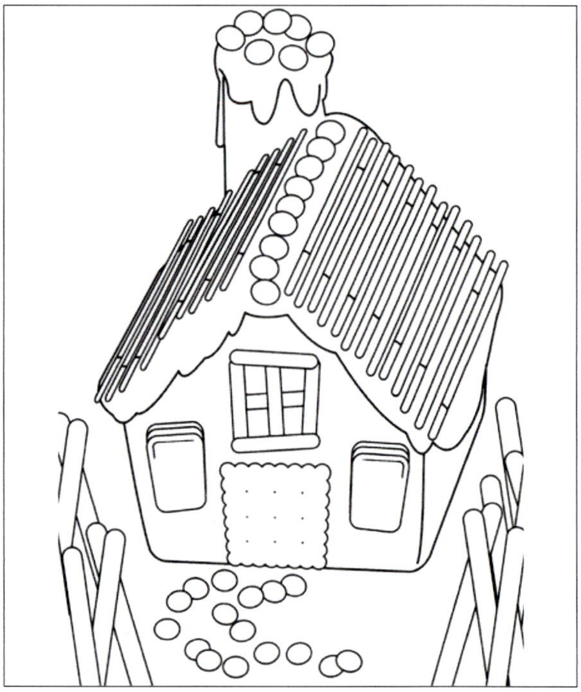

- 맛있는 과자를 색칠해 보세요.
- 좋아하는 과자를 그려보세요.
- 좋아하는 과자 이름을 말씀해 보세요.

  예시 : 사탕, 비스킷, 초콜릿 등등

⑩ 오누이를 닮은 과자

다양한 과자 속에 헨젤과 그레텔 남매를 닮은 과자가 있습니다.
오빠와 여동생이라 생각하고 색칠해 보세요.

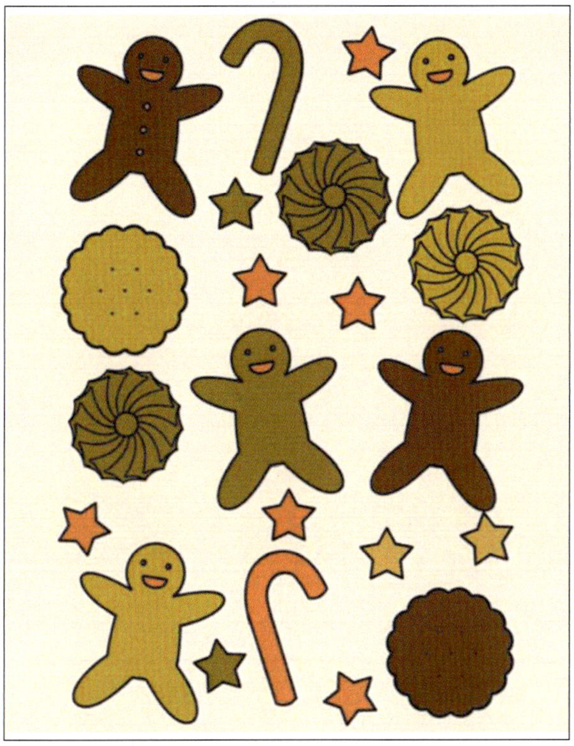

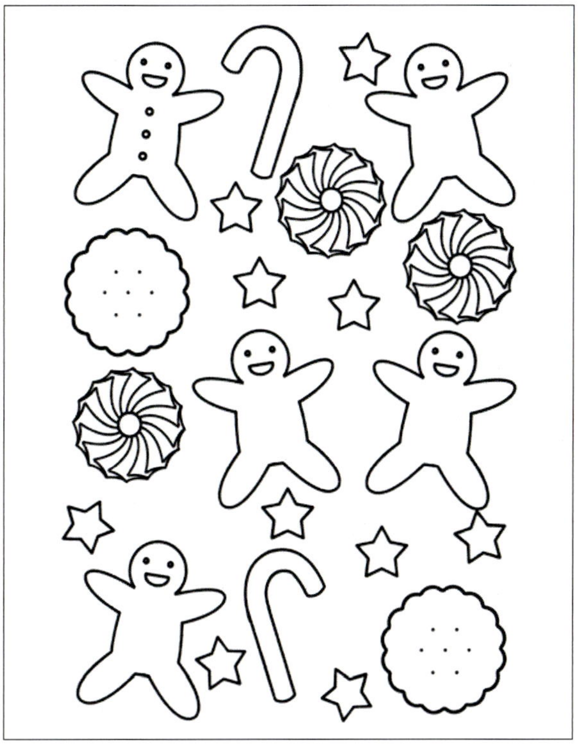

계모와 함께 숲으로 들어가는 길에 헨젤과 그레텔은 지난밤에 주워 놓았던 이것들을 흘려두었습니다. 그리고 숲에 버려졌지만 밤에 이것을 따라 집을 찾아옵니다.

• 이것은 무엇일까요?

정답 : 하얀 자갈

6. 아기돼지 삼 형제

아기돼지 삼 형제가 집을 짓습니다. 첫째 돼지는 지푸라기로 얼기설기 초가집을 짓는데, 지나가던 늑대가 첫째의 집을 향해 입김을 불자 집이 날아가 버렸습니다. 그렇게 첫째 돼지는 늑대에게 잡아먹히고, 둘째 돼지 또한 빨리 집을 짓고 놀 생각에 나무로 대충 집을 만들었는데, 늑대가 일으킨 바람에 집이 부서져 그 역시 잡아먹히고 맙니다.

⑪ 셋째의 벽돌집

아기돼지 삼 형제가 집을 지었습니다. 첫째와 둘째는 지푸라기와 나무로 집을 대충 지어서 늑대에게 잡아먹히고 말았습니다. 셋째는 벽돌로 아주 튼튼하게 집을 지었습니다.

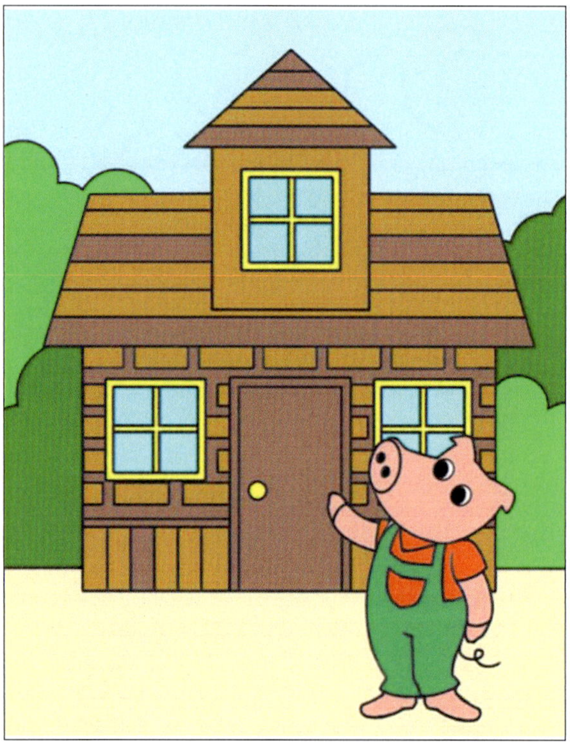

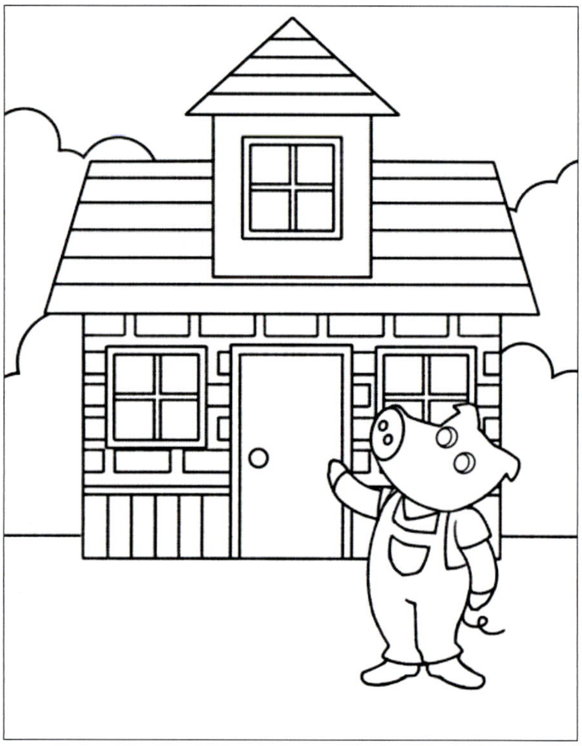

• 늑대는 셋째를 잡아먹나요? 아는 분이 계시나요?

정답 : 잡아먹히지 않는다.

• 늑대는 셋째 돼지를 잡아먹으려 별의별 수를 다해도 소용이 없자 어떻게 했을까요?

예시 : 늑대는 셋째의 집이 튼튼해서 들어갈 수 없자 굴뚝을 통해 집안으로 들어가는 데 셋째 돼지가 끓이고 있는 뜨거운 물에 빠져 죽는다.

⓬ 젖먹이 아기돼지

아기돼지 삼 형제가 엄마 젖을 먹고 있습니다. 첫째와 둘째는 엄마 품에서 젖을 먹고 있는데 셋째는 엄마 뒤에서 젖을 먹지 못하고 있네요. 셋째는 체구가 작아서 형들에게 밀렸나 봅니다.

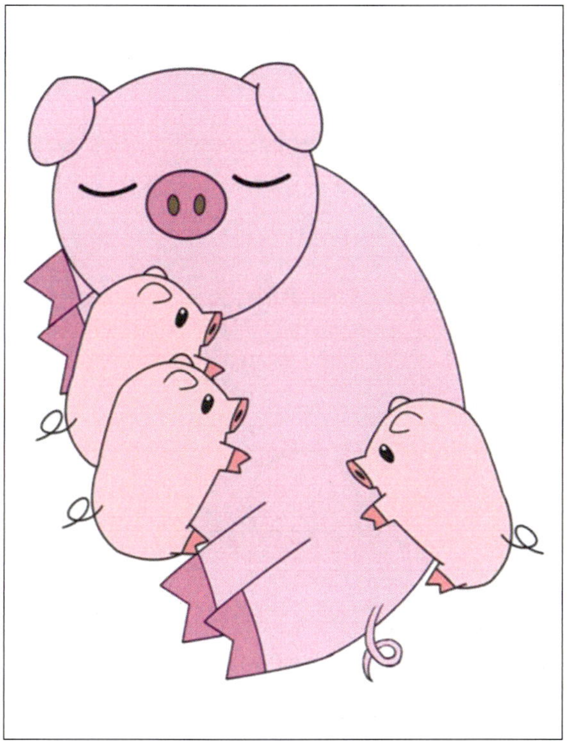

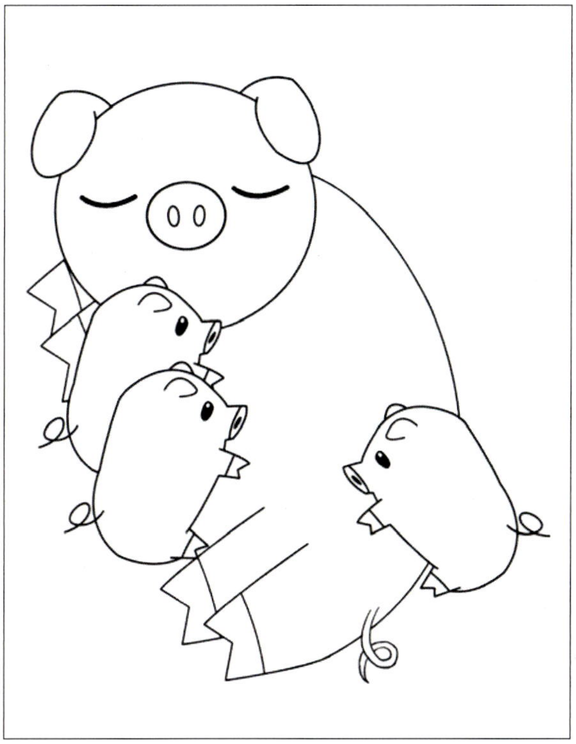

- 우리나라 토종 돼지의 털은 어떤 색일까요?

  정답 : 검은색

- 돼지는 새끼를 몇 마리씩 낳을까요?

  예시 : 많이, 열 마리, 12마리 등등

- 돼지고기로 맛있는 음식을 만들어 보셨습니까? 주로 어떤 음식을 만들어보셨나요?

  예시 ; 김치찌개, 삼겹살 구이, 돼지갈비찜 등등

7. 흥부와 놀부

흥부는 맘씨 고약하고 욕심 많은 형 놀부에게 쫓겨나 밥도 못 먹을 정도로 가난하게 살고 있었어요. 그러던 어느 날 제비집에서 떨어진 제비의 다리를 치료해 주었습니다. 건강하게 자란 제비가 가을에 강남 갔다가 봄이 되자 박씨를 물고 돌아와 흥부에게 주었습니다.

⑬ 박과 제비

제비가 물어다준 박씨가 커다란 박으로 자라나 지붕 위에 가득 열렸습니다. 흥부는 박만 봐도 배가 부를 것 같습니다. 시골집 지붕의 박을 보니 어린 시절 생각이 나네요.

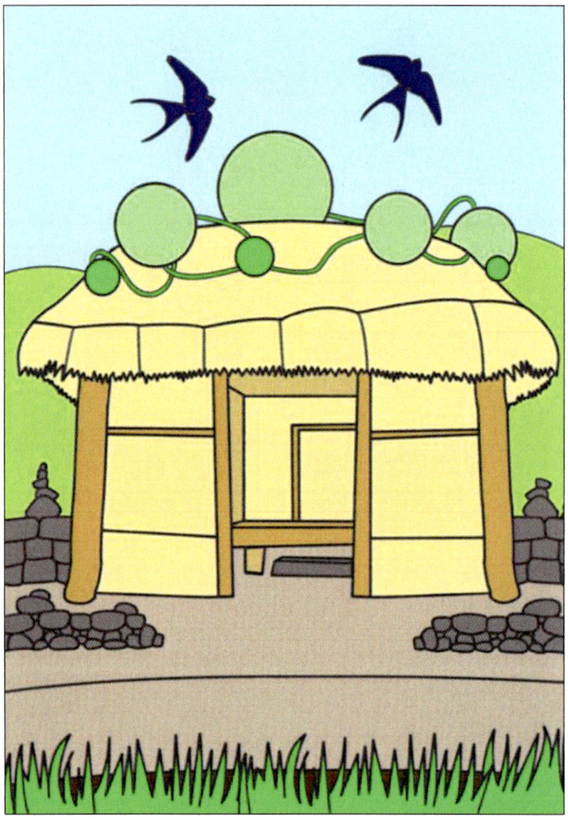

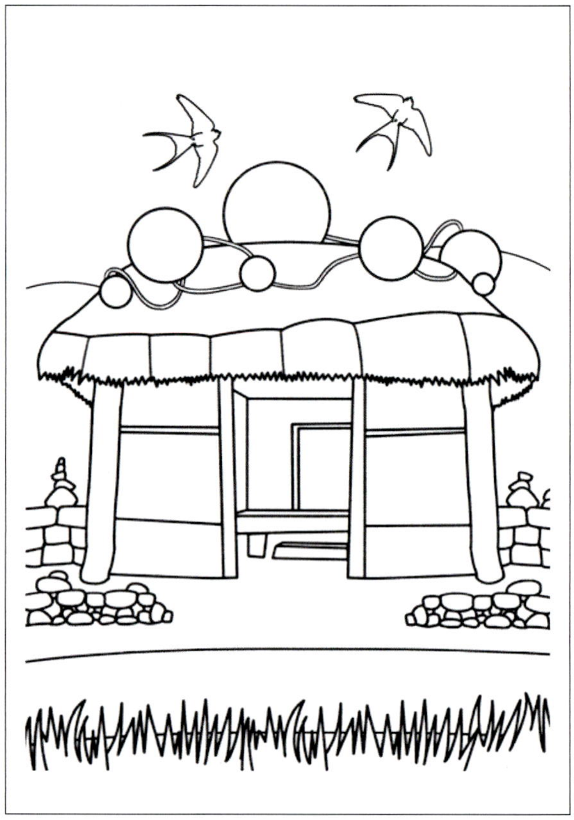

• 초가집은 무엇으로 지붕을 만듭니까?

정답 : 짚이나 갈대

• 초가집에서 살아보셨나요?

예시 : 어릴 땐 누구나 초가집에서 살았습니다.

⑭ 보름달만한 박

제비가 물어다 준 박씨에서 자라난 박이 보름달만큼 커졌습니다.

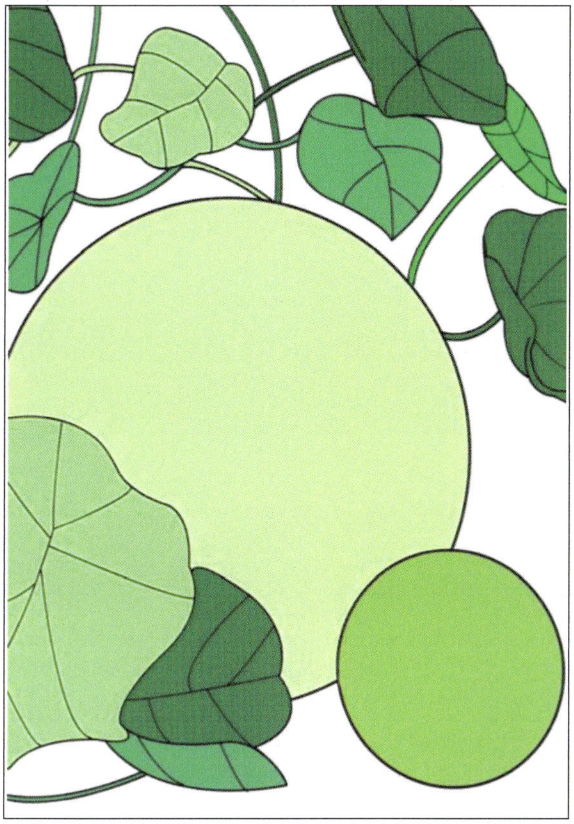

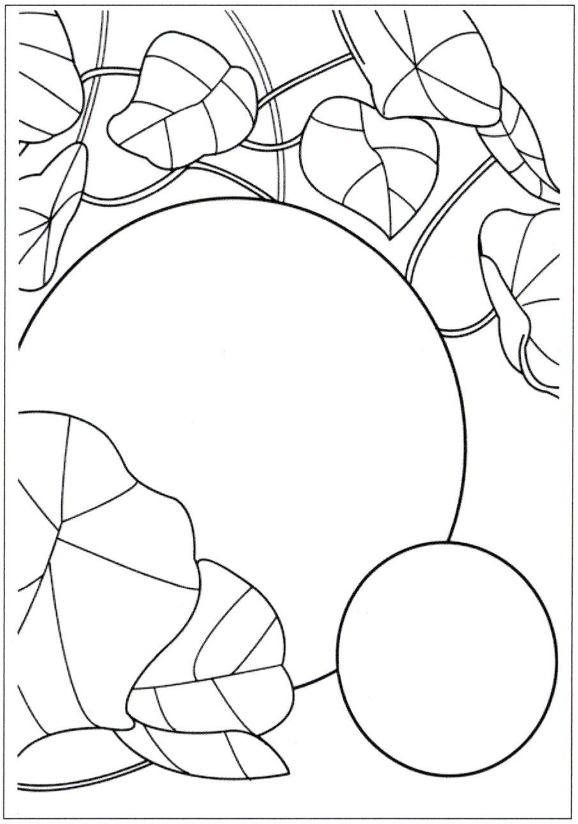

• 박으로 만들 수 있는 것은 무엇이 있을까요?

예시 : 박바가지, 술병, 기름병, 박나물

→ 다양한 답을 들어보세요.

• 흥부의 박에서는 무엇이 나왔나요?

예시 : 금은보화, 산해진미(다양한 종류의 맛있는 음식들)

8. 호랑이 형님

아픈 어머니를 모시고 사는 한 청년이 산에 나무를 하러 갔다가 호랑이를 만났습니다. 아이쿠! 죽었구나 하는데 죽음 앞에 번쩍 생각이 들어 호랑이에게 "형님"이라고 하고 호랑이를 설득합니다. "어릴 적 헤어진 형님이 분명합니다. 머리에 새겨진 왕(王)자가 분명 내 형님입니다." 그리고 무릎을 꿇고 절을 합니다. 절을 하곤 "어머님이 형님을 찾아다니다가 그만 병을 얻어 누워계시는데 고깃국이나 한 그릇 드렸으면 좋겠습니다."라고 얘기합니다. 그 말을 듣고 자신이 진짜 사람이었는데 호랑이가 됐다고 생각한 호랑이는 한밤중에 멧돼지나 사슴을 잡아다 주며 효도를 했답니다.

⑮ 호랑이 가족

호랑이 형님의 가족들이 숲속에서 한가로운 날들을 보내고 있습니다. 호랑이는 밤에 어머님이 좋아하는 고기를 구하기 위해 멧돼지를 잡으러 갈 것입니다.

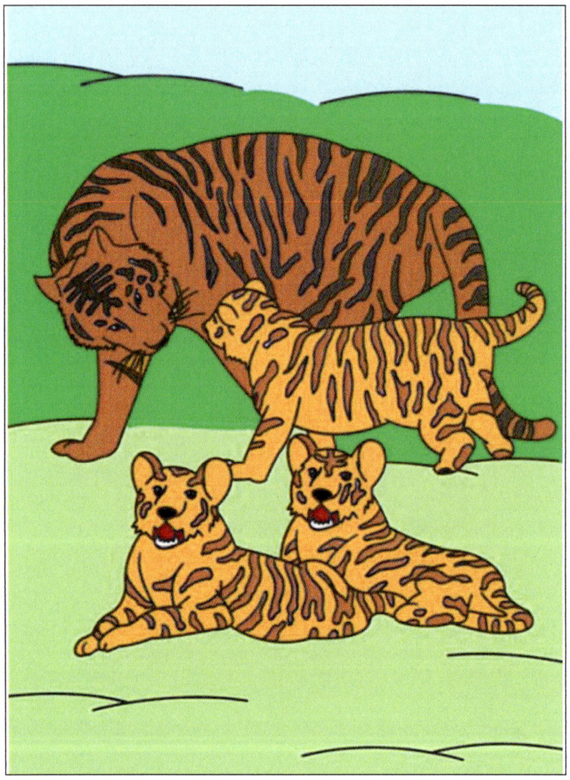

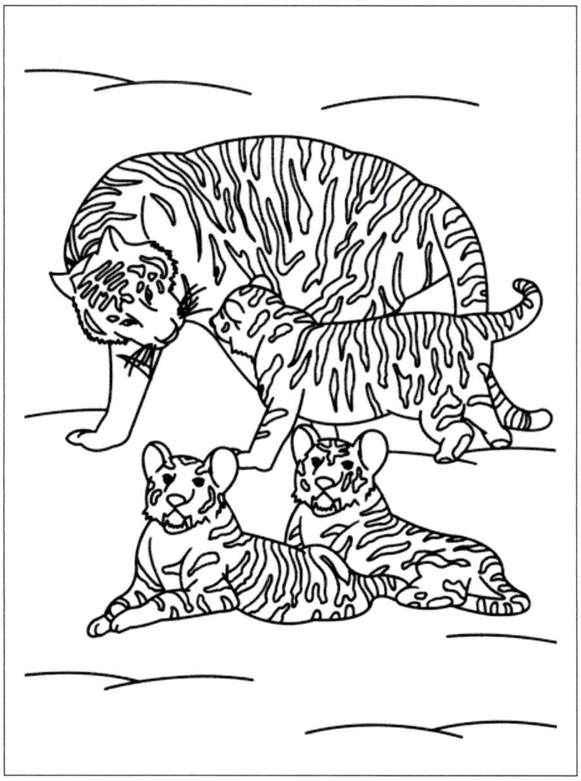

- 호랑이는 모두 몇 마리 있습니까?

  정답 : 네 마리

- 우리나라엔 예부터 호랑이가 많이 살았습니다. 요즘은 산에선 뵈지 않는데 주로 어디로 가야 호랑이를 볼 수 있을까요?

  예시 : 동물원, 중국, 러시아 등등

⑯ 산삼

호랑이 형님이 어머니를 위해 깊은 산속에서 자라는 산삼의 위치를 아우에게 가르쳐 줘서 나무꾼은 산삼을 캐서 어머님께 다려드렸습니다. 어머님 건강에는 산삼이 가장 좋은 약재라 호랑이 아들이 사슴도 잡아다 드리며 산삼의 위치도 알려준 것입니다.

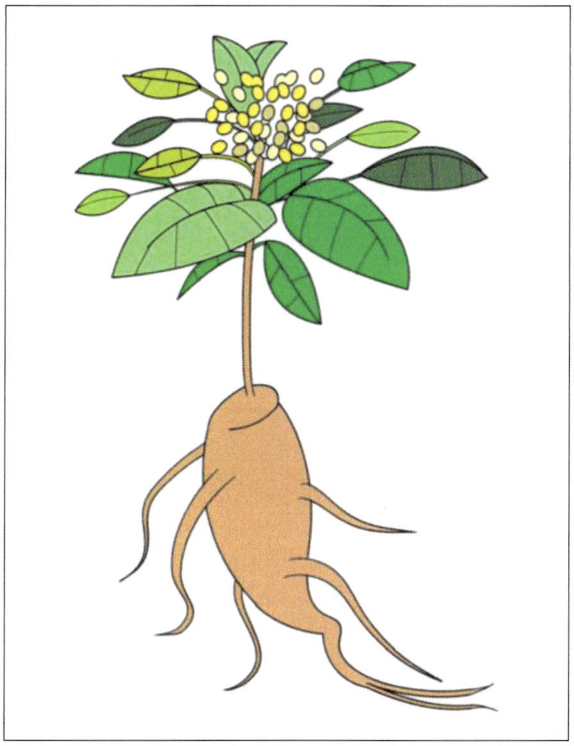

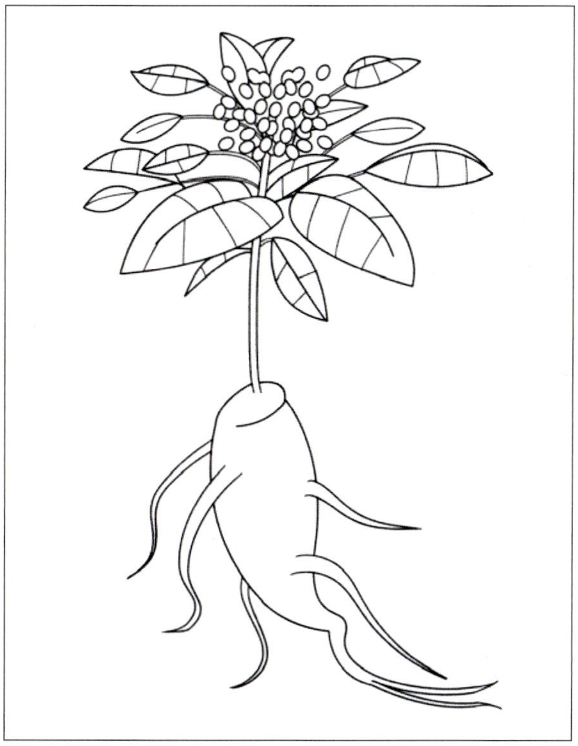

- **어르신은 감기나 몸살 등으로 아프실 때는 무엇을 드시나요?**

  예시 : 꿀물, 인삼 등

- **다음 이야기를 아는 분이 계신가요?**

이야기에서 호랑이는 어머님이 돌아가시자 더 이상 사냥한 고기를 물어다 주지 않았습니다. 나무꾼은 어머니가 돌아가셔서 그렇구나 생각하며 살다, 어느 날 산에 올라갔다가 하얀색 댕기를 맨 호랑이 새끼들을 발견합니다.

새끼호랑이들은 아버지 호랑이가 할머니가 돌아가시자 본래 사람이었던 본질을 잊지 않기 위해 하얀 댕기를 매게 했고, 이후 할머니의 죽음으로 시름시름 앓던 아버지 호랑이가 죽자 댕기를 매게 되었답니다.

9. 인어공주

안데르센의 동화 인어공주는 육지의 왕자를 사랑하다가 물거품이 되고 마는 인어공주의 슬픈 운명의 이야기입니다.

평화로운 바다 왕국의 일곱째 공주인 에어리얼은 어느 날 우연히 바다 위로 올라갔다가 위험에 처한 육지의 왕자 에릭을 구해줍니다. 그 이후 에릭을 잊지 못하던 에어리얼은 사악한 마녀 어설러에게 아름다운 목소리를 저당 잡히고 꼬리지느러미 대신 인간의 다리를 얻습니다.

⑰ 바다왕국 궁전

인어공주 에리얼이 사는 바닷속 궁전입니다. 인어공주는 우연히 육지의 왕자 에릭을 구해주고 그와 사랑에 빠집니다. 인어공주는 마녀에게 목소리를 주고 두 다리를 얻어 왕자를 찾아 바다왕국의 궁전을 떠납니다.

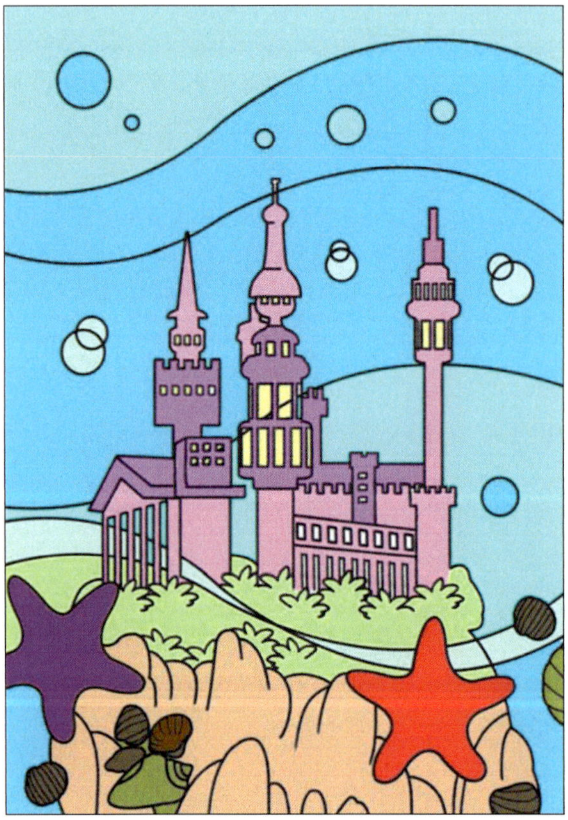

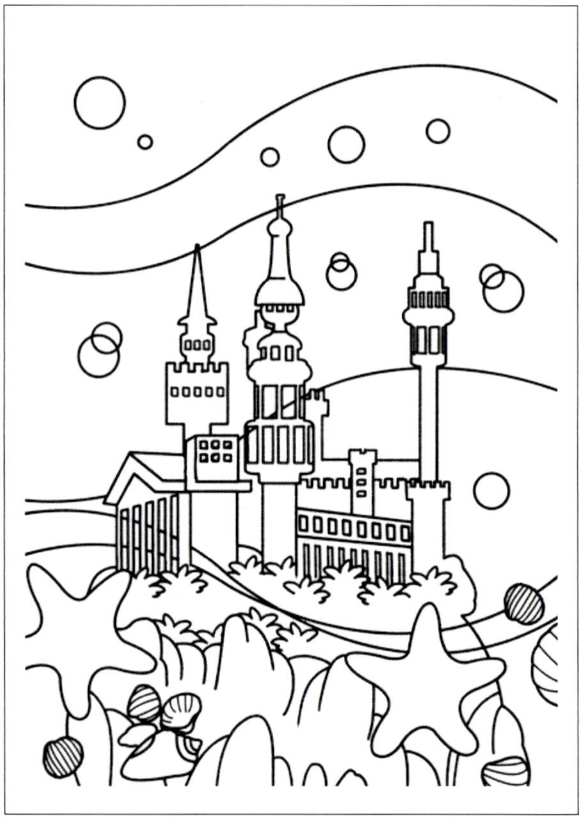

• 바다왕국의 궁전을 예쁘게 색칠해 보세요.

⑱ 물방울과 인어공주

인간이 된 인어공주는 다시는 인어가 되어 물로 돌아갈 수 없습니다. 왕자와 결혼을 하지 못하면 인어공주는 물방울로 사라지게 됩니다. 물방울을 만들며 바닷속에서 행복했던 인어공주는 과거를 회상해 봅니다.

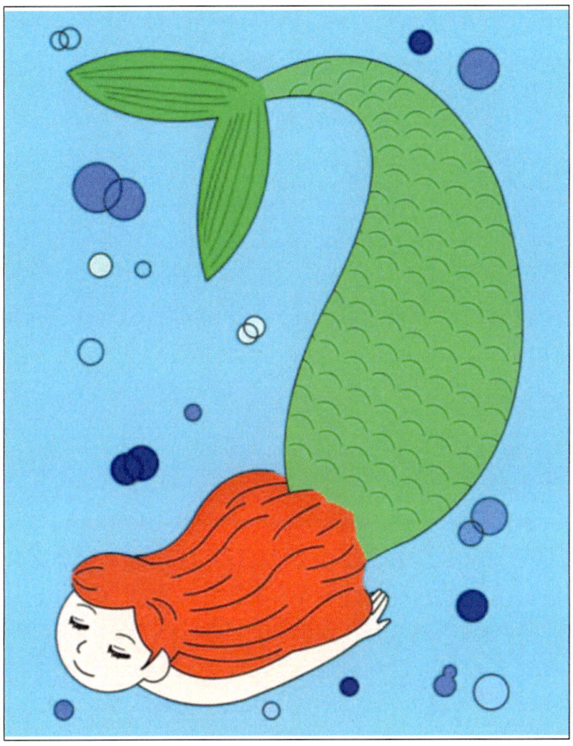

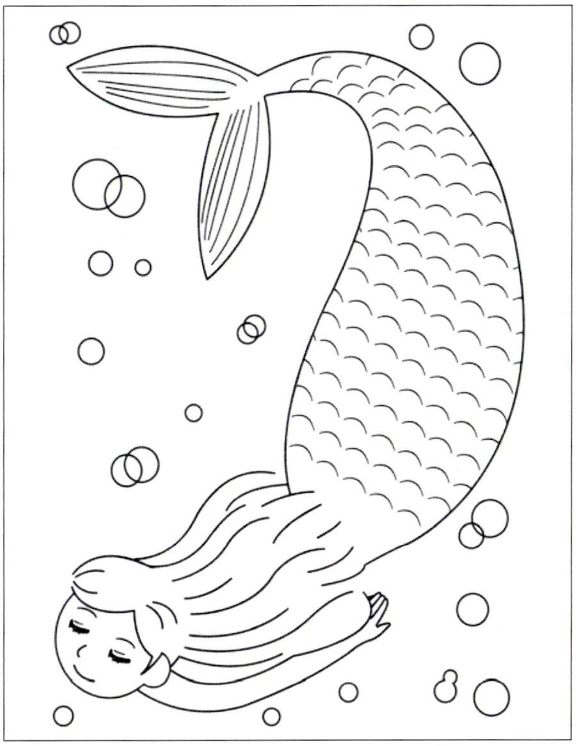

- 헤엄치는 인어공주를 예쁘게 색칠해 보세요.
- 인어공주는 두 다리를 얻기 위해 자기가 가진 것을 마녀에게 주게 됩니다. 마녀에게 준 것은 무엇일까요?

  정답 : 목소리
- 왕자와 결혼을 못하면 인어공주는 무엇으로 사라지게 되나요?

  정답 : 물방울

10. 알라딘과 요술램프

한 마법사가 알라딘에게 접근하여 자신을 그의 삼촌이라고 속여, 본인을 믿도록 만든 후 알라딘을 숲으로 데려갔습니다. 마법사는 알라딘에게 동굴 속에 있는 낡은 램프를 가져오라고 하며 위험에 처했을 때 쓸 수 있는 반지를 하나 건네주었습니다. 동굴 속에서 램프를 손에 넣은 알라딘은 마법사에게 동굴에서 꺼내달라고 하였지만, 램프를 먼저 내놓으라는 마법사와의 실랑이 끝에 동굴에 갇혀버렸습니다. 다행히 반지의 도움으로 무사히 집에 돌아온 알라딘은 낡은 램프를 어머니께 드렸고, 어머니는 낡은 램프를 닦기 시작하였습니다. 그러자 램프에서 요정이 나타났습니다.

⑲ 마법의 양탄자

알라딘이 타고 다니는 마법의 양탄자입니다. 램프 요정의 안내로 알라딘은 양탄자를 타고 공주가 사는 성으로 갑니다.

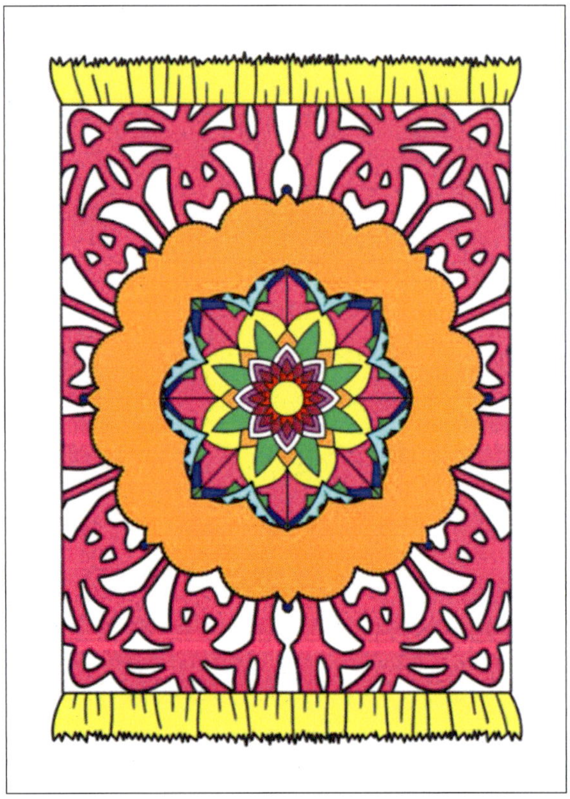

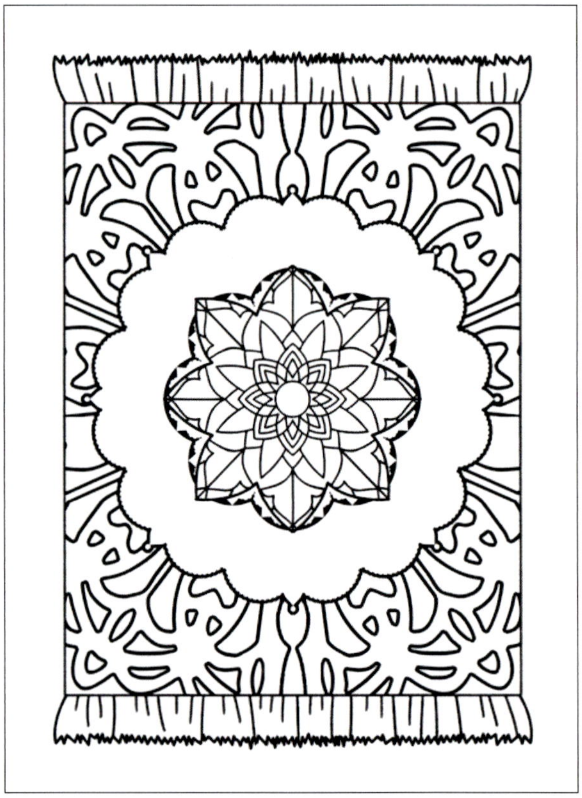

• 양탄자를 예쁘게 색칠해 보세요.

⑳ 요술램프

알라딘이 램프를 손으로 문지르면 램프 요정 지니가 나타나 아무리 어렵고 힘든 일이라도 척척 해결해 줍니다.

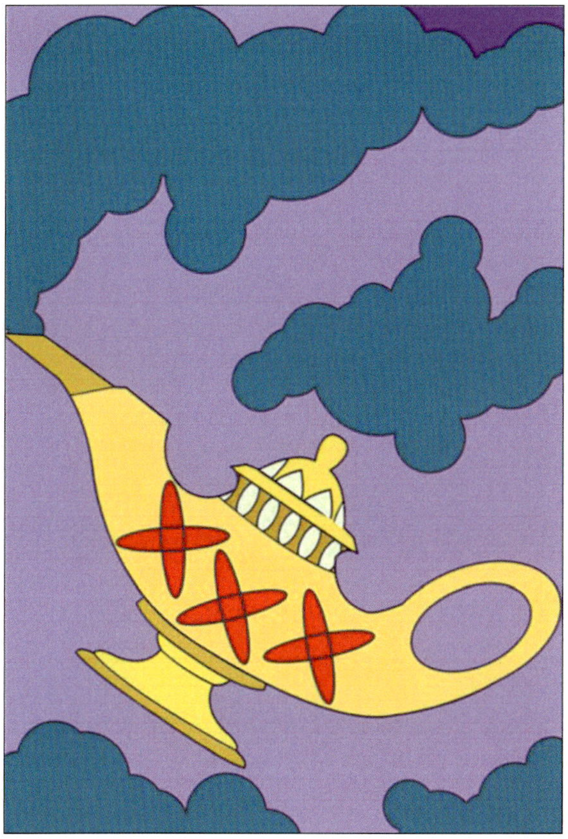

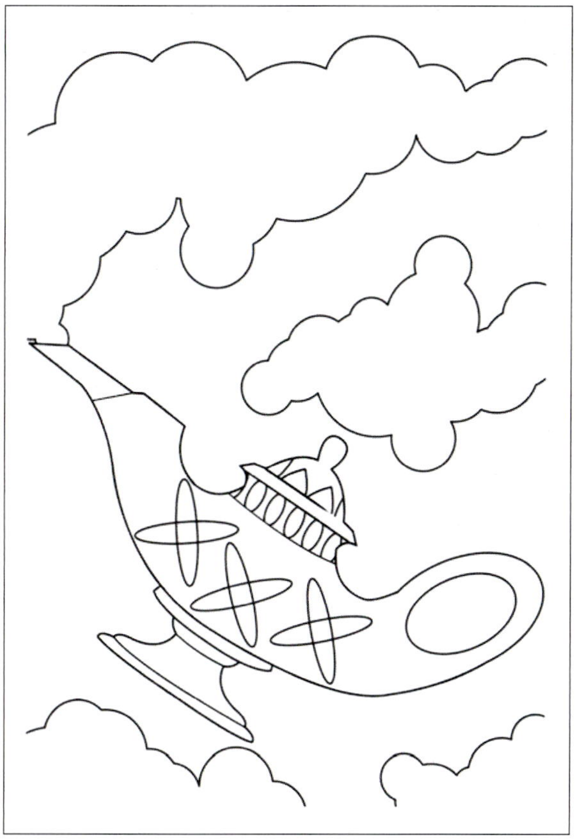

• 마술램프에서 나온 요정 이름이 무엇인가요?

정답 : 지니

• 다음 이야기를 아는 분이 계시나요?

소원을 들어주는 요정 덕분에 알라딘은 공주와 결혼을 하고 멋진 성과 보석도 얻게 됩니다. 다시 나타난 마법사는 공주를 꾀어 요술 램프를 가짜 램프로 바꿔놓고 램프의 요정을 불러 공주와 멀리 떠나고, 이를 알게 된 알라딘은 마법사에게 받은 반지로 마법사를 찾아 마법사를 물리치고 공주를 구해옵니다.

11. 금도끼 은도끼

나무꾼이 산에서 나무를 하다가 잘못하여 도끼를 연못 속에 빠뜨렸습니다. 도끼가 없으면 나무를 할 수 없어 울고 있는데, 연못 속에서 백발의 신령님이 나타나 금도끼를 보이며 "이것이 네 것이냐?" 하고 물었습니다. "아닙니다. 제 도끼는 금도끼가 아닙니다."라고 대답하였습니다. 그러자 신령님은 은도끼를 보여 주며, "이것이 네 것이냐?"라고 물었습니다. 정직한 나무꾼은 "아닙니다. 제 도끼는 오래된 쇠도끼입니다."라고 대답하였습니다. 이에 노인은 나무꾼의 정직함을 칭찬하며 도끼 세 자루를 모두 주었습니다.

21 연못 속에 도끼

나무꾼이 산에서 나무를 하다가 잘못하여 도끼를 연못 속에 빠뜨렸습니다. 연못 속에는 이미 금도끼와 은도끼, 쇠도끼가 가라앉아 있습니다. 백발의 신령님이 곧 나타날 겁니다.

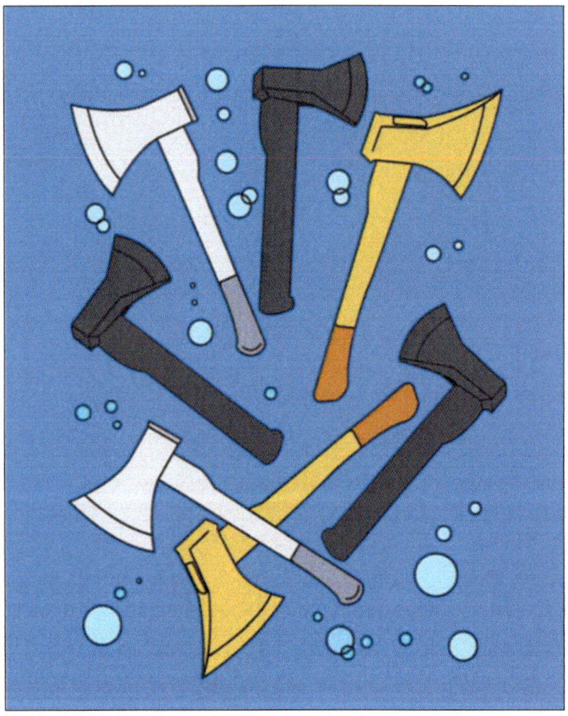

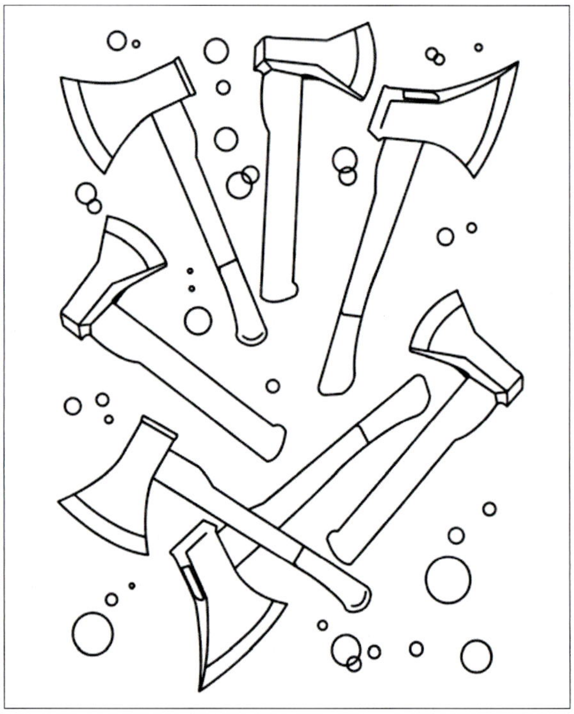

• 금도끼는 노란색, 은도끼는 옅은 회색, 쇠도끼는 검은 색입니다. 각각 몇 자루씩 연못 속에 있나요?

정답 : 금도끼 두 자루, 은도끼 두 자루, 쇠도끼 세 자루 있습니다.

㉒ 나무하는 나무꾼

나무는 음식을 조리하기 위해 집집마다 꼭 필요한 땔감입니다. 요즘은 나무 대신 무엇으로 음식을 만들까요?

예시 : 전기, 가스, 석유, 연탄

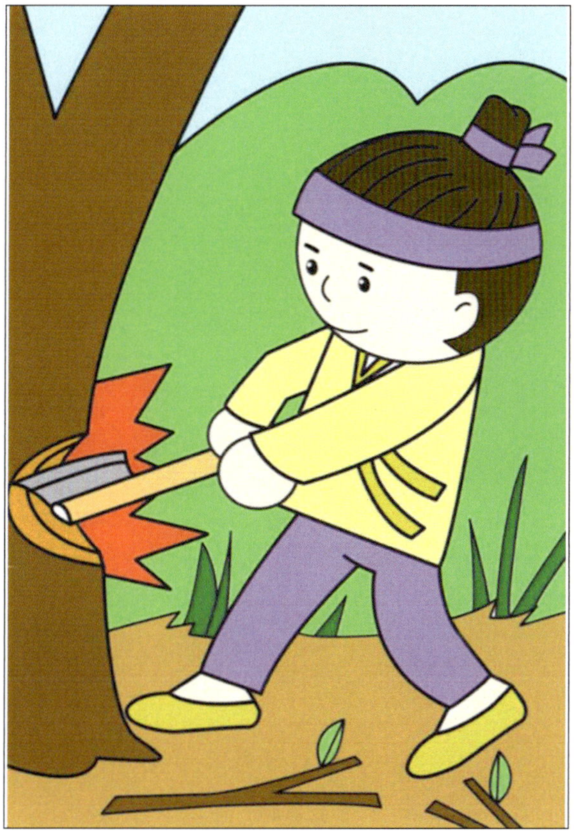

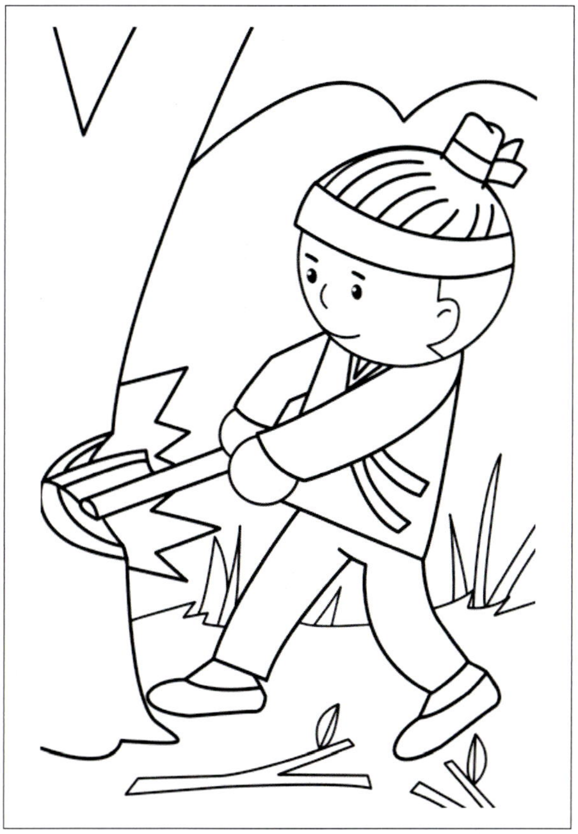

• 다음 이야기를 아는 분이 계십니까?

이 이야기를 전해들은 이웃의 욕심쟁이 나무꾼이 정직한 나무꾼의 흉내를 내고자 하였습니다. 그러나 그는 금도끼, 은도끼마저 자기 것이라고 대답하여 신령님의 노여움을 사게 되어 금도끼 은도끼는 커녕 자신의 쇠도끼마저 잃고 말았습니다.

→ 다양한 이야기가 나올 수 있도록 유도해 보세요.

• 착한 나무꾼은 잃어버린 쇠도끼까지 포함해서 모두 몇 개의 도끼를 얻었나요?

정답 : 3개

12. 단군신화

단군신화는 우리민족이 처음 나라를 세운 단군할아버지에 대한 신화입니다.
삼천의 사람들을 데리고 태백산 신단수로 내려온 환웅에게 곰과 호랑이가 찾아와 사람이 되게 해 달라고 빌었습니다.

㉓ 쑥과 마늘

환웅은 곰과 호랑이에게 동굴 속으로 들어가 쑥과 마늘만으로 100일을 견디면 사람이 된다고 하였습니다. 곰과 호랑이는 사람이 되기 위해 쑥과 마늘을 먹습니다. 호랑이는 견디지 못하고 굴을 뛰쳐나갔지만, 곰은 100일을 견뎌 사람(여자)이 되었습니다. 그를 '웅녀' 라고 부릅니다.

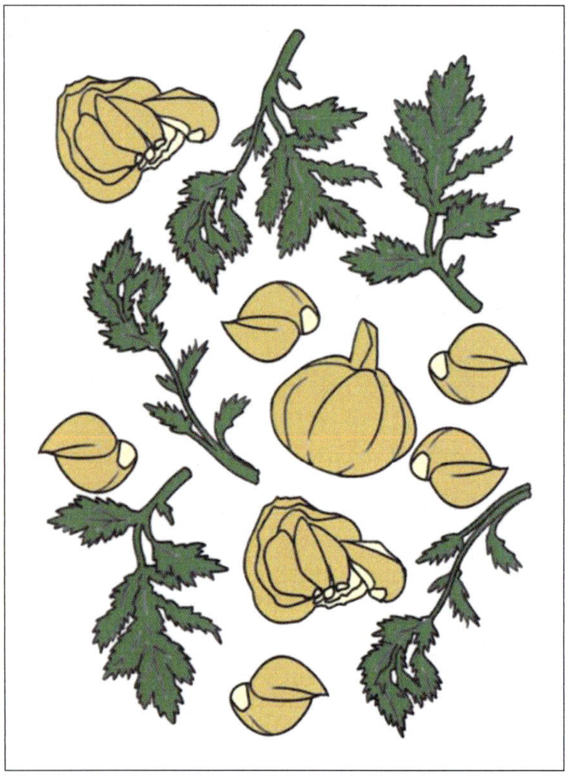

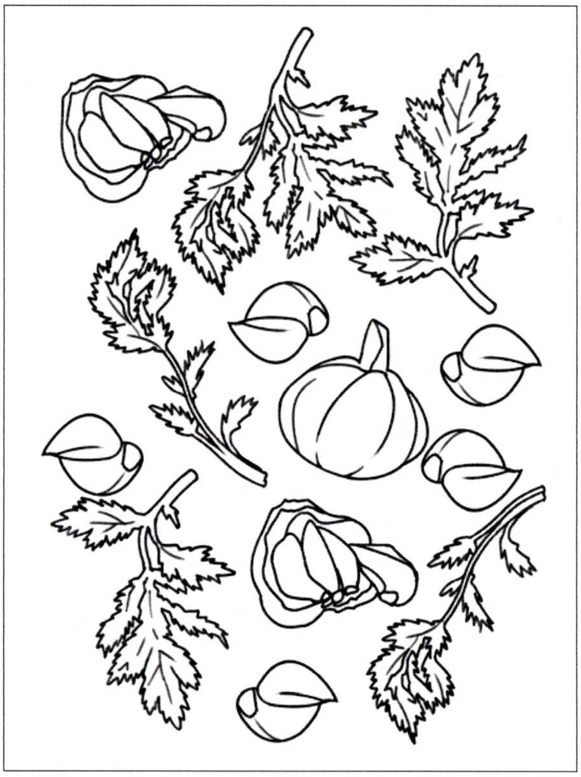

- 우리나라는 봄이 되면 산과 들로 쑥을 캐러 가는 사람들이 많습니다. 쑥으로 만드는 음식은 무엇이 있을까요?

  예시 : 쑥국, 쑥떡, 쑥버무리

  → 음식 외에도 쑥을 태워 벌레를 쫓기도 합니다.

㉔ 무궁화 무궁화 우리나라 꽃

환웅과 웅녀 사이에 단군이 태어나고 우리나라를 처음 만듭니다. 수천 년 이어온 우리나라는 무궁화를 우리나라 꽃으로 합니다. 무궁화는 주위에서 쉽게 볼 수 있어 우리에게 아주 친근한 꽃입니다.

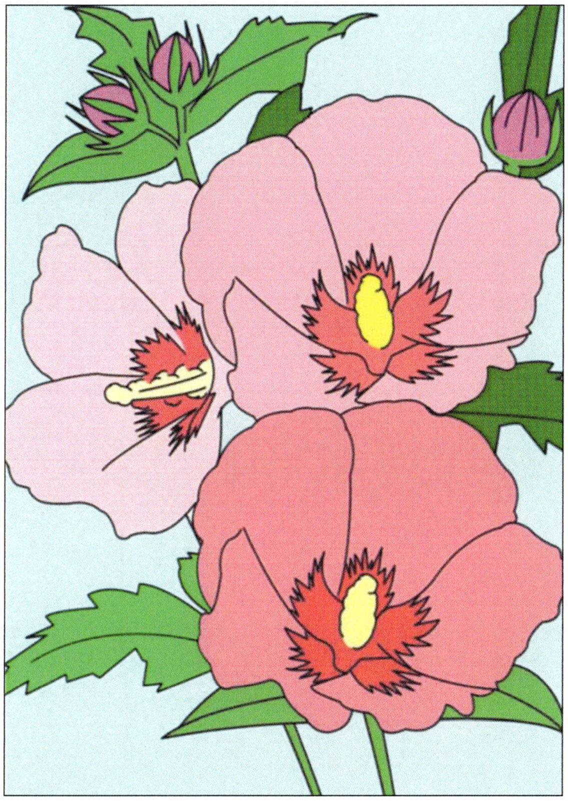

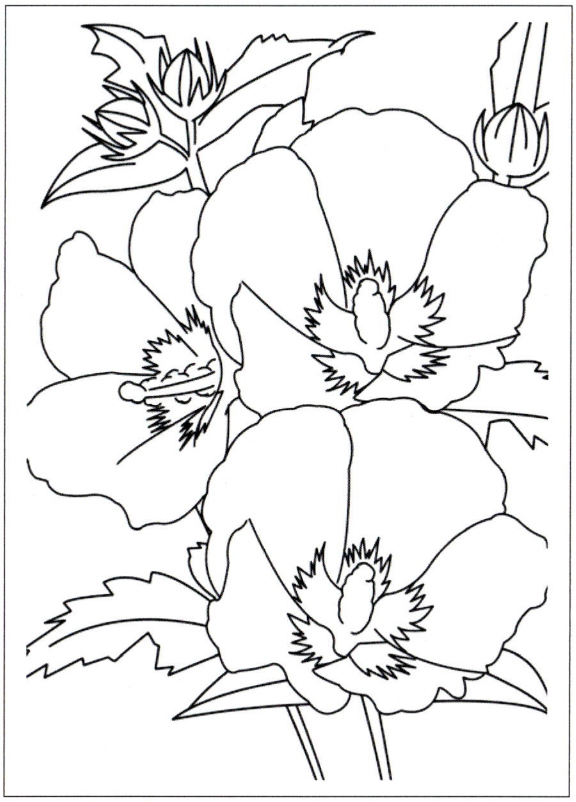

- 무궁화를 색칠해 보세요.
- 무궁화는 몇 종류가 있을까요?

  예시 : 200여 종

- 무궁화는 겨울에 피나요?

  정답 : 아니요, 겨울엔 꽃이 피지 않습니다.

  예시 : 봄, 여름에 주로 핍니다.

13. 토끼와 거북이

토끼와 거북이가 누가 빠른지 달리기 경주를 하려고 합니다.
다들 토끼가 이길 것이라고 합니다.

㉕ 깃발

달리기는 수많은 깃발을 다 지나가야 합니다. 걸음이 느린 거북이는 천천히 꾸준히 깃발을 지나갔습니다.

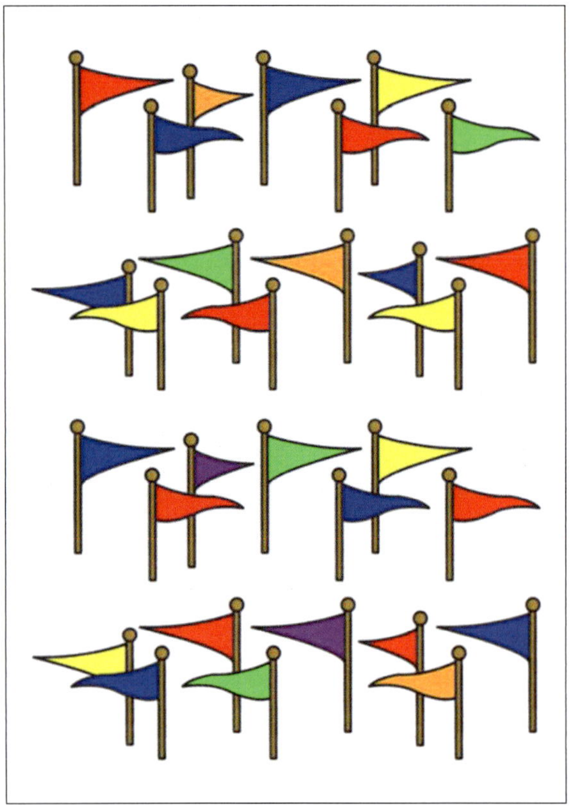

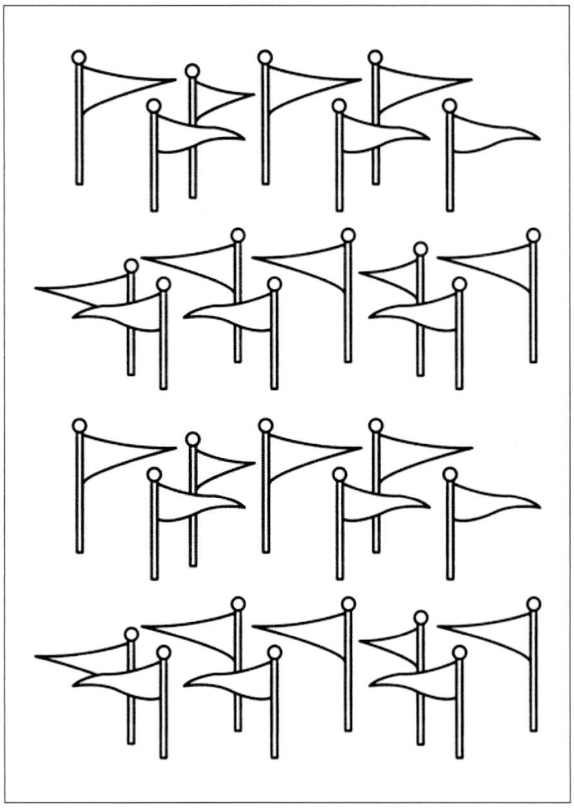

• 깃발을 색칠하며 깃발이 모두 몇 개인지 세어보세요.

정답 : 30개

㉖ 토끼의 낮잠

토끼는 앞서 달려가다가 거북이가 너무 뒤에 쳐져 보이지도 않자, '좀 쉬었다 가도 되겠네' 하며 여유를 부리다, 아주 꿈나라로 갔습니다.

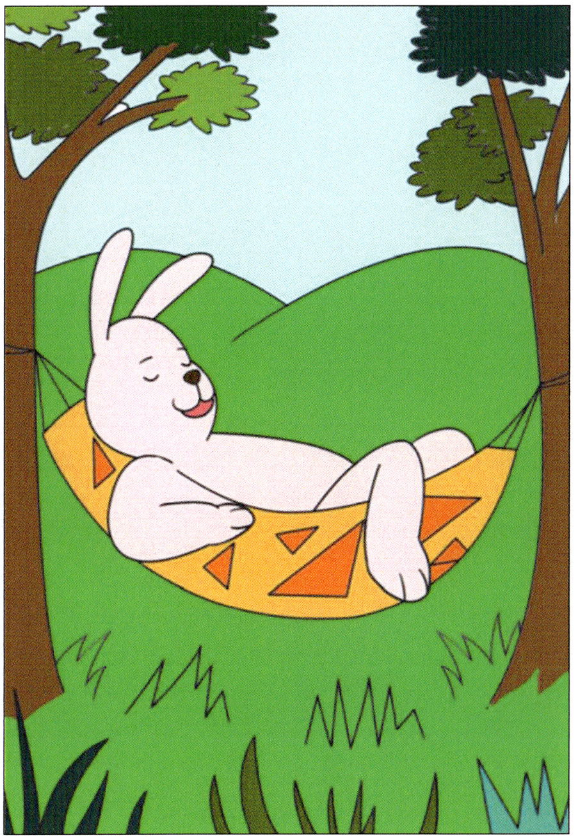

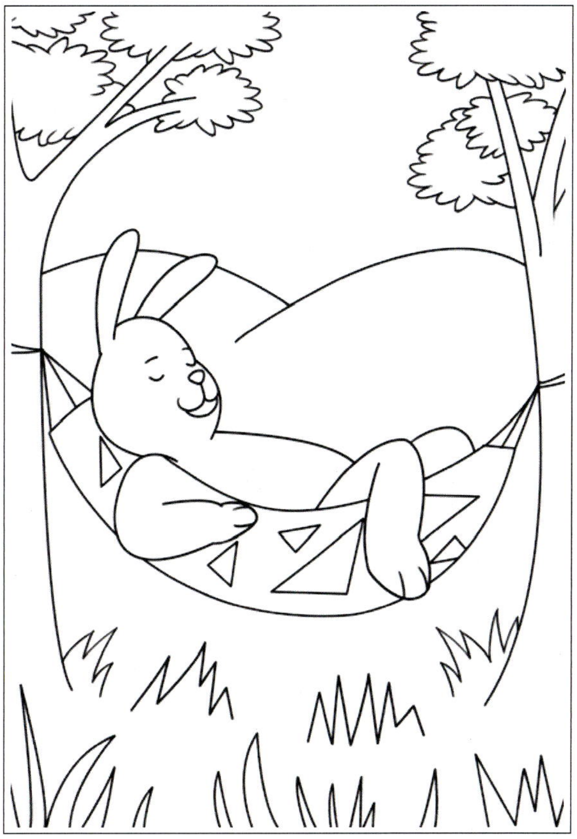

• 토끼가 깊은 잠에 빠져 있을 때 거북이는 어떻게 하고 있나요?

예시 : 느리지만 꾸준하게 목표를 향해 쉬지 않고 걸어갔습니다.

㉗ 거북이 승리

토끼가 낮잠을 너무 오래 잤네요. 이미 거북이가 최종 깃발 앞에서 토끼를 기다리고 있습니다. 토끼가 있는 힘을 다 모아 달려가지만 이미 거북이가 이겼습니다.

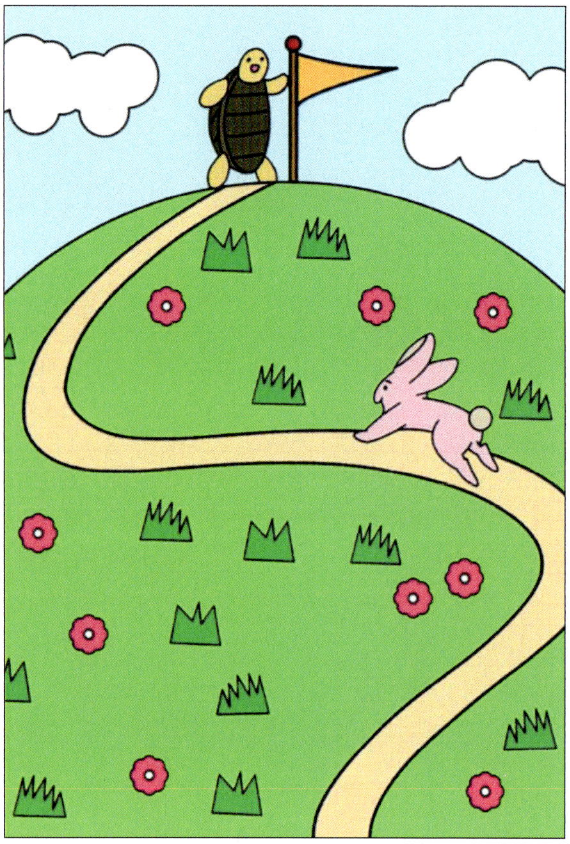

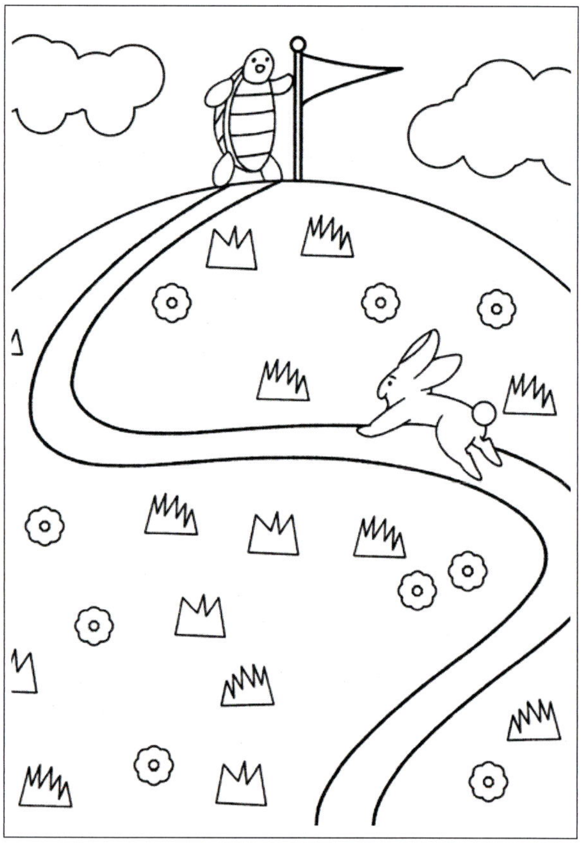

걸음이 빠르지만 중간에서 낮잠에 빠져 있던 토끼가 거북이와의 달리기 경주에서 지고 말았습니다.

거북이가 결승 깃발을 잡고 빨리 오라며 토끼를 기다리고 있습니다.

• 경주에서 최종 우승자는 누구인가요?

정답 : 거북이

14. 시골쥐와 서울쥐

어느 날 시골에 사는 쥐가 서울에 사는 쥐를 초청했습니다. 두 마리 쥐는 밭에 있던 곡식들을 먹고 있었지만 서울쥐는 시골쥐에게 이렇게 말했습니다. “시골쥐야. 왜 이렇게 지루한 생활 속에서 사니? 내가 사는 도시에 같이 가보자. 그러면 맛있는 음식들을 배불리 먹을 수 있어.”

㉘ 서울의 빌딩 숲

시골쥐는 서울쥐를 따라 서울로 왔습니다. 어마어마하게 큰 빌딩 숲을 보고 시골쥐는 깜짝 놀랐습니다.

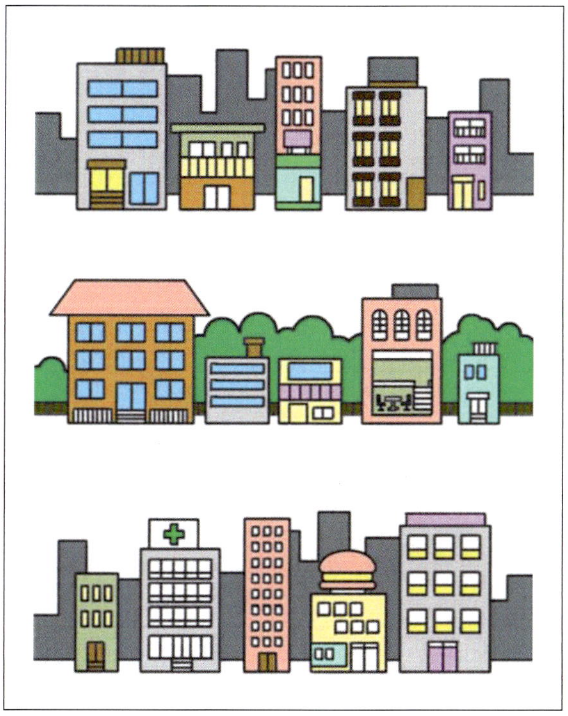

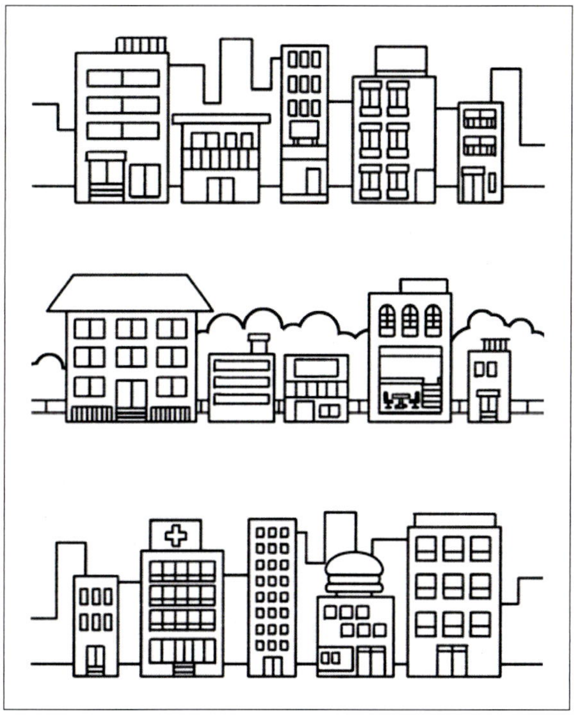

• 다음 이야기를 해볼까요?

서울의 한 건물에 도착한 서울쥐는 시골쥐가 본 적이 없던 음식들을 보여주었습니다. 시골쥐는 서울쥐의 답례 덕분에 맛있는 음식들을 먹고 있었습니다. 이때 누군가가 문을 열자 시골쥐와 서울쥐는 좁은 구멍을 찾기 위해 쏜살 같이 달아났습니다.

시골쥐와 서울쥐가 다시 음식을 먹으려고 하자 또 다시 누군가가 들어왔습니다. 시골쥐는 서울쥐에게 “훌륭한 성찬을 준비했지만 이렇게 위험이 많은 곳은 질색이야. 나는 밭에서 음식을 먹는 것이 더 좋아. 그곳이라면 안전하고 무서운 것도 없이 살 수 있으니까.”라고 말하곤 급히 돌아갔습니다.

㉙ 맛있는 케이크

딸기가 올려 진 케이크가 먹음직합니다. 시골쥐는 이 케이크를 먹을 수 있을까요?

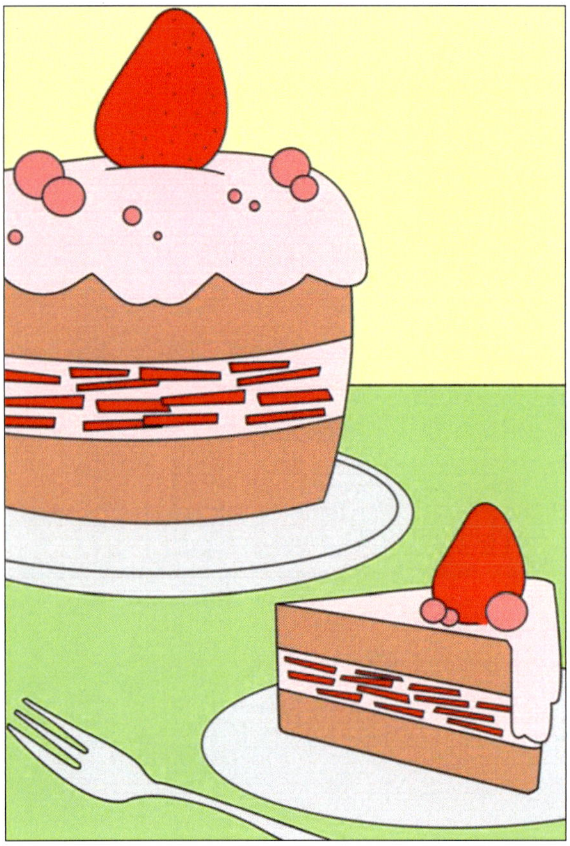

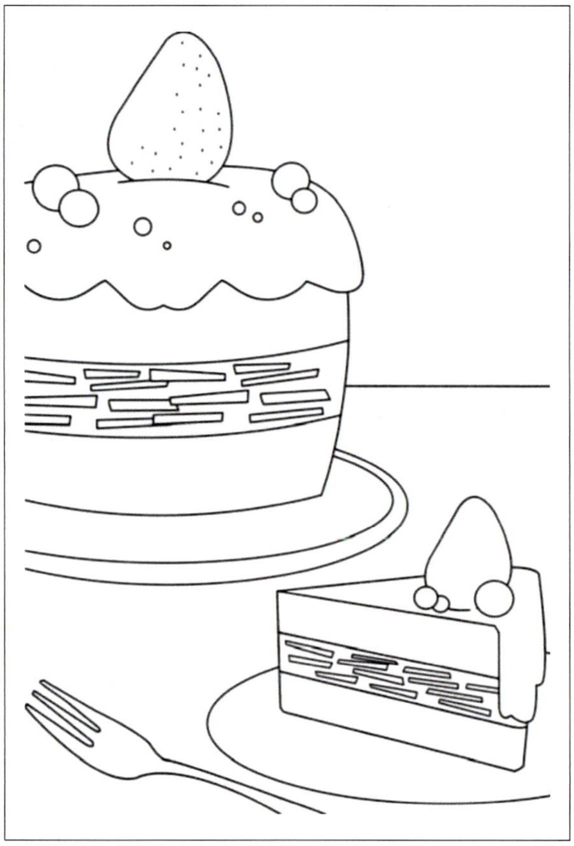

• 빵을 좋아하세요?

예시 : 좋아합니다, 싫어합니다.

• 커피와 잘 어울리는 음식은 어떤 것이 있을까요?

예시 : 빵, 초콜릿, 케이크

15. 미운 오리 새끼

안데르센동화 미운 오리새끼는 유난히 큰 알에서 태어난 새끼 오리는 보통의 오리들과 다르게 생겼다는 이유로 주변 오리들에게 괴롭힘을 당했습니다. 처음에는 어미 오리가 다독여 주지만 나중엔 어미 오리마저 새끼 오리가 사라져 버렸으면 좋겠다고 한탄합니다. 이에 상처를 받은 새끼 오리는 집을 떠나고, 어느 마음씨 좋은 할머니의 집에서 지내게 됩니다. 하지만 그곳에 있던 고양이와 닭의 괴롭힘에 못 이겨 새끼 오리는 결국 또 도망쳐 나옵니다.

30 오리새끼들

오리들이 연못에서 헤엄을 치고 있습니다.

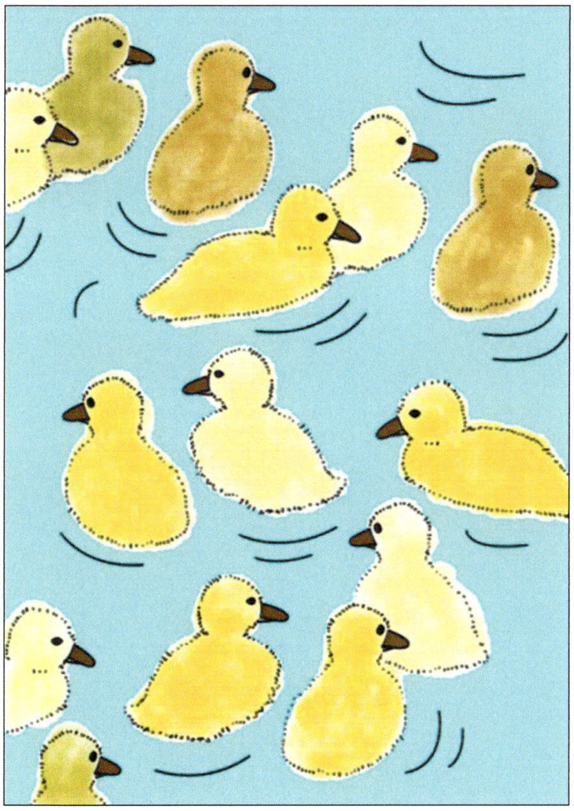

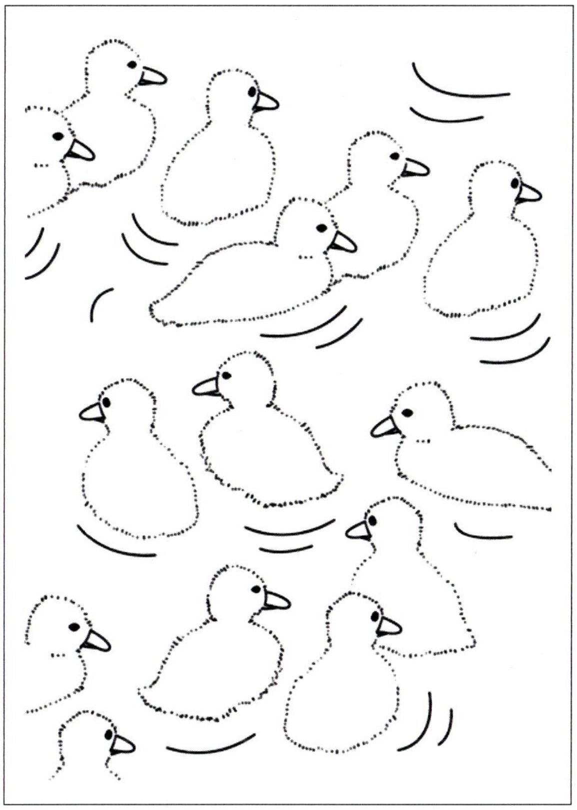

• 오리새끼들이 모두 몇 마리인지 수를 세어보세요.

정답 : 13마리

㉛ 백조가 된 오리

백조가 된 미운오리새끼가 친구들과 한가로이 헤엄을 치고 있습니다.

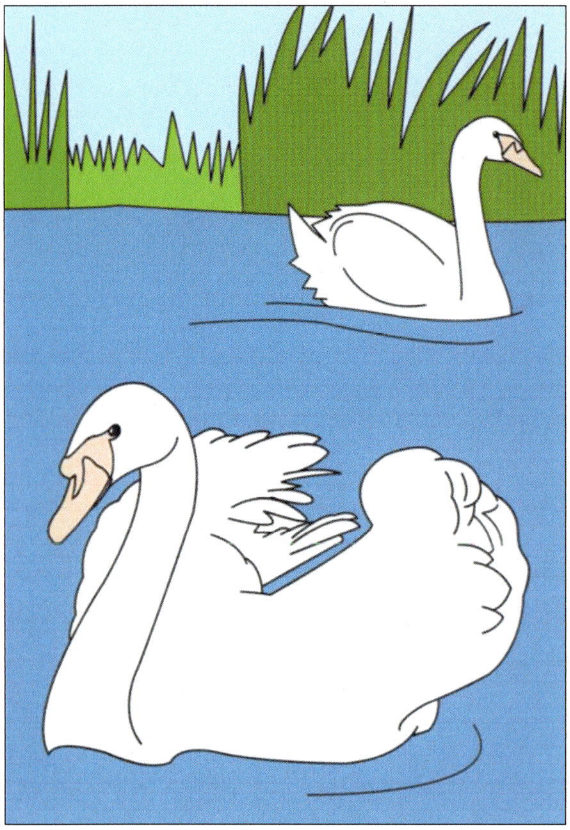

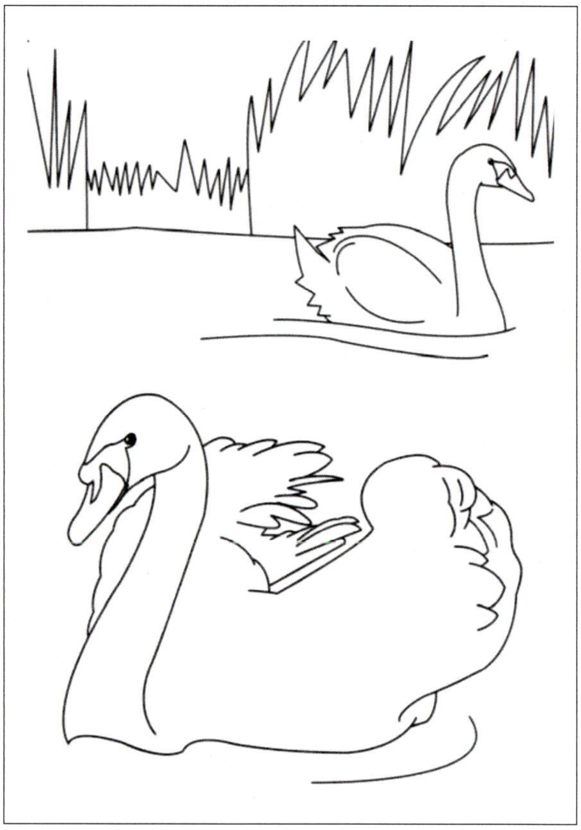

• 다음 이야기를 아는 분이 계신가요?

춥고 외로웠던 겨울이 지나 봄이 오고 어느 날 우연히 새끼 오리는 자신이 하늘을 날 수 있음을 알게 되었습니다. 못생긴 오리인줄만 알았던 새끼 오리는 다름 아닌 아름다운 백조였던 것입니다. 미움을 받고 오리 무리에서 버려진 미운오리새끼는 온갖 고통을 다 견뎌내고 드디어 백조가 되었습니다.

이후, 미운 오리 새끼는 백조 무리 속으로 들어가 자유롭게 헤엄을 치고, 하늘을 날아다니며 행복하게 살았답니다.

• 미운오리새끼는 사실 어떤 새였습니까?

정답 : 백조

16. 복숭아 동자

거대한 복숭아가 강을 따라 떠내려가고 있습니다. 강에서 빨래를 하고 있던 노부부에게 발견되고, 노부부가 복숭아를 먹으려고 열어보자 안에서 어린아이가 나옵니다.

㉜ 복숭아 동자

아이는 노부부에게 "자식이 되기 위하여 하늘이 자신을 보냈다."라고 설명하였고, 노부부는 아이의 이름을 '복숭아 동자'라고 불렀답니다.

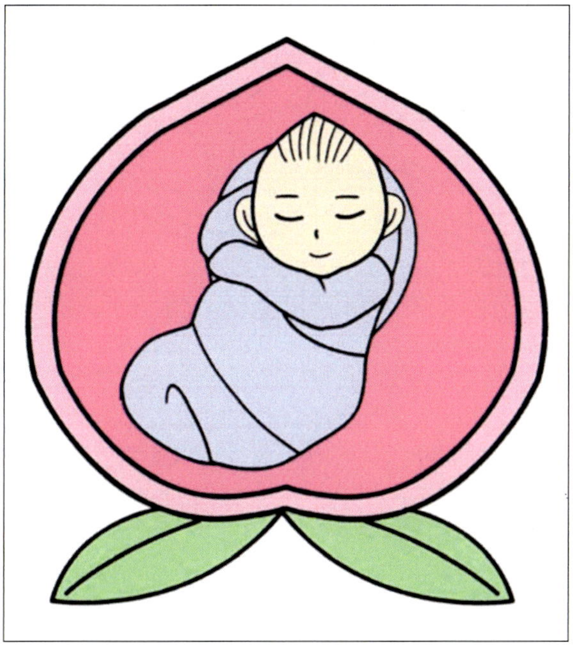

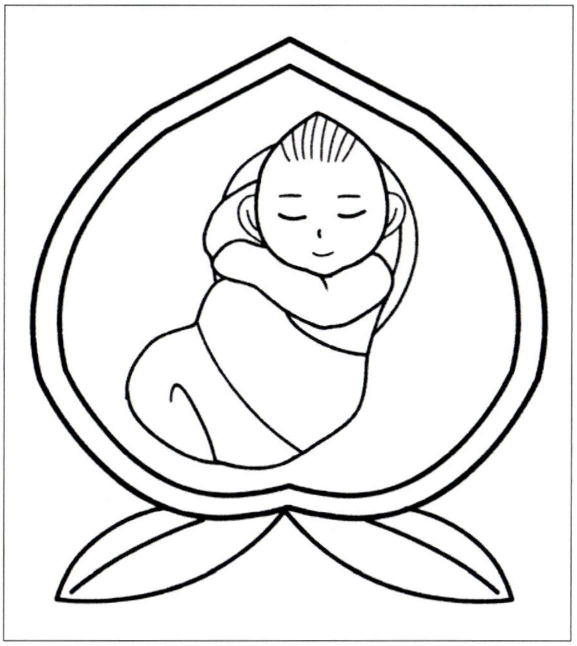

• 어느 나라 이야기일까요?

정답 : 일본

• 복숭아는 어느 계절에 먹을 수 있나요?

정답 : 여름

㉝ 복숭아 여행

물결 따라 복숭아들이 떠내려가고 있습니다. 복숭아를 다양하게 색칠해 보세요.

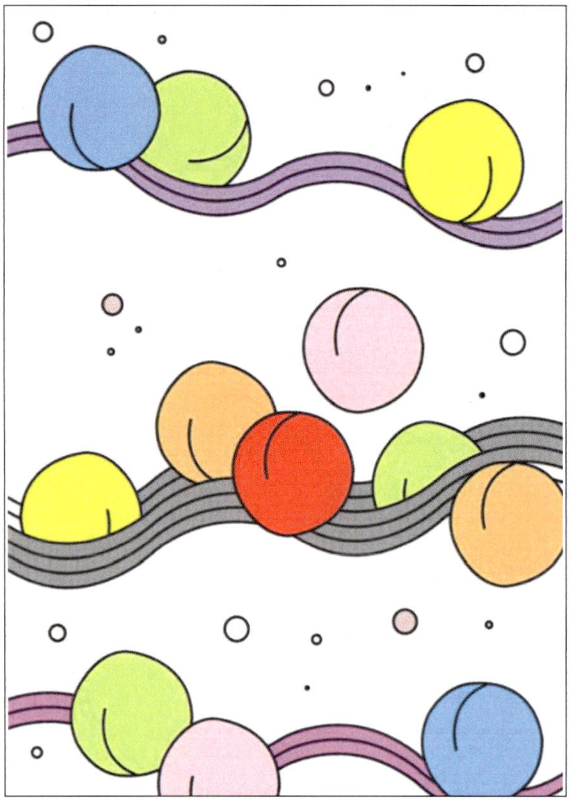

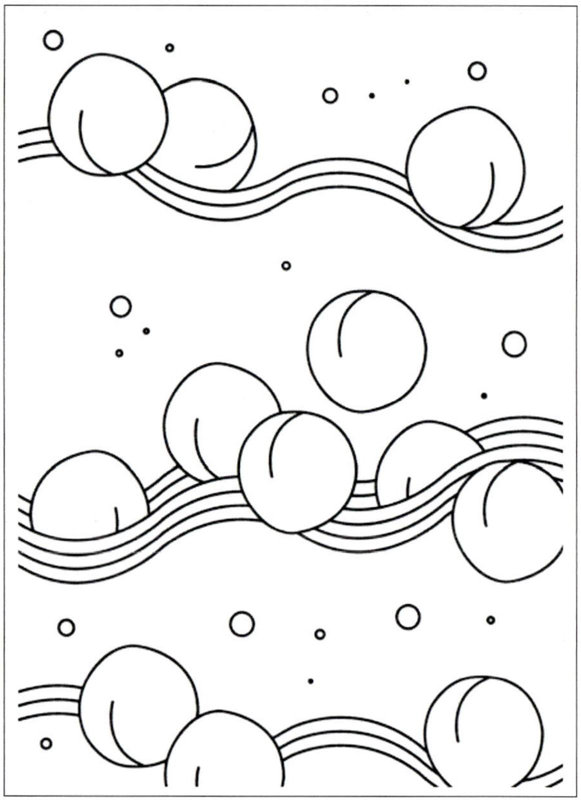

• 다음 이야기를 아는 분이 계십니까?

몇 년이 흐르고, 복숭아 동자는 약탈을 일삼는 괴물을 없애기 위해 부모 곁을 떠나, 괴물이 살고 있는 섬으로 가게 되었습니다. 여행을 떠나게 된 복숭아 동자는 도중에 말하는 개와 원숭이, 꿩을 만나 함께 길을 가게 되었습니다. 섬에 도착한 복숭아 동자와 동물 친구들은 괴물들의 요새로 쳐들어가 괴물들의 대장과 그의 군대를 이기고 항복을 받아내었습니다. 복숭아 동자는 자신의 친구들과 함께 집으로 돌아오고, 가족들과 함께 오래도록 행복하게 살았답니다.

㉞ 경단

아기가 태어나고 백일이나 돌이 되면 경단을 해서 예를 표하고 이웃들과 나눠먹었습니다. 찹쌀을 익반죽한 경단은 여러 가지 색의 고물을 묻혀서 색을 내었습니다. 먹고 싶은 경단의 색을 칠해보세요.

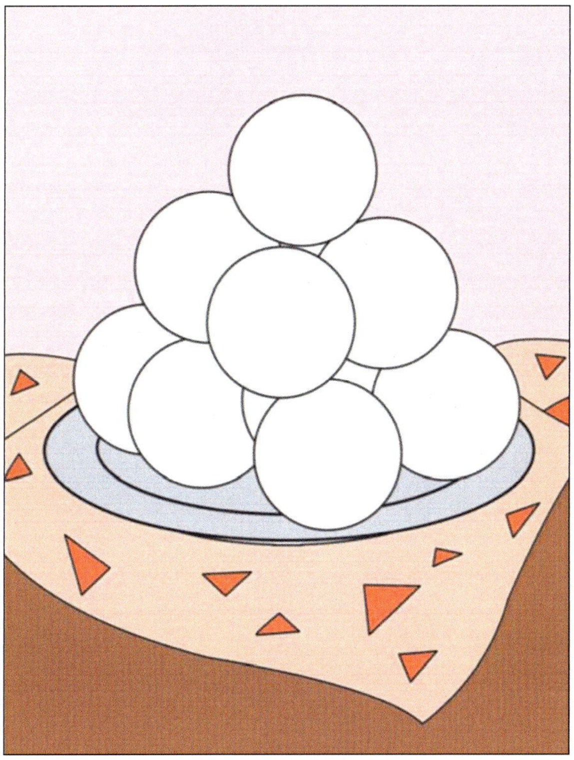

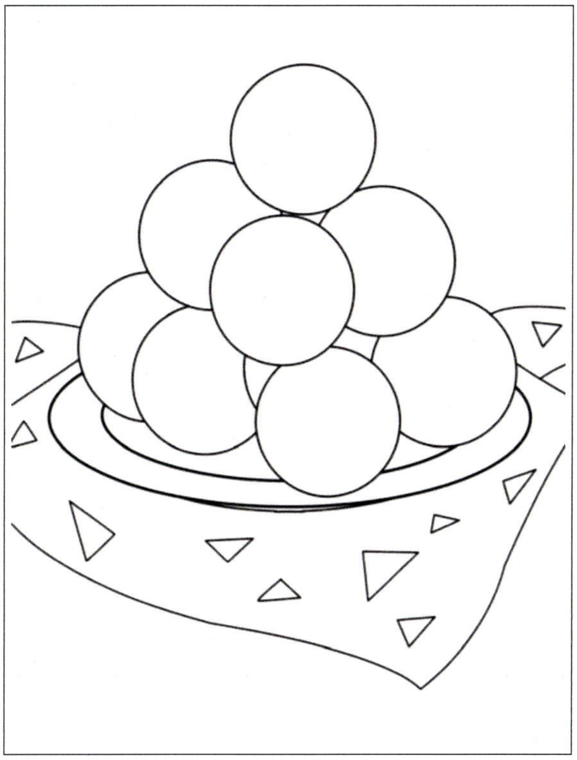

- 백일잔치는 무엇을 뜻하나요?

  정답 : 아이가 태어난 지 100일 되는 날을 기념하는 잔치

- 돌잔치는 언제하나요?

  정답 : 아이가 태어난 지 1년 되는 날, 첫 생일

17. 라푼젤

옛날 한부부가 살고 있었습니다. 어느 날 아이를 임신한 아내는 이웃에 사는 마녀가 키우는 라푼젤(독일 양배추)을 몹시 먹고 싶어 했습니다. 라푼젤을 먹지 못 하면 죽을 것 같다고 졸라대는 아내를 위해 남편은 마녀의 밭에서 몰래 라푼젤을 훔쳤습니다. 라푼젤을 맛있게 먹은 아내는 또 라푼젤이 먹고 싶다고 졸랐고, 남편은 또 마녀의 밭에 갔다가 마녀에게 들키고 말았습니다. 마녀는 태어날 아기를 자신에게 주면 용서해 주겠다고 제안하고, 남편은 이를 승낙했습니다. 시간이 흘러 아내는 딸을 낳았고 마녀는 약속대로 아기를 데려가 '라푼젤'이라는 이름을 붙여 깊은 숲속에 있는 높은 탑 속에 가둬 자라게 하였습니다.

35 높은 탑

부부의 딸 라푼젤은 마녀가 데려가 높은 탑에 가뒀습니다. 이 탑은 계단이 없어 라푼젤의 황금빛 머리카락을 사다리 삼아 올라갈 수밖에 없습니다(독일의 양배추를 라푼젤이라 부릅니다).

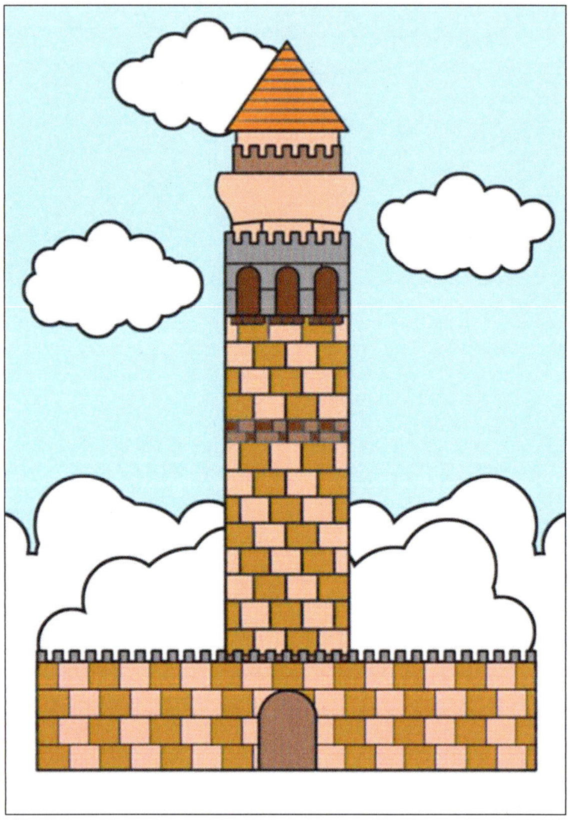

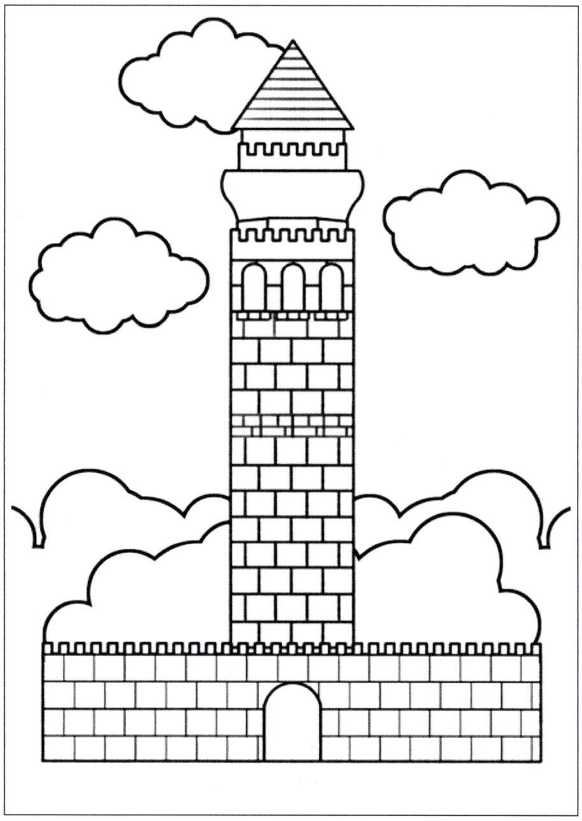

어느 날 숲을 지나가던 왕자는 라푼젤의 아름다운 노랫소리에 이끌려 탑을 찾아오게 되었습니다. 그리곤 마녀가 라푼젤의 머리카락을 사다리 삼아 올라가는 것을 보고 마녀가 없는 사이 같은 방법으로 올라가 라푼젤과 사랑에 빠집니다.

㉖ 꽃목걸이

마녀는 왕자가 라푼젤을 만나는 것을 알고는 왕자의 눈을 멀게하고 라푼젤에겐 온갖 고통을 주지만 라푼젤과 장님이 된 왕자는 다시 만나 행복하게 살게 됩니다.
왕자가 라푼젤에게 걸어준 꽃목걸이를 예쁘게 색칠해 보세요.

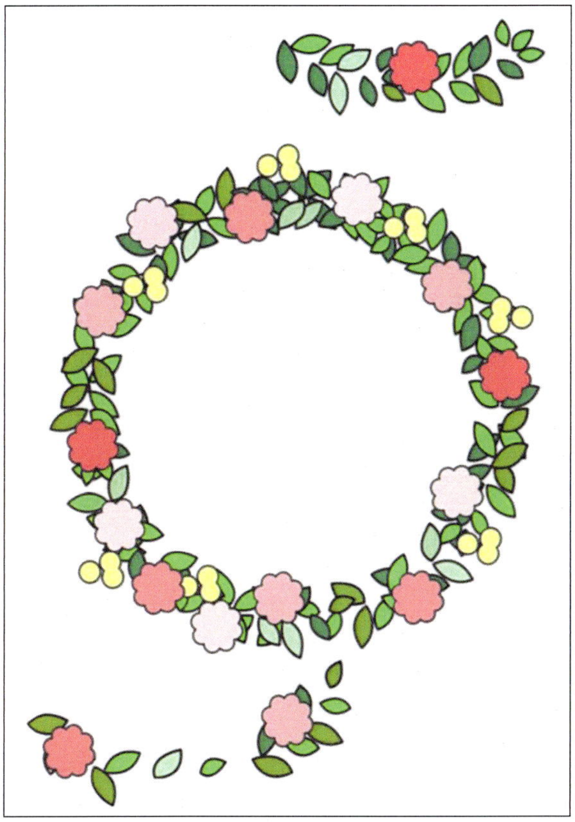

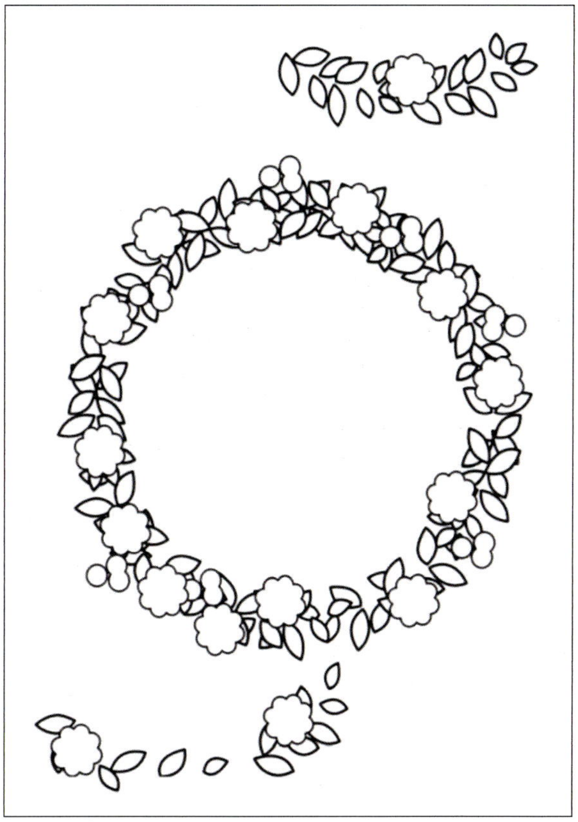

• 꽃목걸이를 선물로 받아보신 적이 있으신가요?

예시 : 젊을 때 생일날 받아봤어요.
꽃다발은 받아봤지만 꽃목걸이는 받은 기억이 없어요.

18. 견우와 직녀

37 까마귀와 까치

소를 모는 견우와 베를 짜는 직녀는 1년 중에 칠월칠석 단 하루만 만날 수가 있답니다. 견우와 직녀는 은하수가 너무 넓어 만나기가 어려워 안타까워하자, 까마귀와 까치가 서로 몸을 잇대어 은하수에 다리를 놓아줍니다. 이것을 '오작교'라고 부릅니다.

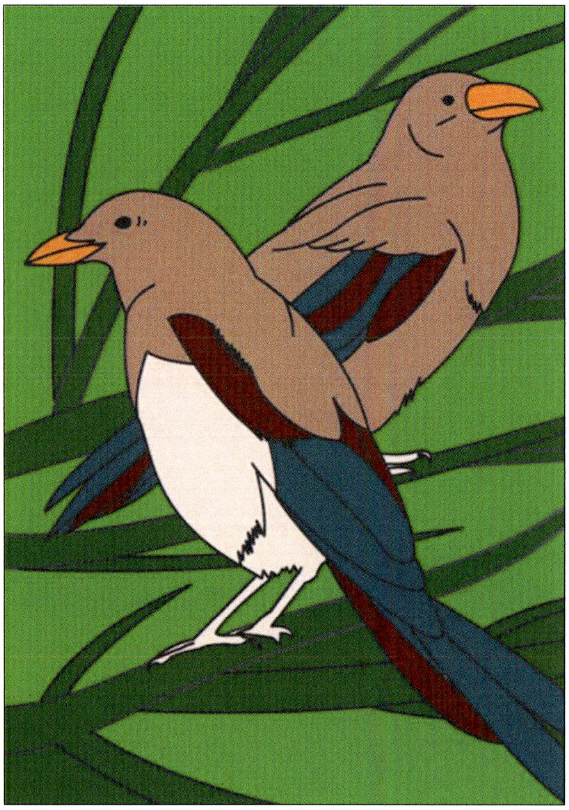

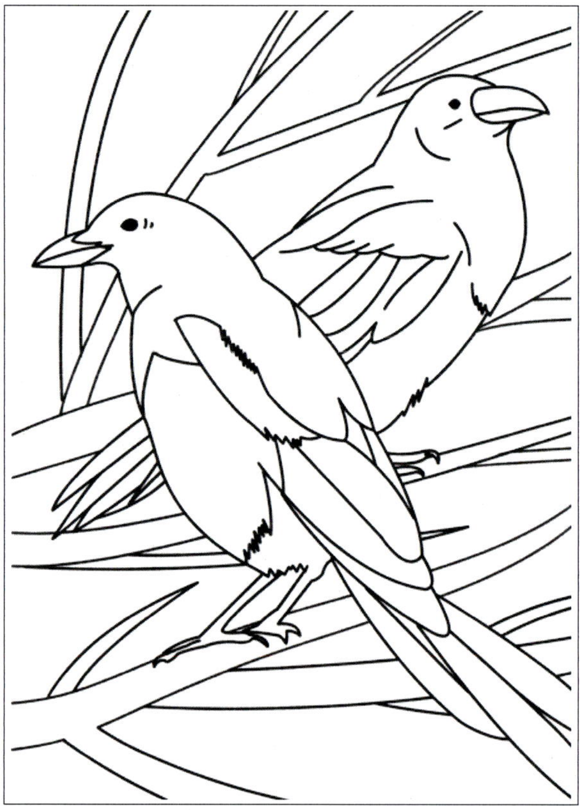

견우와 직녀는 1년마다 한 번씩 오작교를 건너 만날 수 있었습니다. 이때 까마귀와 까치의 머리를 밟아 머리가 벗겨진다고 합니다.

㊳ 칠석물

음력 7월 7일, 즉 칠석(七夕)날에 비가 내리는데 이 비를 칠석물이라 부릅니다. 견우와 직녀의 눈물이라고 하네요.

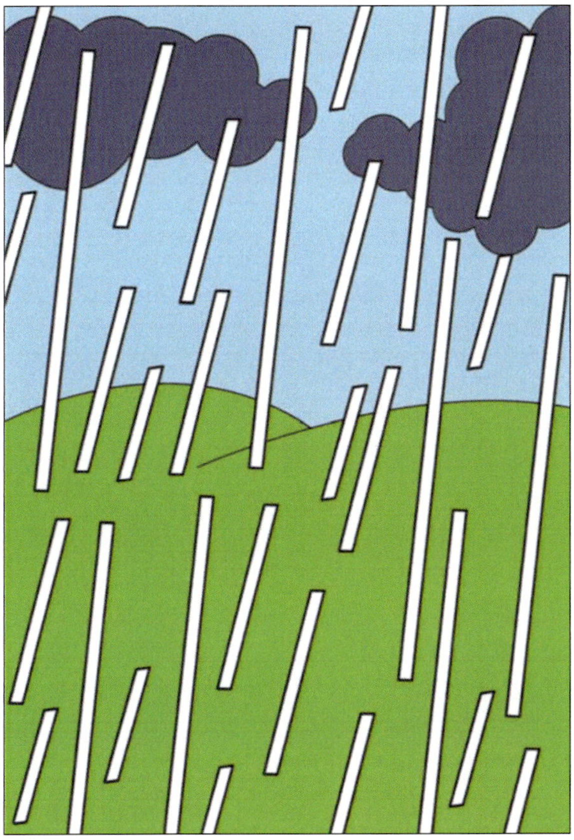

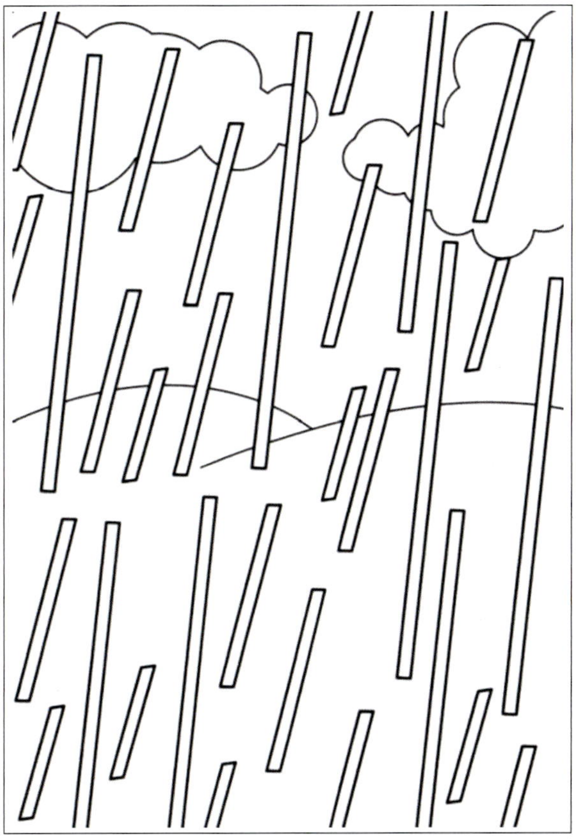

칠석물은 밤에 내리는 비는 상봉한 기쁨의 눈물이고, 새벽에 내리는 비는 이별의 눈물이랍니다.

• 견우와 직녀가 왜 헤어지게 되었을까요?

예시 : 길쌈을 잘하는 하느님의 손녀인 직녀와 목동 견우가 결혼한 후 너무 사랑하여 떨어지려고 하지 않아 일도 하지 않고 게을러져 하느님이 화가 나서 둘을 갈라놓고 일 년에 한 번만 만나게 했답니다.

19. 임금님 귀는 당나귀 귀

신라 경문왕은 귀가 당나귀처럼 길다는 것을 부끄러워했습니다. 그래서 늘 왕관 속에 귀를 숨기고 생활했지만 단 한 사람, 임금님의 왕관을 만드는 복두쟁이만이 이 사실을 알고 있었답니다.

㊴ 대나무 숲

임금님 귀가 당나귀 귀라는 걸 가슴 속에 묻고 살든 복두쟁이는 죽기 전에 대나무 숲에 가서 "임금님 귀는 당나귀 귀"라고 크게 소리칩니다. 이후 바람만 불면 대나무 숲에선 "임금님 귀는 당나귀 귀"라는 소리가 들렸습니다.

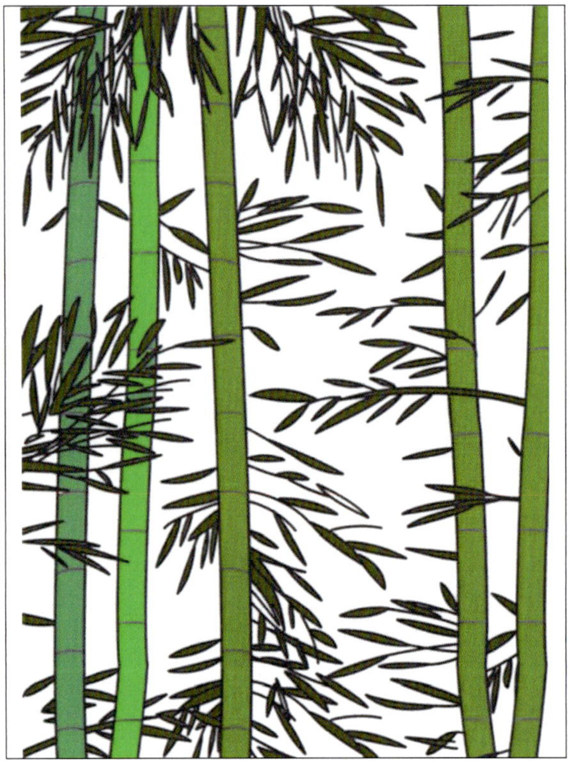

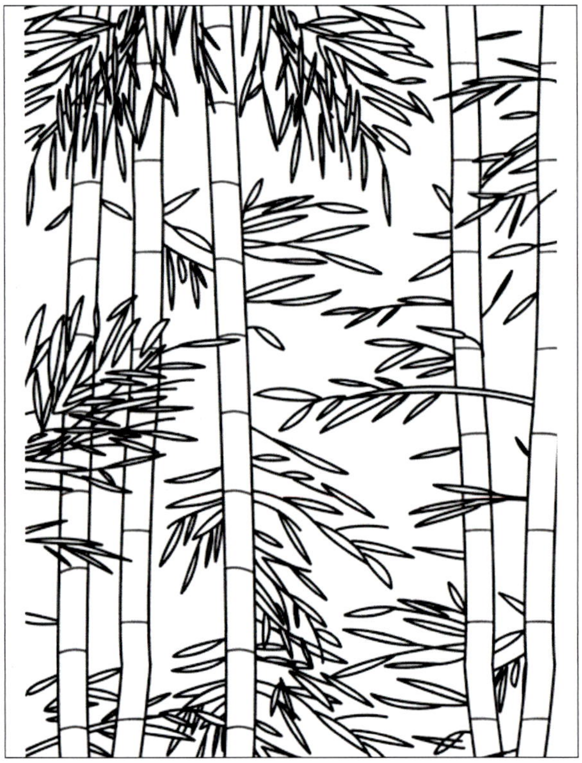

도림사란 절에 있는 대나무 숲입니다. 대나무 숲에선 바람이 불면 '임금님 귀는 당나귀 귀' 라는 소리가 났습니다.

㊵ 임금님의 왕관

임금님의 왕관에는 당나귀 귀같이 큰 귀를 감출 부분이 만들어져 있습니다.

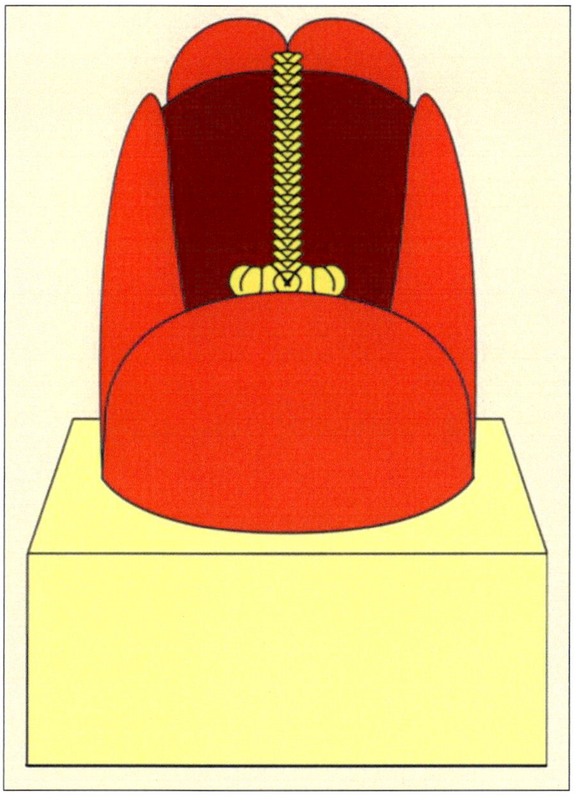

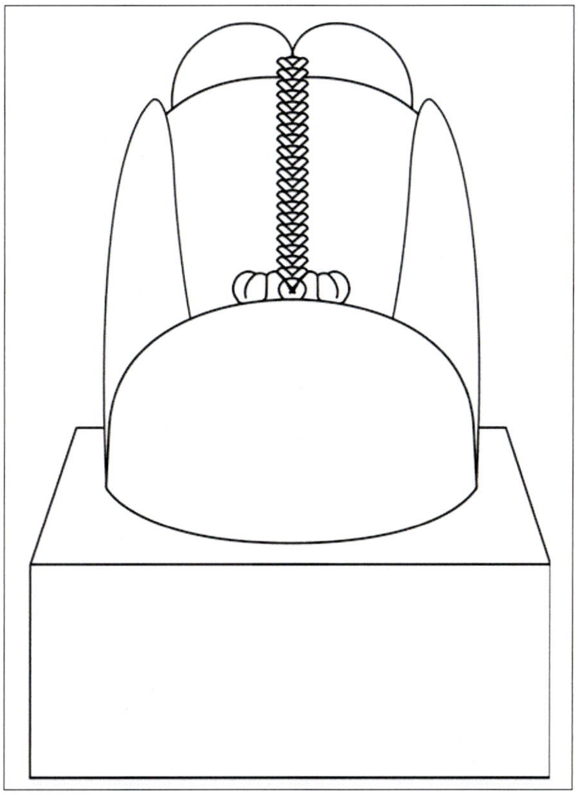

• **다음 이야기를 아는 분이 계신가요?**

"임금님 귀는 당나귀 귀" 소리는 바람을 타고 전국에 퍼졌답니다.
바람이 불 때마다 이런 소리가 들리자 경문왕은 대나무를 베어 버리고 산수유 나무를 심도록 했는데 그 후로는 "임금님 귀는 길다"는 소리가 들리게 되었다고 합니다.

• **당나귀 귀와 비슷한 모양의 귀를 가진 동물은 어떤 것이 있을까요?**

예시 : 토끼, 말, 노새, 코끼리 등

→ 다양한 대답을 유도해 보세요.

20. 장화홍련

옛날 평안도 철산에 사는 좌수 배무룡이라는 사람에게 정화와 홍련이란 두 딸이 있었습니다. 그런데 갑자기 부인이 세상을 떠나 후취로 허씨를 맞아들입니다. 허씨는 용모도 흉악하지만 마음씨마저 간악하여 두 딸을 학대하였답니다. 그러던 중 장화의 혼담이 오가자 혼수비용을 아까워한 허씨는 자신의 아들 장쇠를 시켜 장화에게 횡포를 부려 연못에 빠져 죽게 하고, 나중에 이 사실을 알게 된 홍련도 연못에 몸을 던져 죽게 됩니다. 억울하게 죽은 자매는 원한을 풀고자 부사를 찾아가지만 장화홍련 자매의 모습에 부사들이 놀라 죽거나 도망을 치는 바람에 번번이 실패하였답니다.

41 장화와 홍련

억울하게 죽임을 당한 장화와 홍련은 부사의 꿈에 억울함을 풀어달라고 나타납니다.
영민한 신임 부사가 두 자매의 원한을 풀어줍니다.

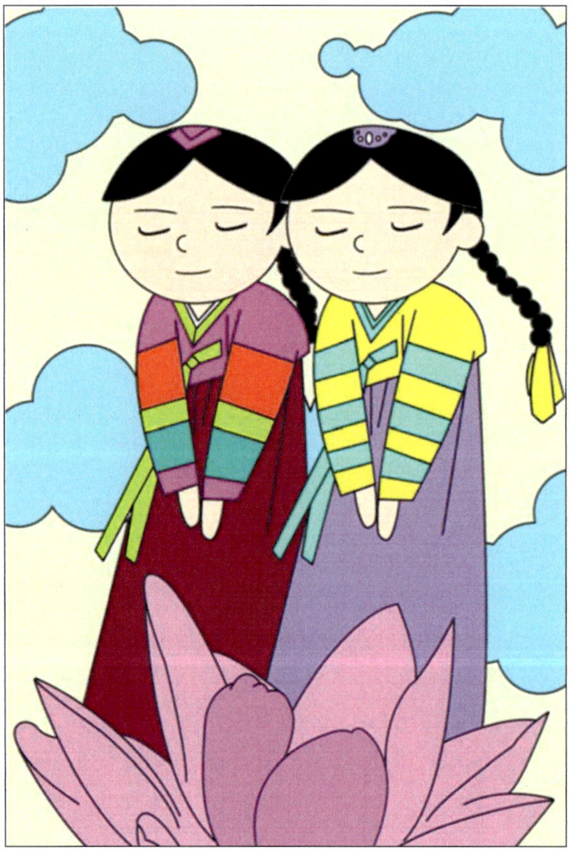

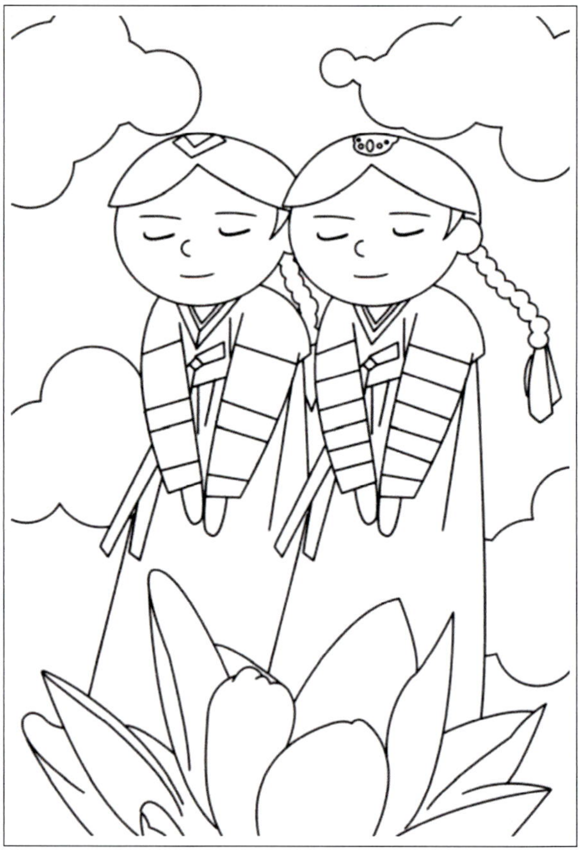

㊷ 연꽃

자매의 죽음이 안타까워 연꽃이 붉은색으로 피었습니다.

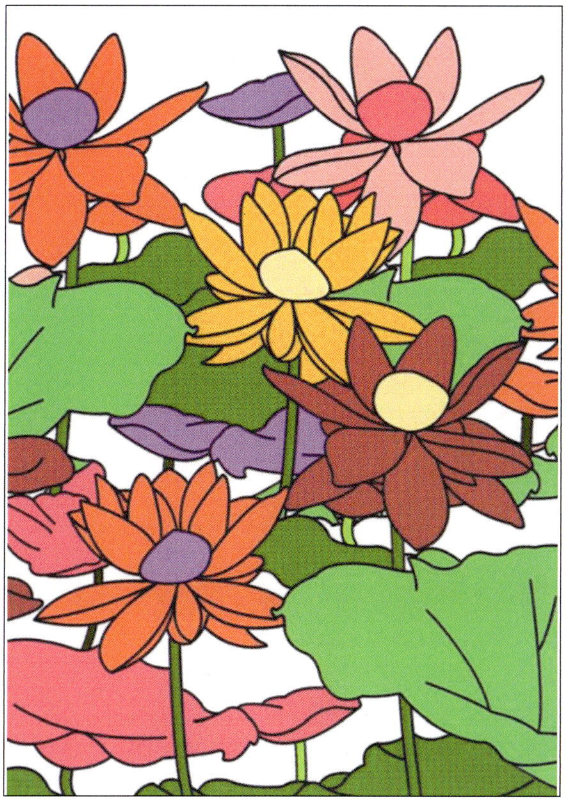

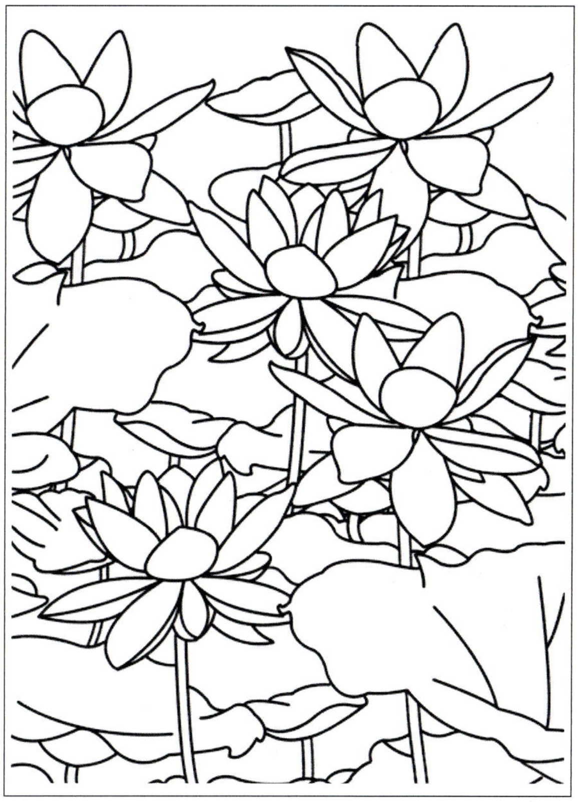

• 다음 이야기를 아는 분이 계신가요?

신임 부사가 연못에서 장화와 홍련의 시신을 찾아내고 계모와 장쇠를 극형에 처해 두 자매는 원한을 풀고 하늘로 올라가 선녀가 됩니다.

• 연꽃의 잎이나 뿌리로 할 수 있는 것이 있을까요?

예시 : 연잎으로는 연잎밥을 뿌리로는 연근조림 반찬을 만들 수 있습니다.
연꽃의 뿌리, 씨, 잎, 줄기, 꽃술, 꽃봉오리 등 전체를 약용으로 사용합니다.
연잎가루는 꿀과 같이 차로 마시기도 합니다.

21. 이상한 나라의 앨리스

언니와 함께 강변으로 소풍을 나온 소녀 앨리스는 우연히 회중시계를 꺼내보고 있는 외투 차림의 하얀 토끼를 따라갑니다.

㊸ 시계 보는 토끼

앨리스는 회중시계를 보는 토끼를 따라가다 나무 밑동에 떨어져 이상한 나라로 모험을 떠납니다. 약물을 먹고 아주 커지기도 하고 과자를 먹고 작아지기도 하는 등 여러 가지 모험을 하며 집으로 돌아오게 됩니다.

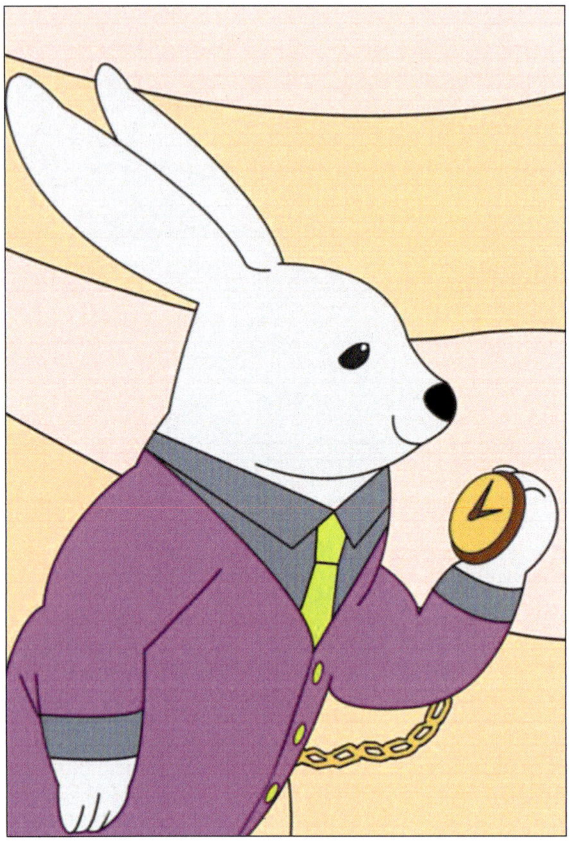

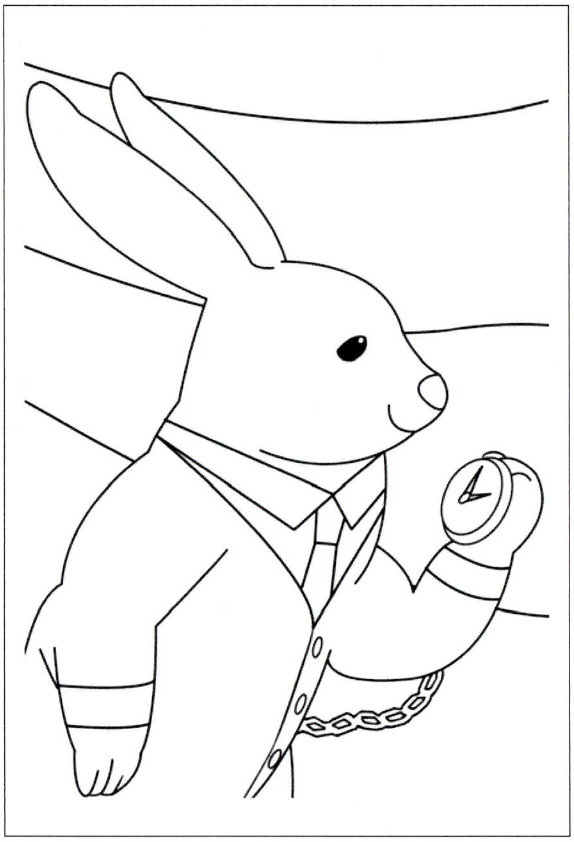

• 앨리스는 어떠한 모험들을 할까요, 아는 분이 계신가요?

몸집이 거대해진 앨리스가 흘린 눈물로 땅속 나라에 물웅덩이가 생기고, 하얀 토끼가 떨어뜨린 부채를 부치자 이번엔 엘리스의 몸이 작아지기도 합니다.

자신의 눈물로 만들어진 연못에 빠진 앨리스는 이상한 동물들을 만나기도 하고, 하얀 토끼의 집에서 하녀 노릇을 하기도 합니다. 그 와중에 약을 먹고 다시 몸이 집채만큼 커졌다가 과자를 먹고 도로 작아지는 등 여러 가지 체험을 하게 됩니다. 트럼프 병정과 홍학으로 크로켓 게임을 하기도 합니다.

44 트럼프 병정들

엘리스가 모험을 하며 만난 트럼프 병정들이 노래를 부르고 있습니다.

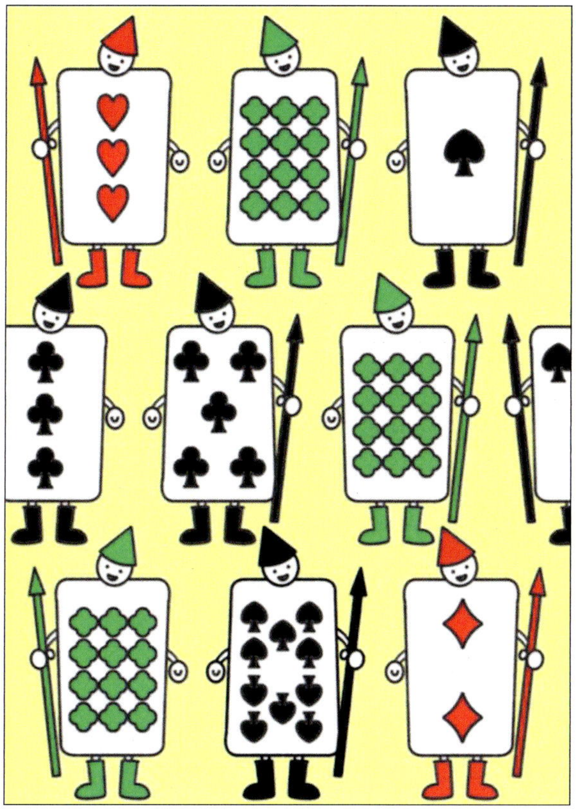

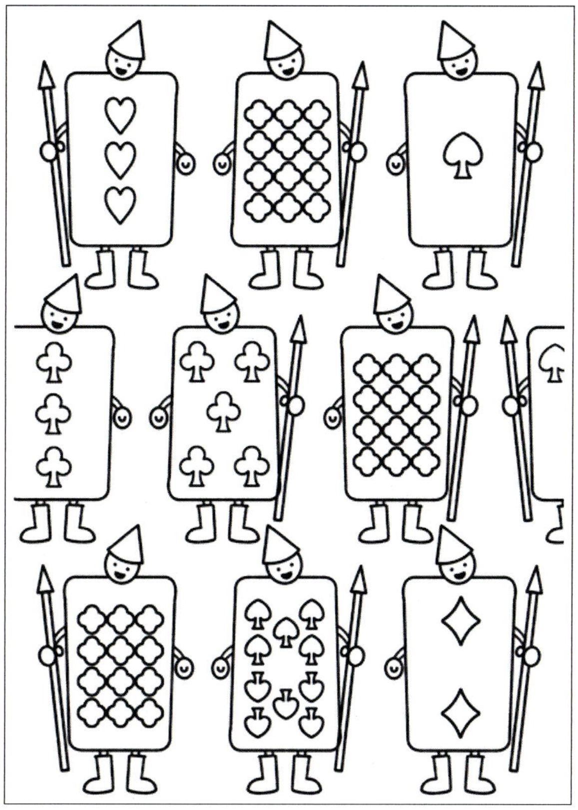

- 트럼프로 게임을 해보셨나요?

  예시 : 네 해봤습니다. 어떤 게임을 해보셨을까요? 포카드를 해봤습니다.

- 트럼프에는 몇 종류의 카드가 있을까요?

  정답 : 스페이드, 하트, 다이아몬드, 클럽(클로브)이 있습니다.

22. 개미와 베짱이

겨울을 대비해 음식을 모으는 개미와 따뜻한 계절 동안 노래를 부르며 시간을 보낸 베짱이에 대한 이야기입니다. 겨울이 오자, 베짱이는 굶주림에 시달리다 개미에게 음식을 구걸하고 개미는 베짱이의 게으름을 비난합니다.

㊺ 노래하는 베짱이

따뜻한 여름 한껏 멋을 낸 베짱이가 노래를 부르며 시간을 보내고 있습니다. 겨울이 오면 베짱이는 어떻게 될까요?

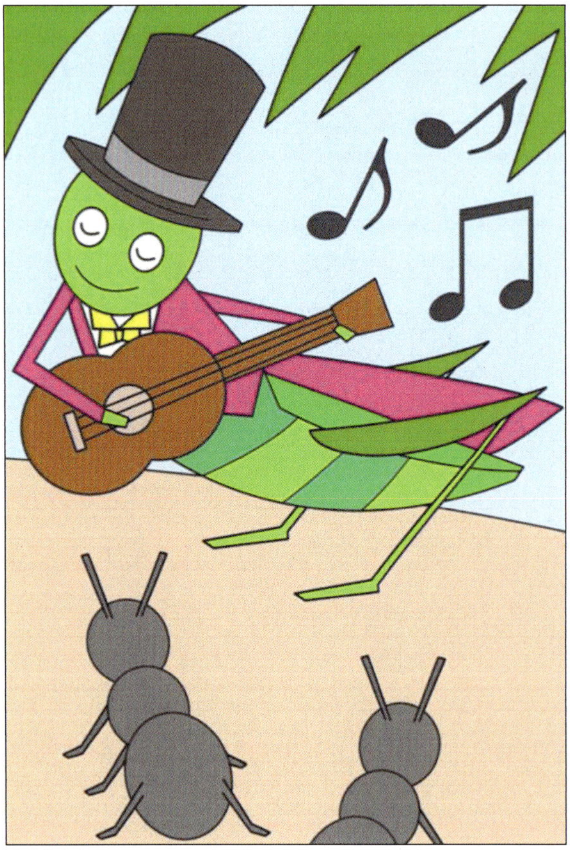

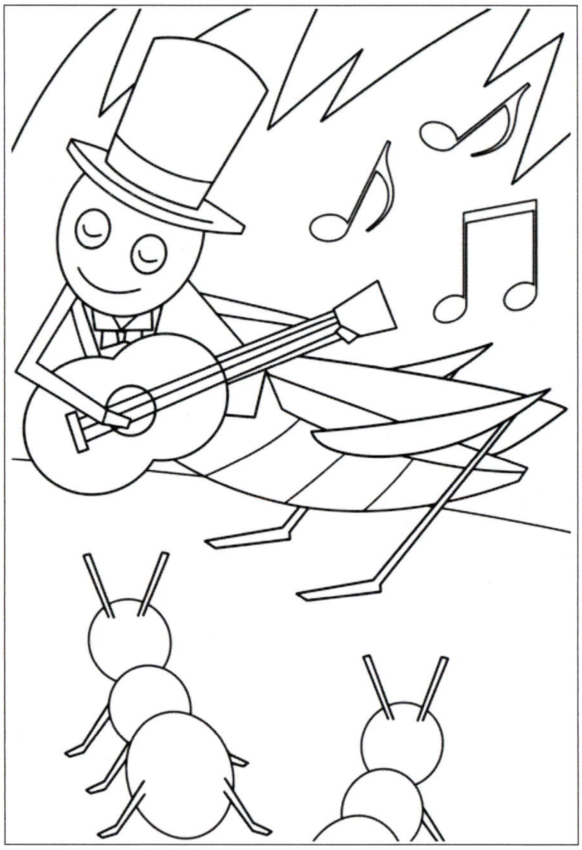

• **다음 이야기를 아는 분이 계신가요?**

눈 내리는 겨울 개미집을 찾아온 베짱이를 개미가 여름 내내 무엇을 했기에 먹을 게 없냐고 잔소리를 합니다. 베짱이가 "여름 내내 노래만 불렀다."고 하니 개미가 "그럼 이젠 춤을 추면 되겠네." 하며 쫓아냅니다.

㊻ 개미의 식량창고

여름내 열심히 식량을 모은 개미는 눈 오는 겨울도 따뜻하고 배고프지 않게 살 수 있습니다. 이 창고에는 다양한 음식이 있습니다. 음식과 과일 이름을 알아보세요.

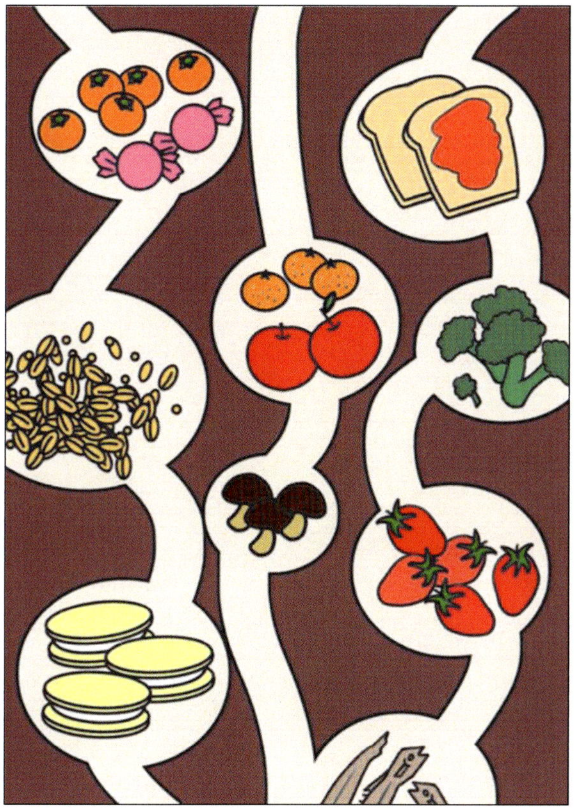

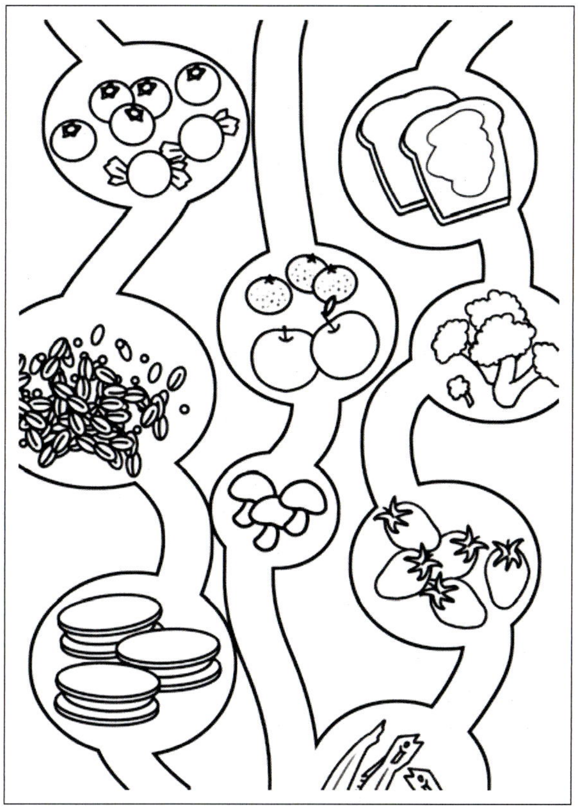

- 그림에 있는 먹거리 이름을 말씀해 보실 분이 계시나요?

  예시 : 감, 사탕, 식빵, 브로콜리, 감귤, 사과, 씨앗, 초코과자, 딸기, 비스킷, 멸치

- 그림에 없지만 좋아하는 음식이 있습니까?

  예시 : 자장면 좋아합니다.

  → 자장면은 주로 어디서 팔아요? 중국집이요.

- 손주에게 주고 싶은 과자가 있나요? 개미가 모아둔 과자에서 찾아보세요.

  예시 : 사탕주고 싶어요

23. 개와 고양이

㊼ 용왕님의 아들

옛날 어느 바닷가에 늙은 부부가 큰 고기를 잡았다 살려주었습니다. 살려달라고 눈물을 흘리는 그 물고기를 차마 죽일 수 없었습니다. 그 물고기는 용왕님의 아들이었습니다.

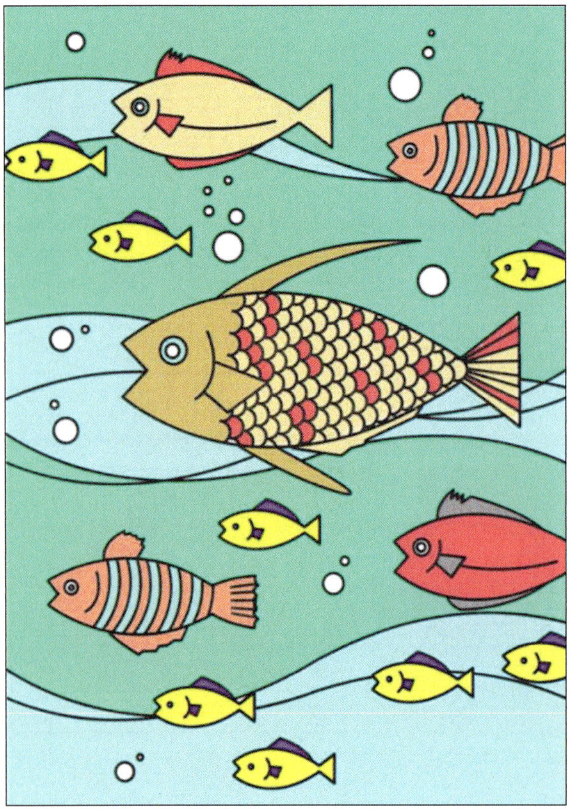

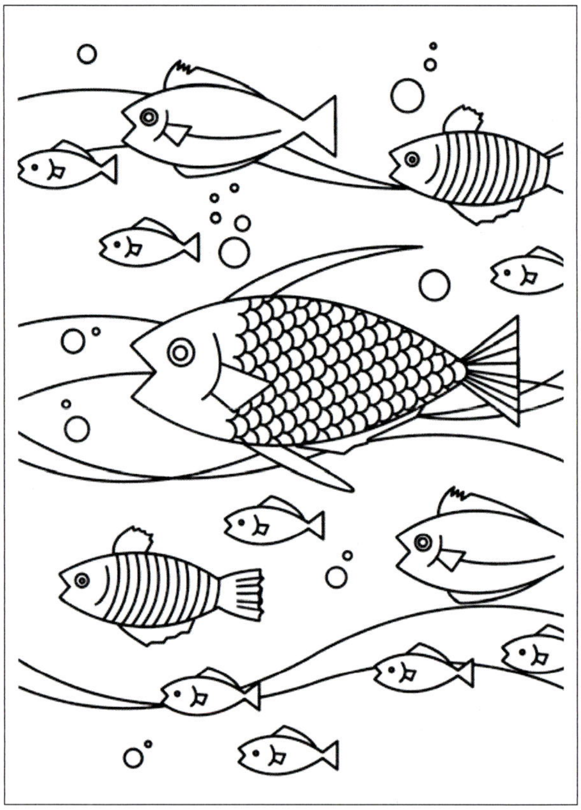

• 바다에 사는 물고기 이름 아는 대로 말씀해 보세요.

예시 : 고등어, 꽁치, 갈치, 멸치, 상어, 농어, 민어, 숭어, 임연수, 돔, 우럭, 광어

• 가장 좋아하는 생선반찬은 무엇입니까?

예시 : 가자미 조림, 고등어구이

•치매예방에 좋은 등푸른 생선은 어떤 것이 있을까요?

예시 : 고등어, 꽁치

㊽ 개와 고양이

용왕님의 아들을 살려준 대가로 얻은 구슬을 건넛마을 심술궂은 노파가 훔쳐가 노부부는 다시 가난해졌습니다. 안타까워하는 노부부를 위해 개와 고양이가 심술궂은 노파의 집에서 구슬을 되찾아 바다를 헤엄쳐 돌아오고 있습니다.

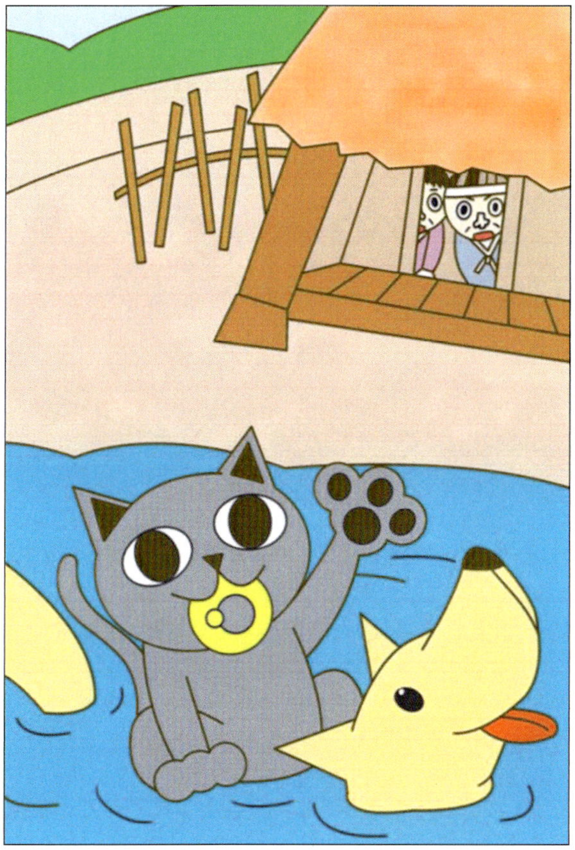

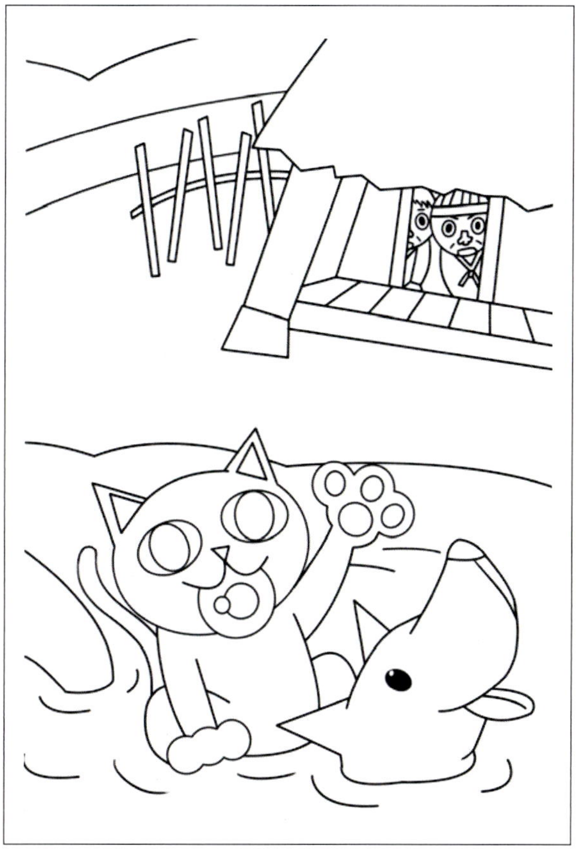

• 개와 고양이는 구슬을 어떻게 되찾았을까요?

예시 : 심술궂은 노파집 대장 쥐를 잡아서 부하 쥐들에게 구슬을 훔쳐오라고 해서 되찾았습니다.

• 고양이는 바다를 어떻게 건넜을까요?

예시 : 개의 등에 올라타고 건넜습니다.

24. 달나라 토끼

㊾ 우주여행

로켓을 타고 토끼가 달나라 여행을 갑니다. 멀리 보이는 푸른별은 지구인 것 같습니다.

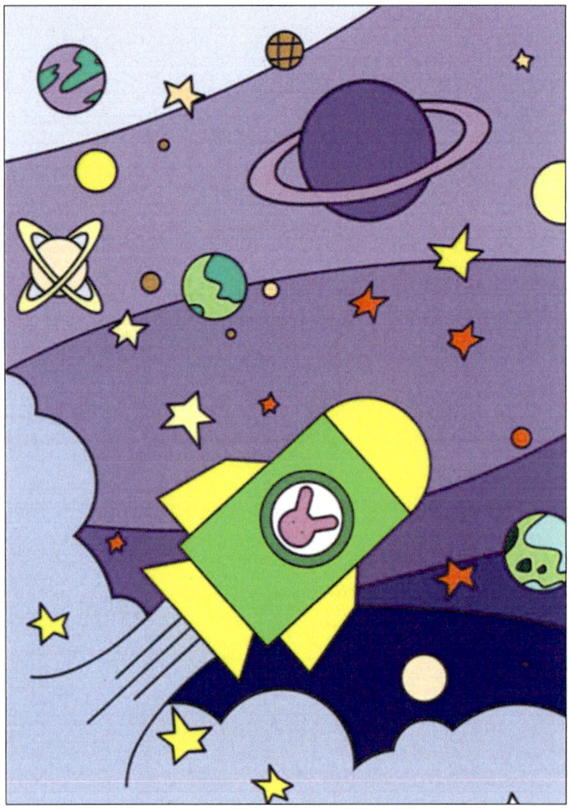

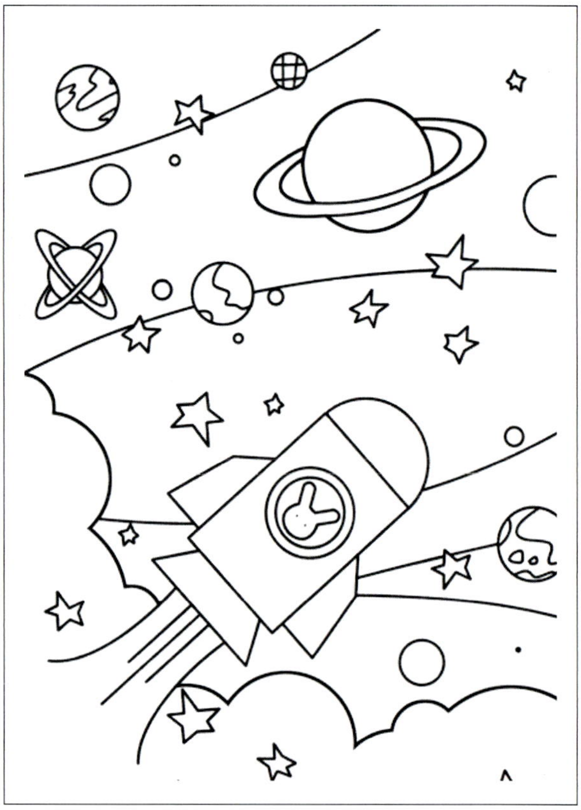

- 달나라는 어디에 있을까요?

  예시 : 우주, 은하, 지구 옆, 하늘

- 달에서 방아를 찧는 동물 이름은 무엇인가요?

  예시 : 토끼

㊿ 떡방아 찧는 토끼

밝는 달빛 속에 토끼들이 웃으며 떡방아를 찧고 있습니다. 떡을 만들기 위해서는 쌀이나 찹쌀 가루를 익혀 하나의 덩어리로 만들기 위해 방아를 찧습니다.

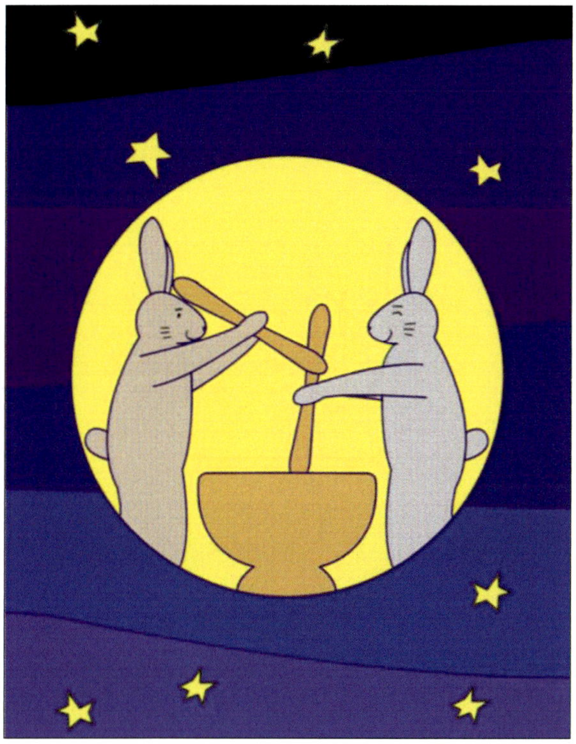

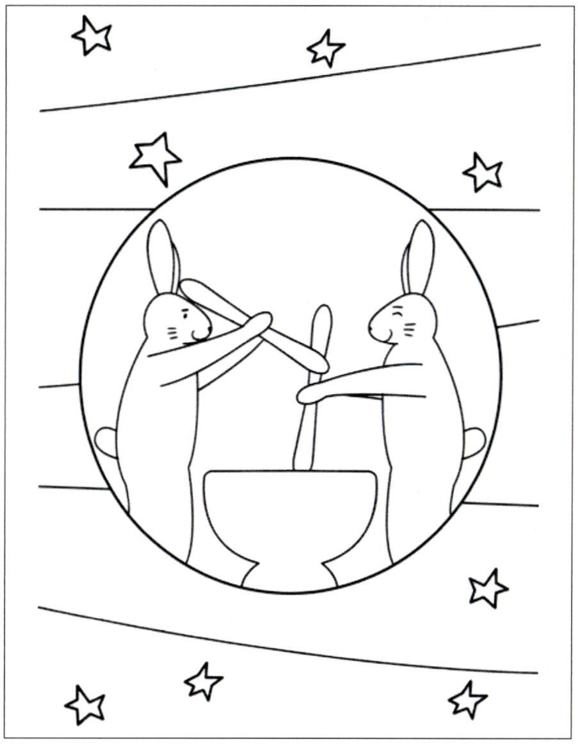

• 가장 둥근 달을 보름달이라고 합니다. 정월에 가장 둥근 보름달을 볼 수 있는 날을 무엇이라 하나요?

정답 : 정월대보름

• 음력 팔월 보름은 우리나라에서는 가장 중요한 명절입니다. 무엇이라 부릅니까?

정답 : 추석

• 추석하면 가장 먼저 생각나는 것은 무엇일까요?

예시 : 보름달, 송편, 빈대떡 등

25. 장보기

51 상품진열장

오늘은 장보는 날입니다. 집 근처 슈퍼마켓에서 장을 봅니다. 진열장에는 다양한 물건들이 진열되어 있습니다.

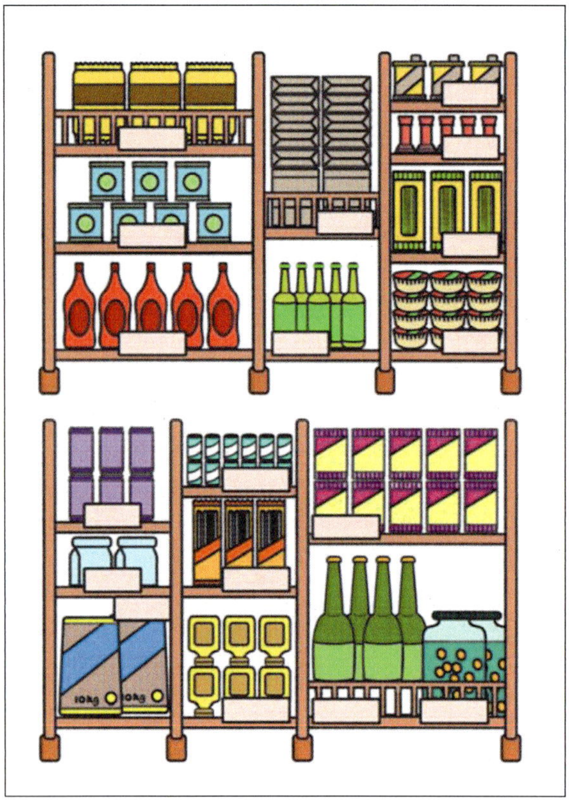

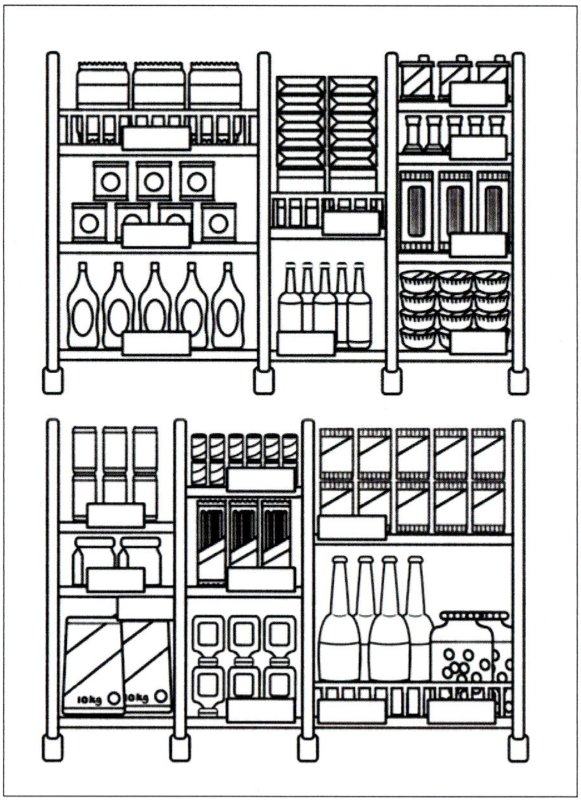

- 시장을 본 경험을 이야기해 보세요.
  예시 : 집 가까이 시장이 있어서 매일 그 곳에서 새로운 물건들을 구경하고는 했어요.
- 시장을 볼 때 꼭 사는 먹거리가 있습니까?
  예시 : 우유, 음료수, 떡볶이, 만두, 고기 등
- 추억이 있는 물건이 있으세요? 그림에 있는 것이나 아니면 또 다른 것을 말씀해 보세요.
  예시 : 재봉틀이 생각나요, 시집올 때 혼수로 해온 것인데 지금도 안방에 있답니다.

52 과일바구니

오늘 친한 친구 집에 초대를 받아 갑니다. 슈퍼마켓에서 맛있는 과일바구니를 구입했습니다. 친구가 과일을 좋아해 자주 선물을 합니다.

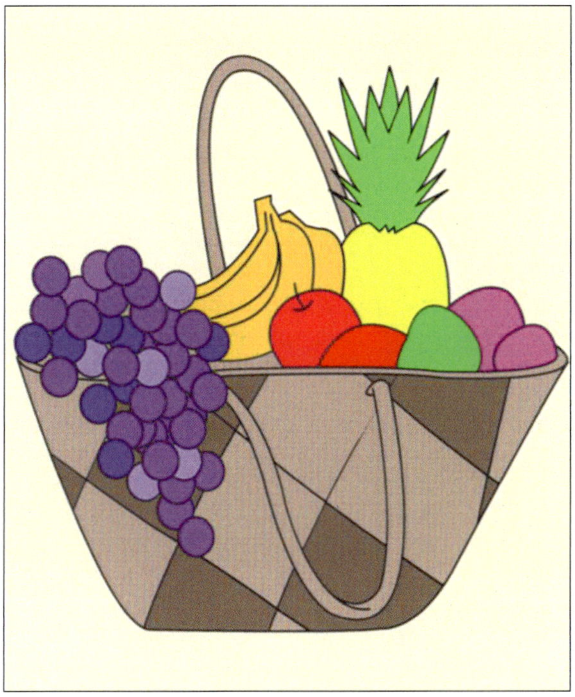

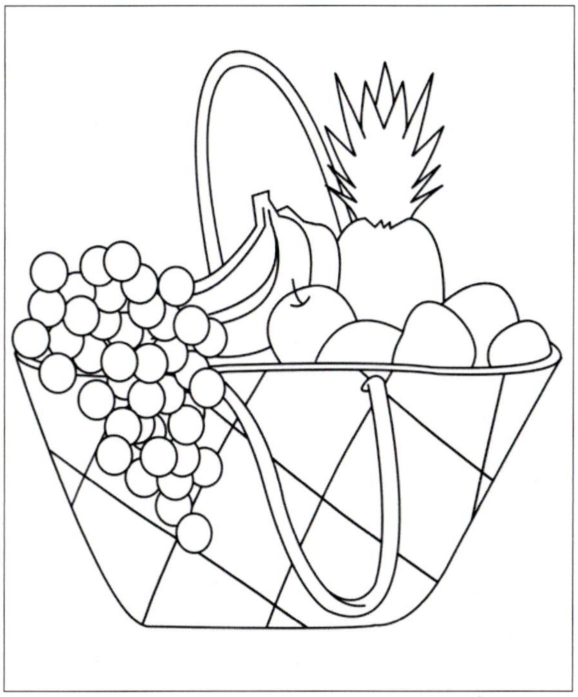

- 과일바구니 속에는 어떤 과일이 들어 있나요?

  예시 : 포도, 바나나, 사과, 파인애플

- 위의 그림 안에 좋아하시는 과일이 있습니까? 어떤 것인가요?

  예시 : 사과

26. 다락방 탐험

53 장난감

다락방에는 장난감이 많이 있어 늘 재밌게 노는 곳입니다. 다양한 장난감들이 여기저기 흩어져 있습니다. 어제 재밌게 논 뒤 제대로 정리하지 않아 지저분합니다.

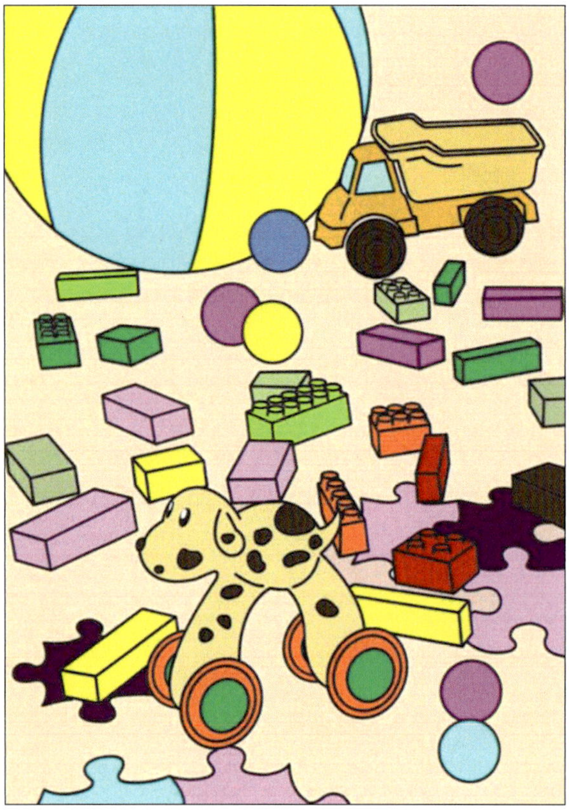

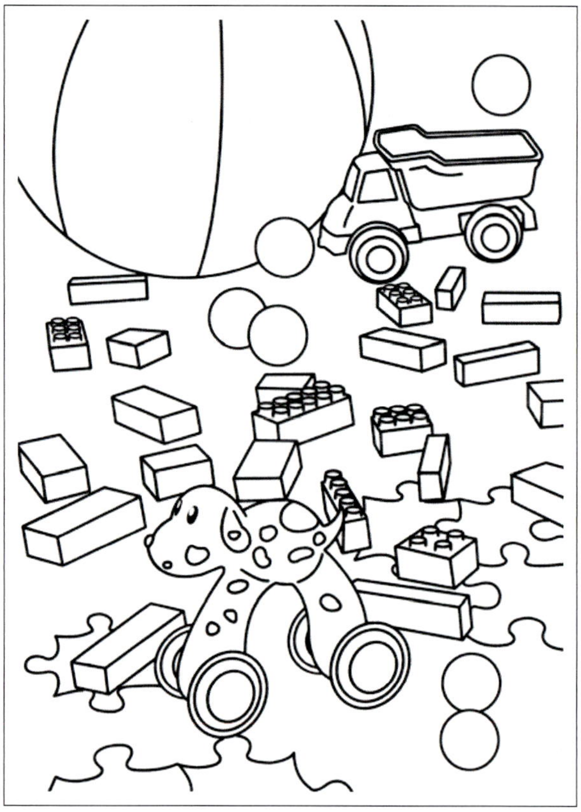

• 자녀가 어릴 때 가지고 놀던 장난감 중에 생각나는 것이 있나요?
  예시 : 자동차, 블록쌓기

• 어르신들이 어릴 때는 장난감을 가지고 놀긴 어려운 시절이었지요? 주로 어떤 놀이를 하셨나요?
  예시 : 제기차기, 팽이치기, 연날리기, 술래잡기, 숨바꼭질

• 할머님들은 주로 어떤 놀이를 해보셨나요?
  예시 : 그네타기, 널뛰기, 공기놀이, 고무줄놀이

• 어릴 적 손톱에 봉숭아 꽃물들이기를 해보셨나요? 기억나는 일을 이야기해 보세요.
  예시 : 예, 해봤습니다. 언니랑 봉숭아꽃이 피면 손톱에 그 꽃으로 물들이기를 했어요.

54 도형 장난감

삼각형, 사각형, 동그라미 도형으로 장난감 집을 만들고 있습니다.

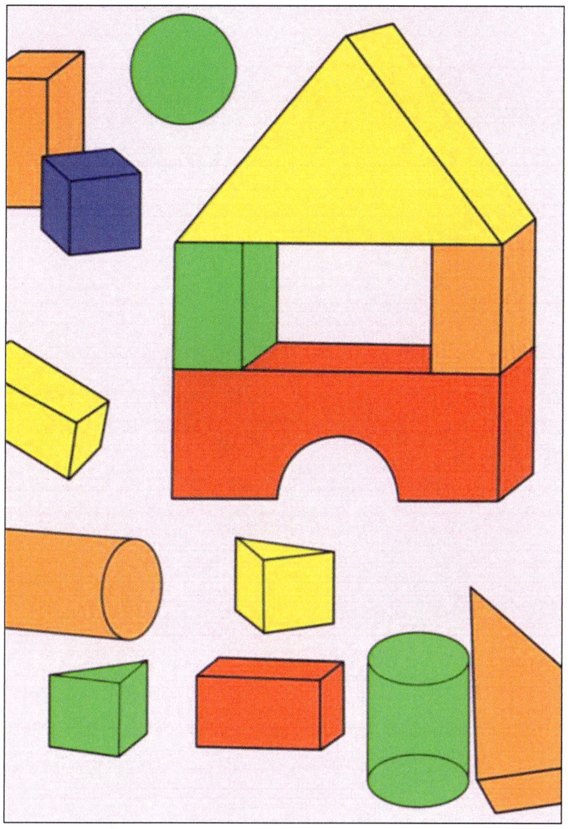

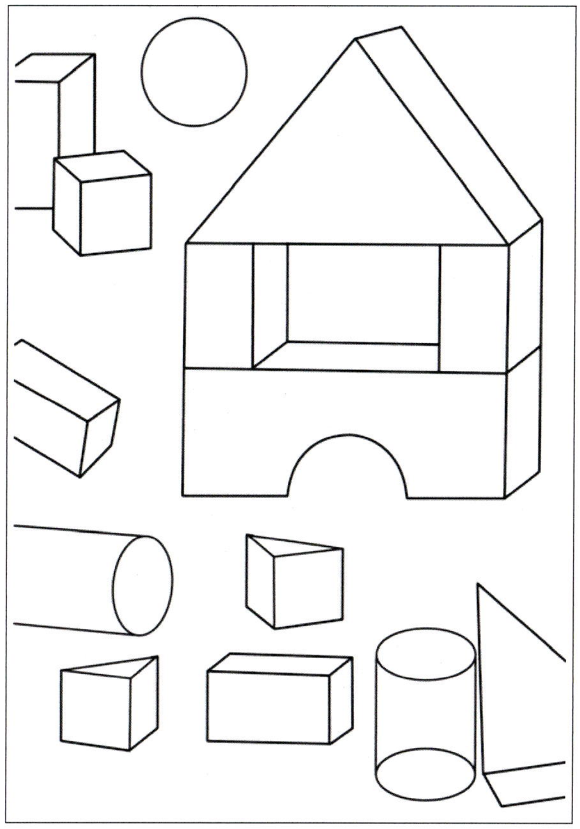

• 손주들과 장난감으로 집 만들기를 해보신 분이 계시나요? 이야기해 보세요.

예시 : 어릴 때는 장난감으로 자주 놀았어요.

27. 강아지 산책

55 강아지 산책

날씨가 조금 춥지만 강아지와 산책은 늘 즐겁습니다. 친구와 함께 강아지 산책을 합니다.

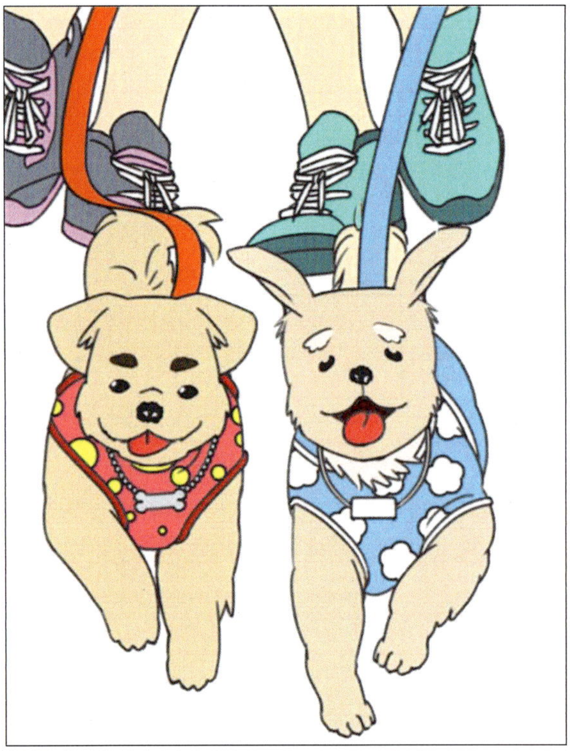

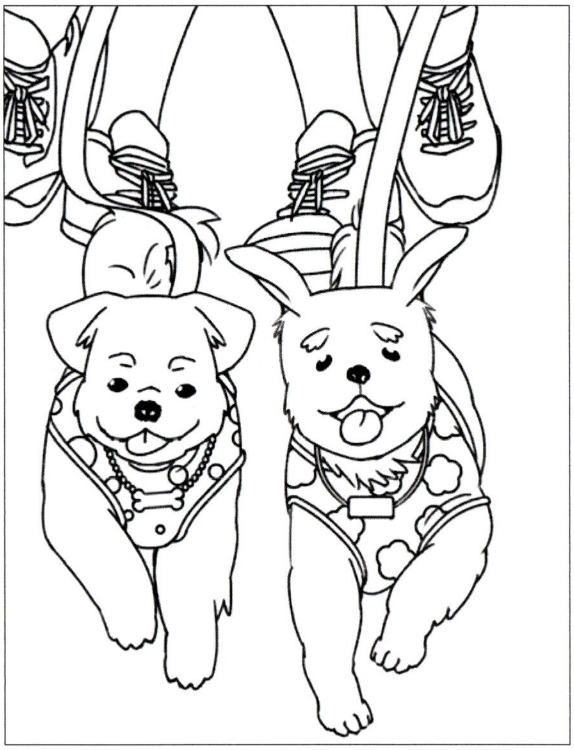

- 집에서 강아지와 고양이를 키우시나요?

  예시 : 네 푸들을 키우고 있어요.

- 반려견이 무슨 뜻이예요?

  정답 : 가족으로 함께 사는 강아지를 말합니다.

- 반려묘는 어떤 동물일까요?

  정답 : 고양이입니다.

56 강아지 산책 공원

강아지와 늘 다니는 집 근처 공원에는 나무가 참 많습니다.
벤치도 많이 있어 친구와 앉아 이야기하기 좋습니다.

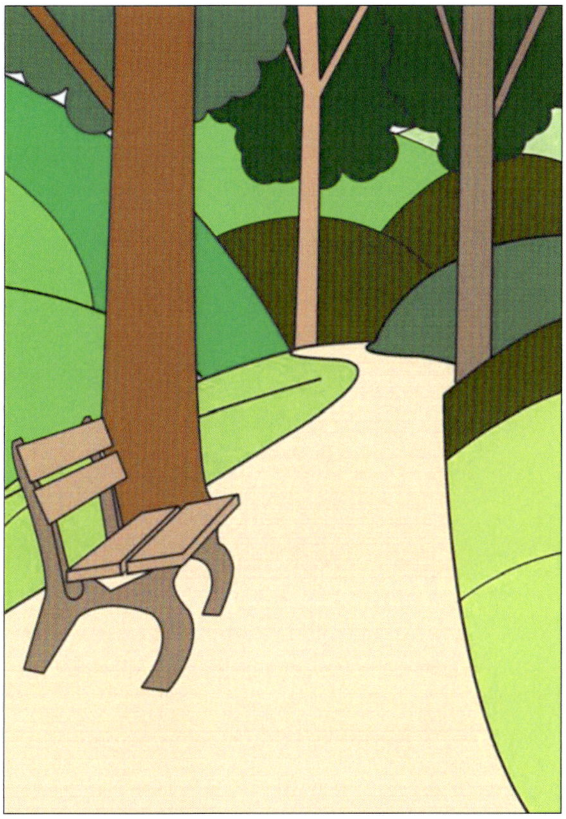

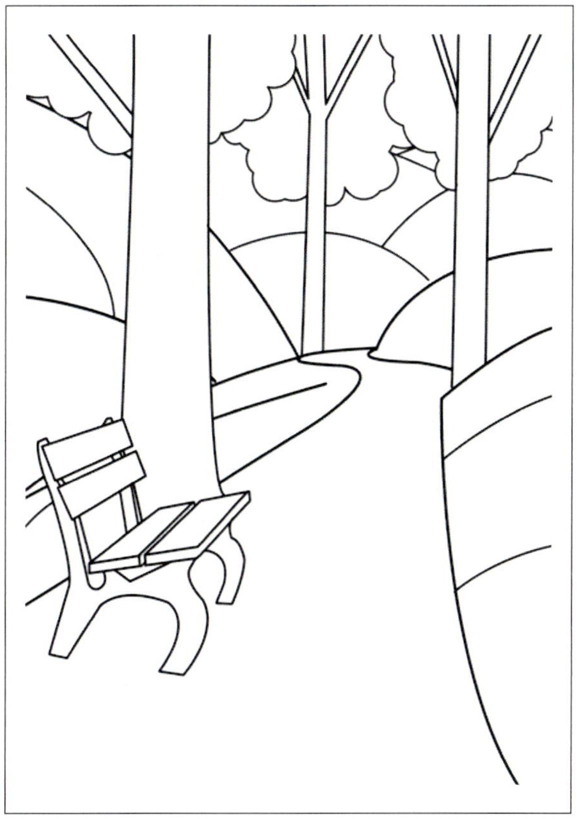

- 공원 산책은 자주 하셨나요?
  예시 : 네 매일 강아지를 데리고 산책을 합니다.
- 댁 주변에 큰 공원이 있었나요?
  예시 : 가운데 큰 호수가 있는 공원이 있어요.
- 공원에 이름이 있나요?
  예시 : 호수공원이라고 불러요
- 좋아하는 나무가 있습니까?
  예시 : 송진 향을 좋아해서 소나무를 좋아합니다.
- 댁에서 공원까지는 얼마나 가야 하나요?
  예시 : 집에서 공원까지는 걸어서 이십 분 정도 걸려요.

28. 일벌의 하루

57 꿀을 모으는 일벌

꿀벌이 꿀을 모아서 집으로 돌아왔습니다.
모아온 꿀을 저장을 하고 일벌들은 다음 꽃밭을 찾아갑니다.

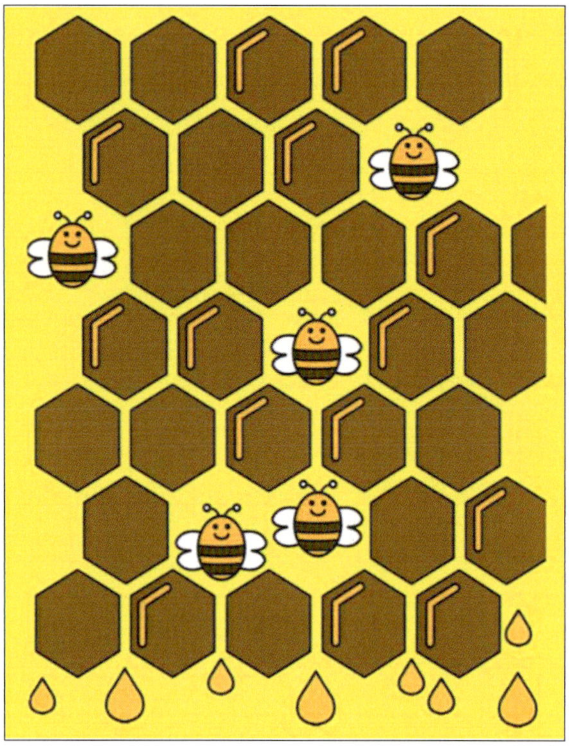

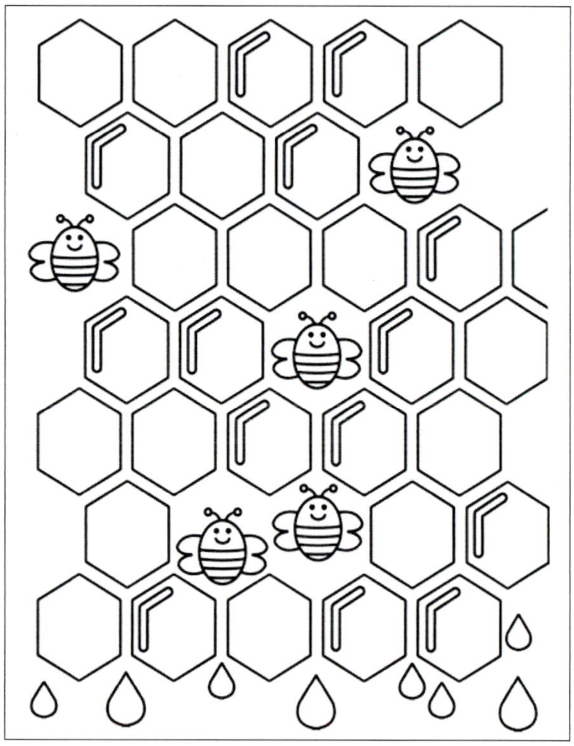

• 꿀 중에서 좋아하는 꿀은 어떤 것이 있습니까?

예시 : 유채 꿀과 아카시아 꿀을 좋아해요.

• 벌통 하나에 벌은 몇 마리쯤 들어있을까요?

예시 : 아주 많아요, 수천 마리 들어있어요.
1만 5천 마리에서 2만 마리 정도 들어있습니다.

• 꿀벌은 우리에게 꿀 말고도 큰 도움을 주는 것이 있는데 그것이 무엇일까요?

예시 : 꿀벌이 꿀을 모으기 위해 꽃과 꽃 사이를 다니며 수분(꽃가루받이)을 할 수 있게 도움을 주어 식물이 열매가 맺게 됩니다. 우리 먹거리의 모두가 꿀벌이 수분을 할 수 있게 해서 생산되는 것입니다.

58 여왕벌의 일과

여왕벌은 일을 안 하고 하루 종일 꿀을 먹고 일벌을 생산합니다.

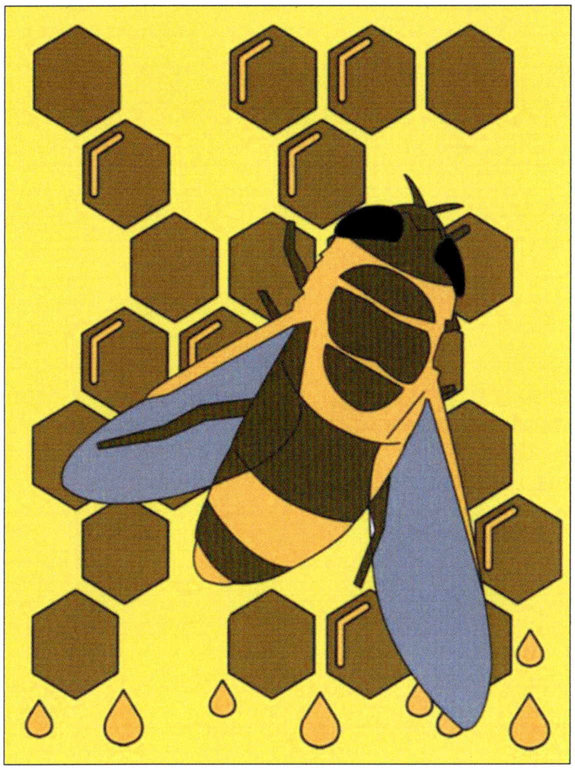

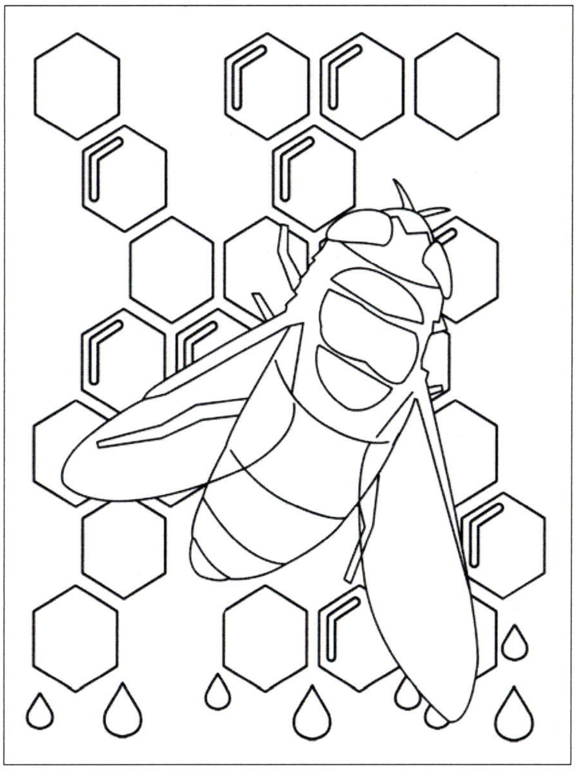

• 여왕벌이 낳는 일벌은 모두 몇 마리가 될까요?

예시 : 평생 수백만 마리가 됩니다.

• 일벌로 태어났지만, 여왕벌이 되기 위해서는 이것을 먹이로 많이 먹었다고 합니다. 그것이 무엇일까요?

예시 : 로열젤리

일벌과 같이 태어나지만 여왕벌이 될 자질이 보이면 다른 일벌이 2~3일 먹는 데 비해 여왕벌이 될 벌은 로열젤리를 많이 먹어 난소가 발달해 평생 수백만 개의 애벌레를 낳는답니다.

29. 탐정놀이

59 현상수배

동네를 어지럽힌 범인을 현상수배합니다. 바닥에 찍힌 지문과 암호를 풀어서 현상수배범을 찾고 있습니다.

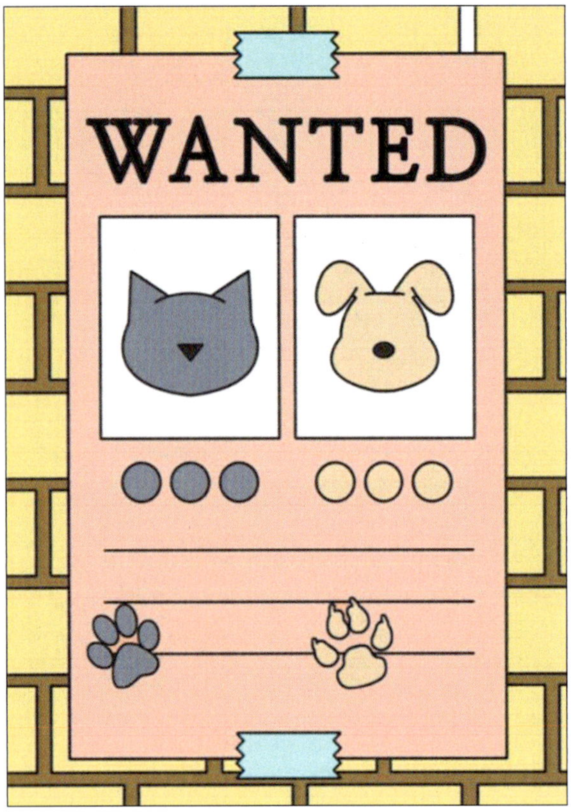

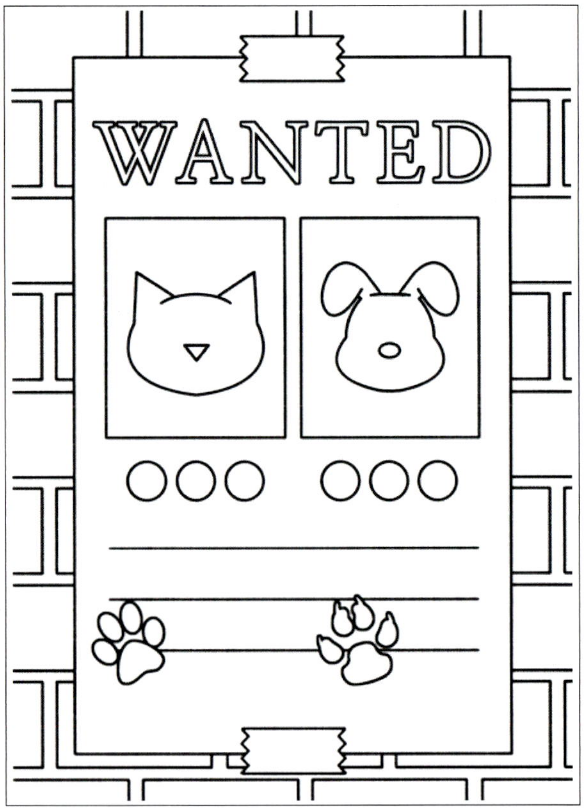

- 반려견이 집안을 어지럽힌 적이 있으신가요?

  예시 : 네, 벽지를 물어뜯고 소파를 뜯기도 했어요.

- 강아지가 그렇게 하면 어떻게 하시나요?

  예시 : 강아지 집에 넣어두고 못 나오게 하는데 어찌나 짖는지 주위 사람들 보기 미안해 꺼내 주기도 한답니다.

⑥⓪ 범인의 발자국

잉크가 짜져 있고 잉크를 밟은 발로 바닥을 밟아 범인의 발자국이 선명하게 남아 있습니다. 범인은 누구일까요?

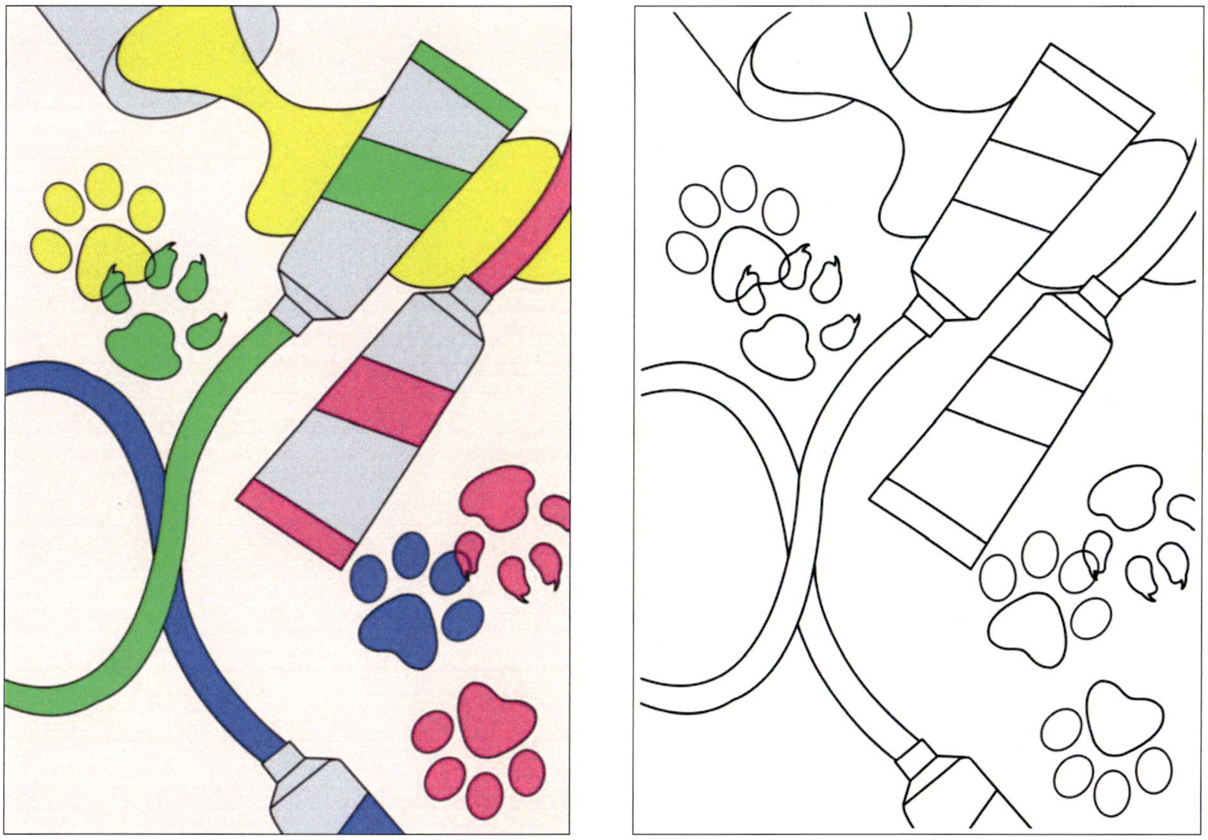

- 범죄사건을 해결하는 드라마 생각나는 것이 있으신가요?
  예시 : 네, 옛날에 보았던 '수사반장'이 무척 재미있었어요.
- 수사반장 드라마의 주인공이 누군지 기억나시나요?
  예시 : 탤런트 최불암 씨가 주인공이었어요.
- 수사반장 주인공인 탤런트 최불암 씨가 양촌리 이장으로 나온, 아주 오래된 드라마가 있는데 무엇인지 기억나시나요?
  정답 : 전원일기

30. 고양이와 털실놀이

61 털실뭉치와 고양이

동그란 공처럼 감겨 있는 털실을 고양이가 좋아하네요.
털실이 어지럽게 풀려 있습니다.

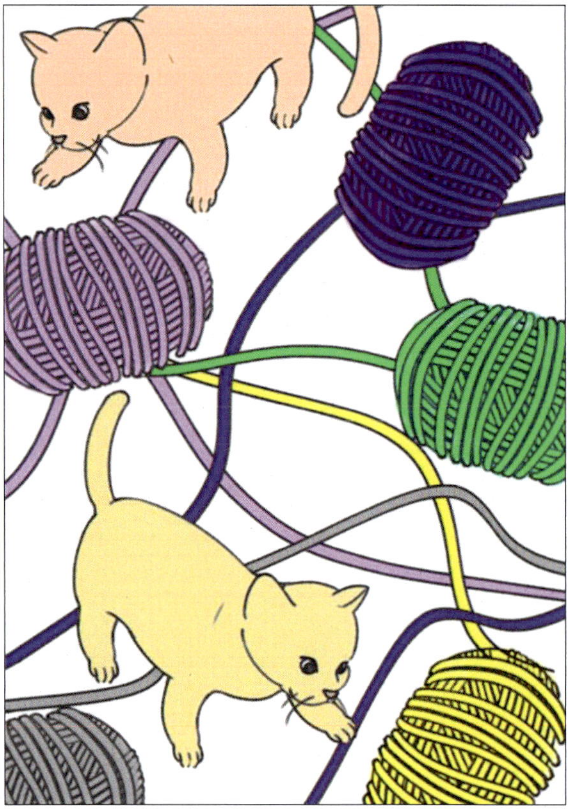

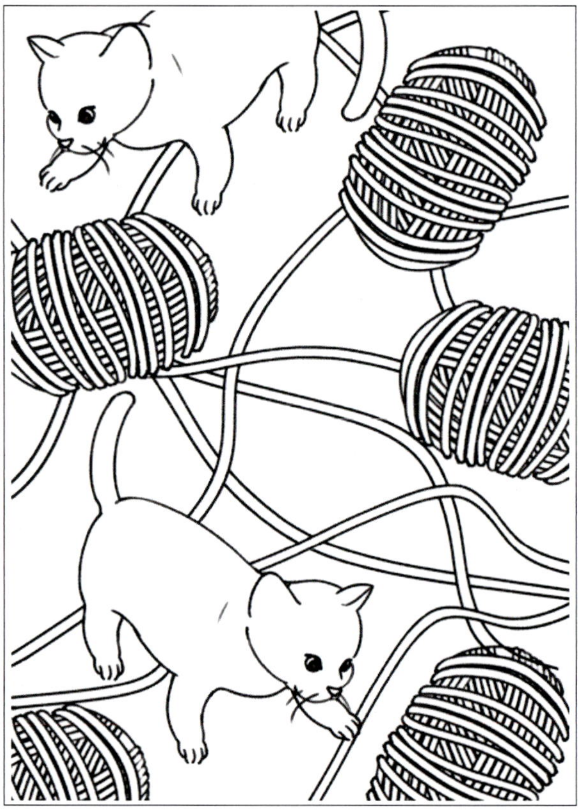

- 고양이가 좋아하는 장난감이 많이 있는데 생각나는 것을 이야기해 보세요.

  예시 : 고양이 낚시대 - 끝에 모형 생쥐나 물고기가 매달려 있어 고양이가 잡으려고 합니다.
  털실뭉치 모양의 발톱으로 긁을 수 있는 장난감 등

- 고양이가 좋아하는 먹거리는 무엇이 있을까요?

  예시 : 생선, 우유, 달걀 등

㊷ 뜨개질

털실을 가지고 뜨개질을 합니다. 옷도 만들고 모자, 장갑도 만들 수 있습니다.
어머니는 털실로 장갑과 모자를 뜬 기억이 있습니까?
지금도 시장에 가면 뜨개질한 털실 모자, 장갑, 옷 등이 많이 있습니다.

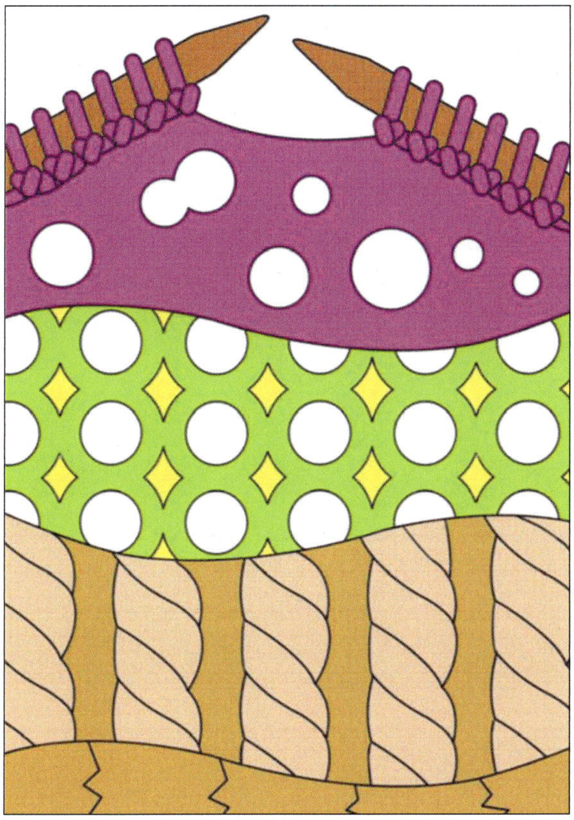
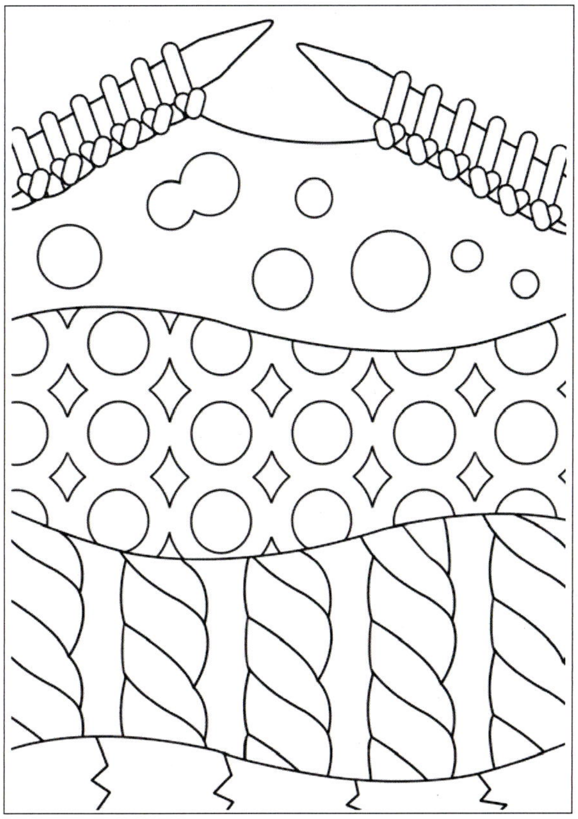

• 털실은 뜨개질을 할 때 꼭 필요하죠, 뜨개질을 할 때 털실과 함께 없으면 안 되는 꼭 필요한 것은 무엇일까요?

정답 : 코바늘

• 뜨개질 지금도 하실 수 있으세요?

예시 : 예전에는 많이 했어요, 지금은 안 한지 오래되어 잘못할 것 같아요.

• 가장 많이 만든 것은 무엇이 있나요?

예시 : 털모자, 털목도리, 털장갑 등 겨울에는 손으로 짠 것으로 주로 사용했어요.

치매예방 속담그림

색칠하기

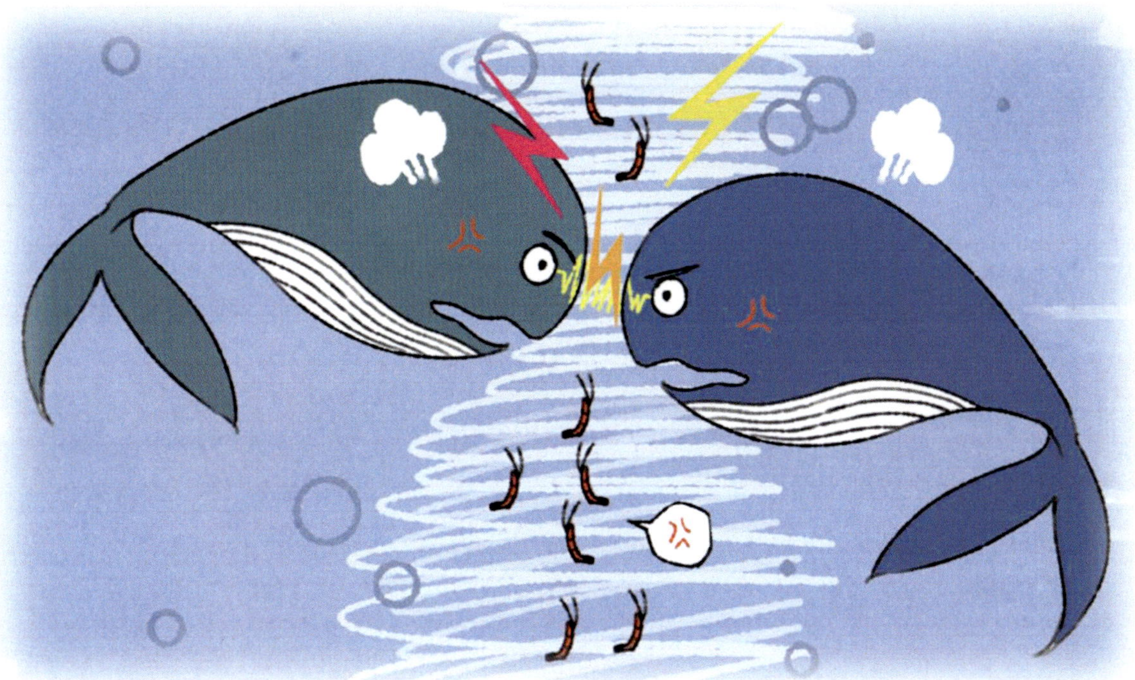

❶ 가는 날이 장날이다

• 의미

뜻하지 않은 일을 때마침 공교롭게 만나거나 뜻밖에 일이 잘 들어맞을 때 쓰는 말입니다.

• 비슷한 속담

가는 날이 생일.

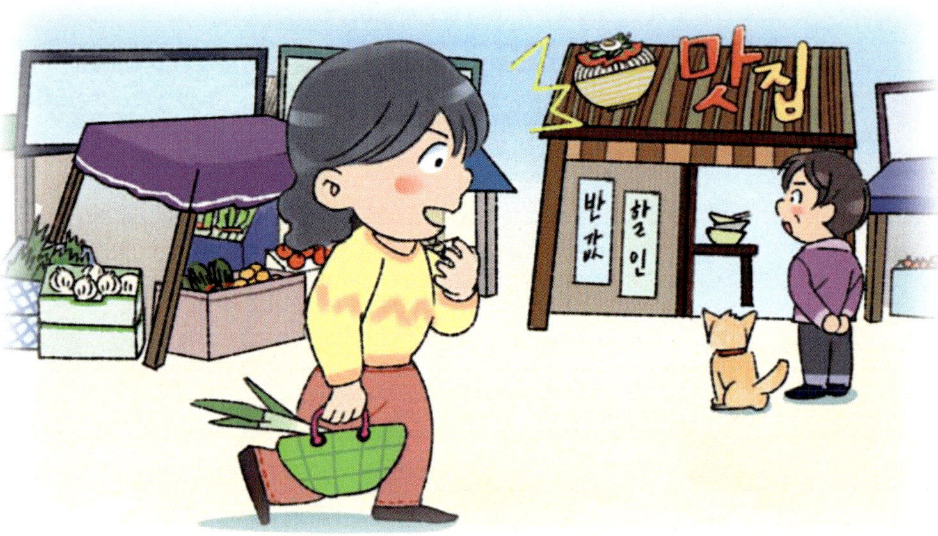

"모처럼 휴일이라 큰맘 먹고 찾아간 단골식당이 1주년 기념으로 반값할인 이벤트를 하네."

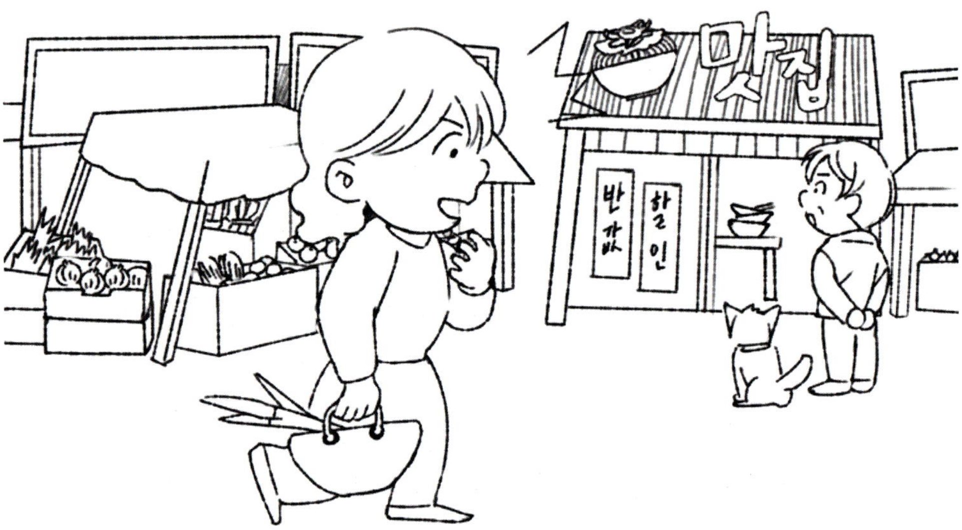

시장에 갔다가 단골식당에 식당에 들렀는데 특별할인 행사를 한다면 기분이 어떨까요?
또는 빚을 받으러 갔더니 장례를 치르고 있다면 어떨까요?
어르신은 뜻밖에 맞이한 좋은 일에 대한 기억이 있나요?

❷ 가재는 게 편

• 의미

모양이나 형편이 비슷하고 인연이 있는 것끼리 서로 잘 어울리고 감싸주기 쉽다는 말입니다.

• 비슷한 속담

솔개는 매 편. 초록은 동색이다. 늑대가 짖으니 개가 꼬리를 흔든다.

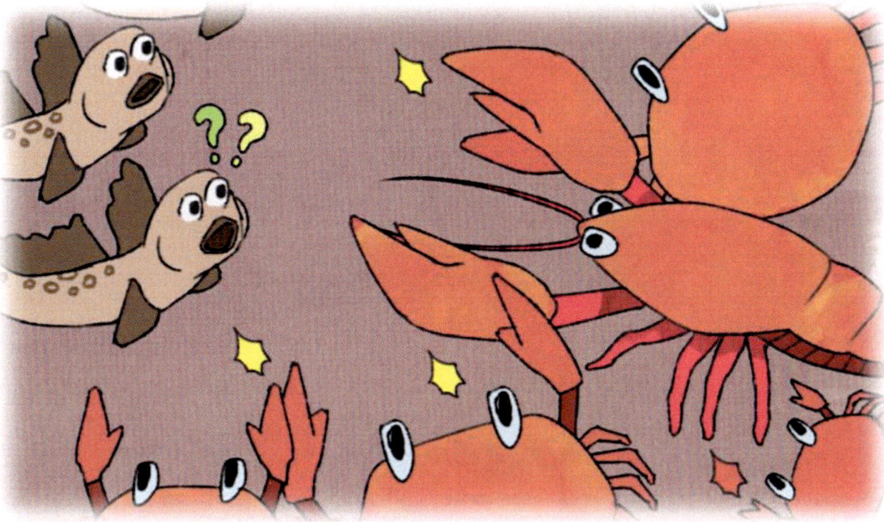

"집게발은 안으로 굽는다더니."

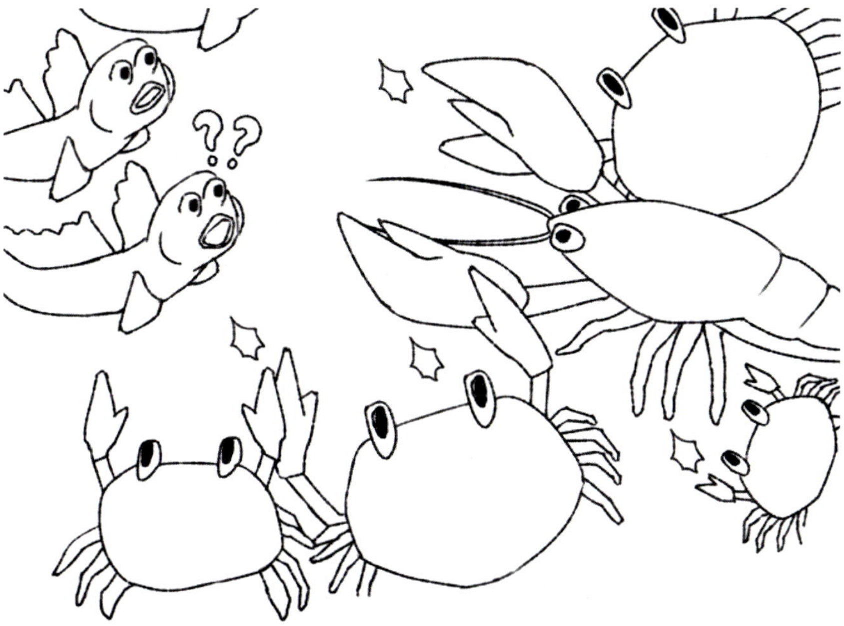

미꾸라지가 빠르게 헤엄치며 흙탕물을 일으켰더니 물속에서 비슷하게 생기고 빠르게 헤엄을 칠 수 없는 가재와 게가 미꾸라지를 쫓아냅니다. 친구가 신호 위반을 했는데 경찰한테 잡혔습니다. 어르신은 친구를 위해 같이 변명을 한 적이 있을까요?

❸ 간이 콩알만 해지다

• 의미

간이 아주 작게 쪼그라들 정도로 몹시 놀라거나 무서울 때 쓰는 말입니다.

• 비슷한 속담

간이 오그라들다.

• 반대 속담

간이 부었다. 간이 배 밖으로 나왔다.

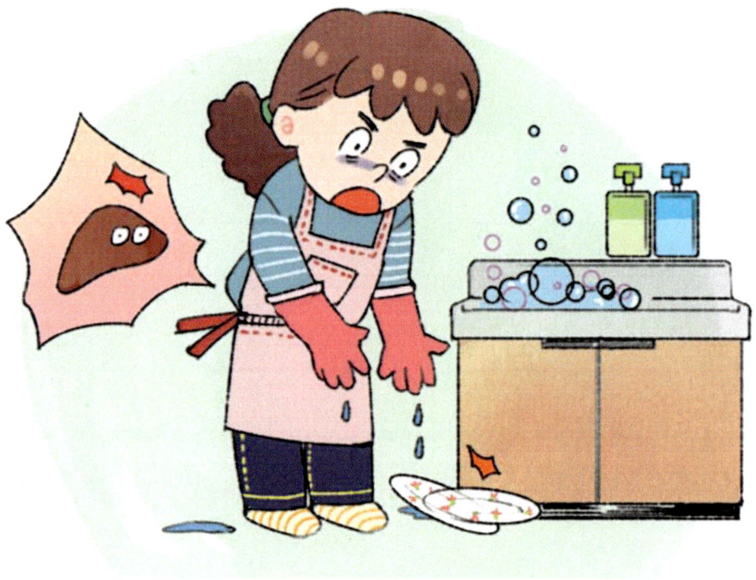

설거지를 하다가 그릇이 떨어져 간이 콩알만 해질 정도로 너무 놀랐어."

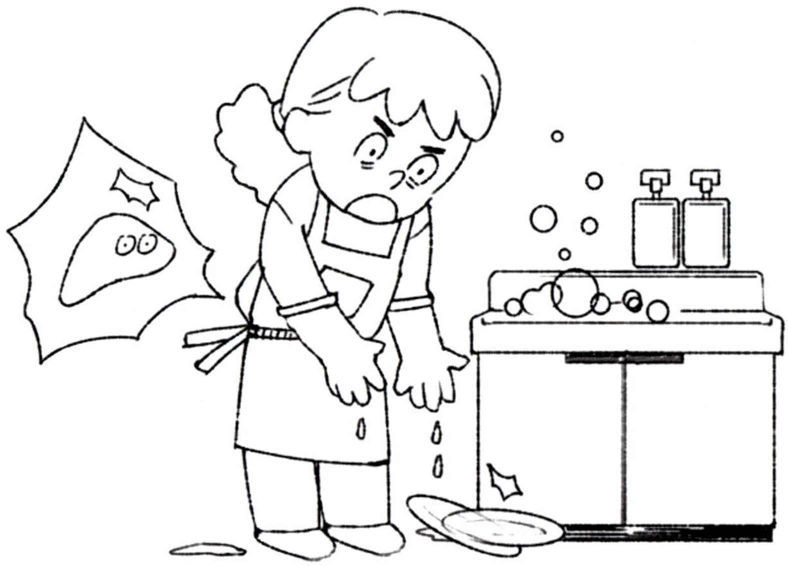

조심하며 하다가도 그릇을 깨면 깜짝 놀라는데, 길을 걸어가는데 뒤에서 갑자기 아주 큰 소리로 '빵!' 하고 경적을 울리면 순식간에 간이 콩알만 해지고 다리에 힘이 빠지기도 하죠! 어르신은 간이 콩알만 해진 일은 어떤 일이 있으세요?

❹ 갈수록 태산

• **의미**

어떤 일을 해나갈수록 점점 더 힘들어진다는 말입니다.

• **비슷한 속담**

산 넘어 산이다. 가난한 집에 자식 많다.

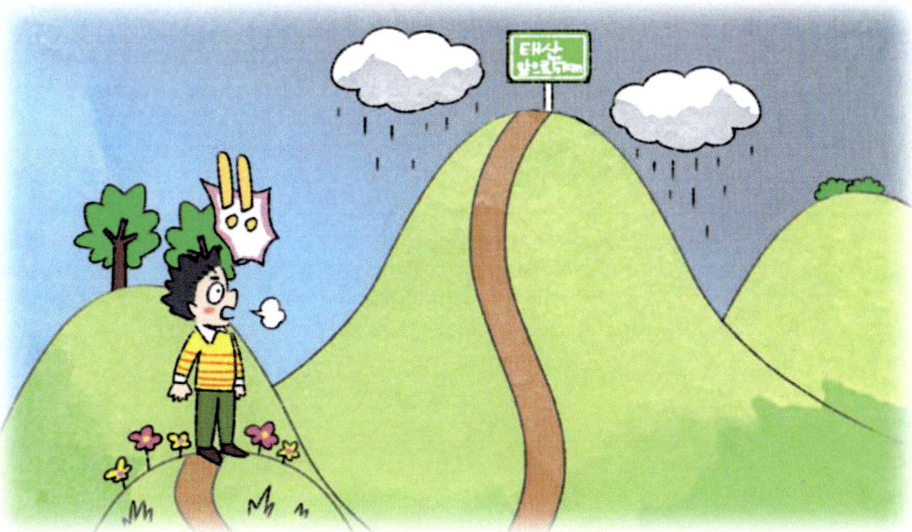

"한 고비 넘기면 괜찮을 줄 알았는데 더 큰 고비가 기다리고 있구나!"

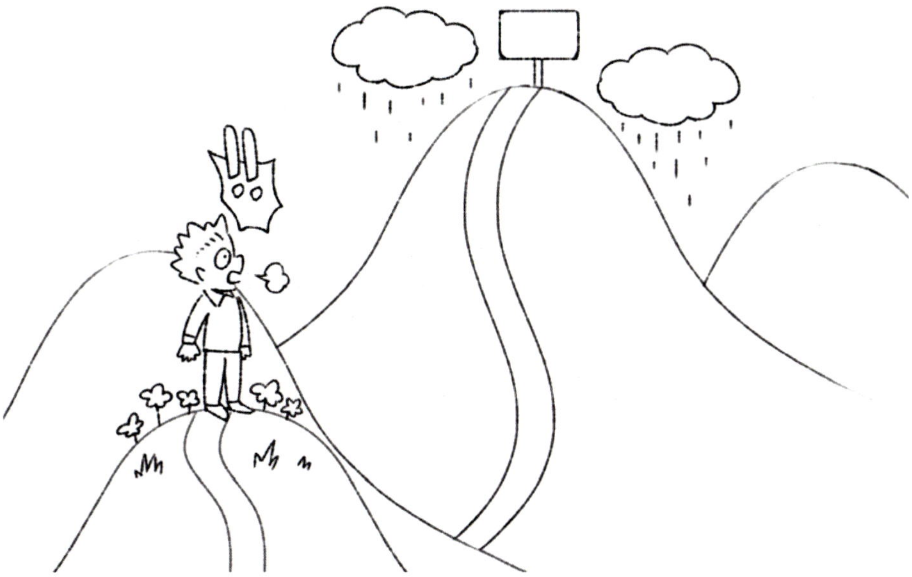

여름은 무척 더워 조금만 움직여도 땀이 줄줄 흐르는데, 오늘 주문받은 물건을 차가 올라갈 수 없는 산동네까지 배달해야 하니 앞이 깜깜합니다.

일을 할수록 어려운 일이 계속 늘어날 때 이 말을 씁니다.

어르신도 이러한 경험이 있으시면 이야기해 보세요.

❺ 싼 게 비지떡

• **의미**

갑이 싼 물건치고 품질 좋은 것은 없다는 말입니다.

• **비슷한 속담**

갑싼 비지떡

• **반대 속담**

갑싼 갈치자반(맛만 좋다)

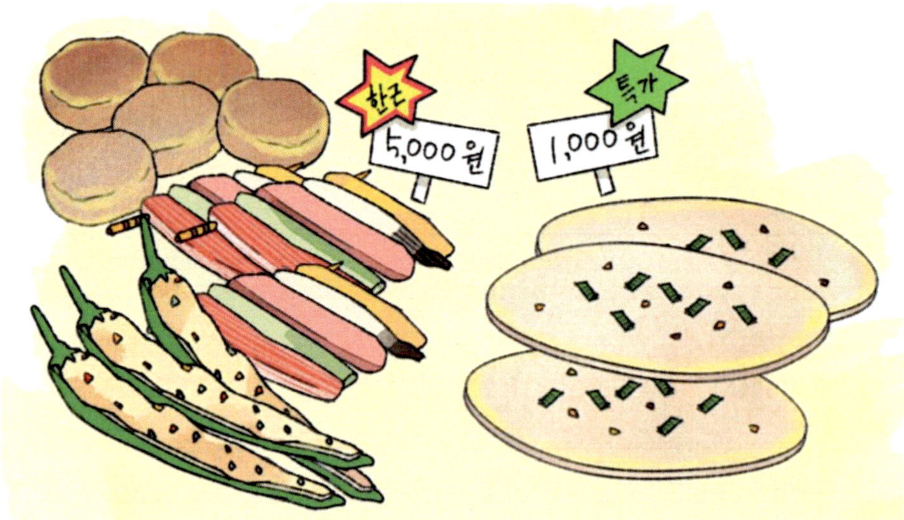

"가격이 저렴해서 냉큼 샀는데, 정작 맛을 보니 맛도 없고 크기도 작더라."

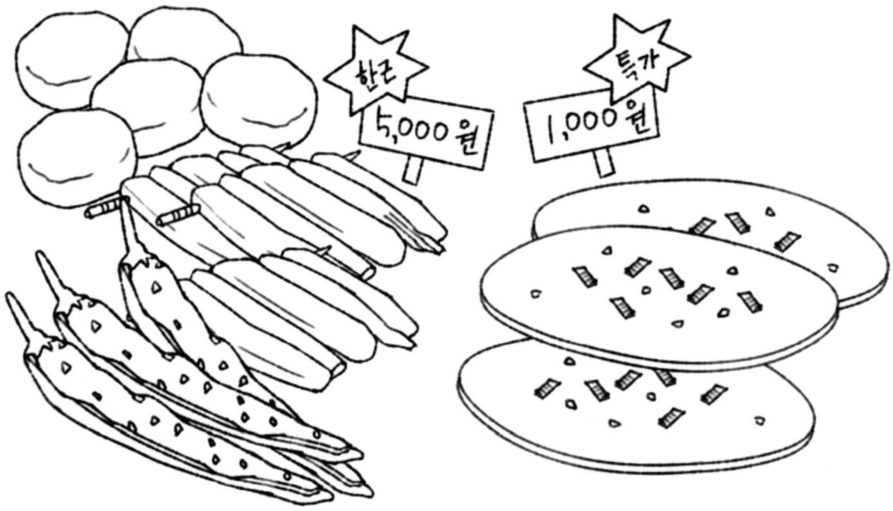

콩비지는 맛도 없고 퍽퍽해 먹기는 좋지 않아 버리기도 하죠!

어르신들은 콩비지로 맛있는 반찬을 만들어 보신 적이 있나요?

90% 할인하는 파전을 사와 데워 먹었는데 너무 맛이 없네요.

이 속담과 반대의 경우가 있으신가요?

값이 너무 싸서 '별 맛이 없겠지?' 의구심을 가지고 사온 김치가 너무 맛있네요.

❻ 구더기 무서워 장 못 담그랴

• 의미

어떠한 일을 해야 할 때, 작은 방해가 있더라도 마땅히 할 일은 해야 한다는 말입니다.

• 비슷한 속담

장마가 무서워 호박 못 심으랴.

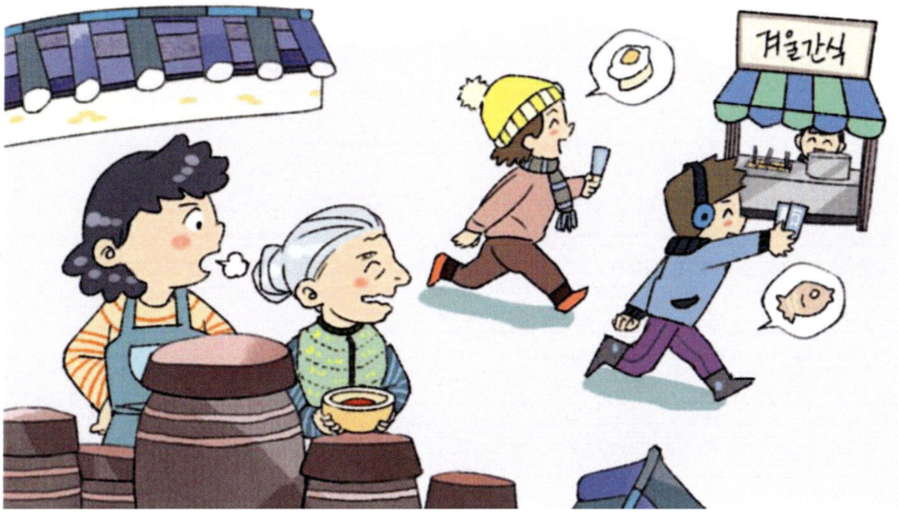

"날도 추운데 굳이 나가서 붕어빵을 사먹어야겠니? 감기 걸리게."

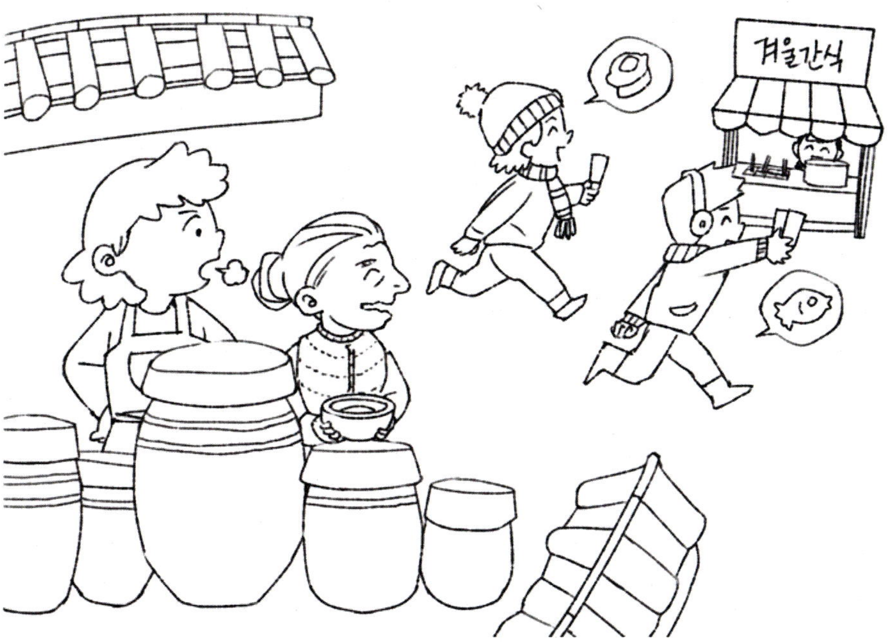

겨울에 따끈한 붕어빵은 안 먹을 수 없죠, 할머니와 어머니가 춥다고 나가지 말라고 해도 애들은 추위가 문제일까요? 붕어빵은 너무 맛있죠, 먹어야죠.

어르신 힘들고 눈치가 보여도 꼭 해야 했었던 일이 있을까요?

❼ 개구리 올챙이 적 생각을 못 한다

• 의미

형편이 전보다 나아졌다고 하여 지난날의 어려웠던 때를 생각하지 않고 처음부터 잘난 듯이 뽐낸다는 말입니다.

• 비슷한 속담

거지가 밥술이나 먹게 되면 거지 밥 한 술 안 준다.

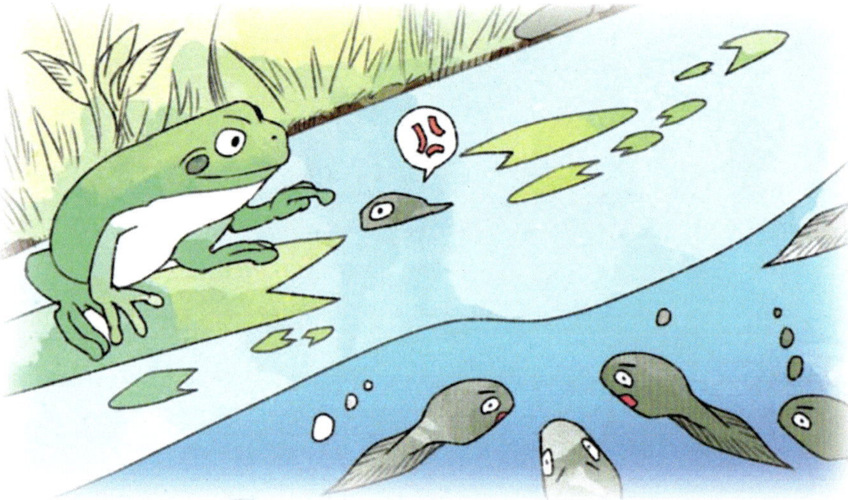

"자기보다 헤엄도 못 치고, 폴짝 뛰기도 못한다고 놀리더라."

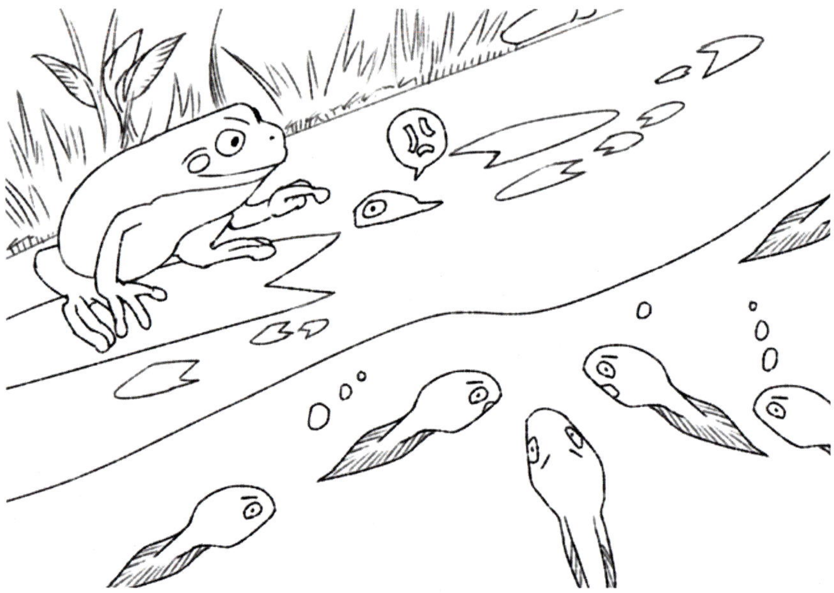

옆집 저 시어머니는 며느리 때 그렇게 힘들게 시집살이를 하더니 이제 시집온 지도 얼마 안 되는 며느리를 어찌나 구박하는지.
할머니 시집살이는 어떠셨어요? 며느님께는 잘하셨지요?

❽ 개천에서 용 난다

• 의미

시원찮은 환경이나 변변찮은 부모에게서 훌륭한 인물이 나왔다는 말입니다.

• 비슷한 속담

개똥밭에 인물난다. 삵이 호랑이 낳는다.

• 반대 속담

감씨에서 고욤나무 난다.

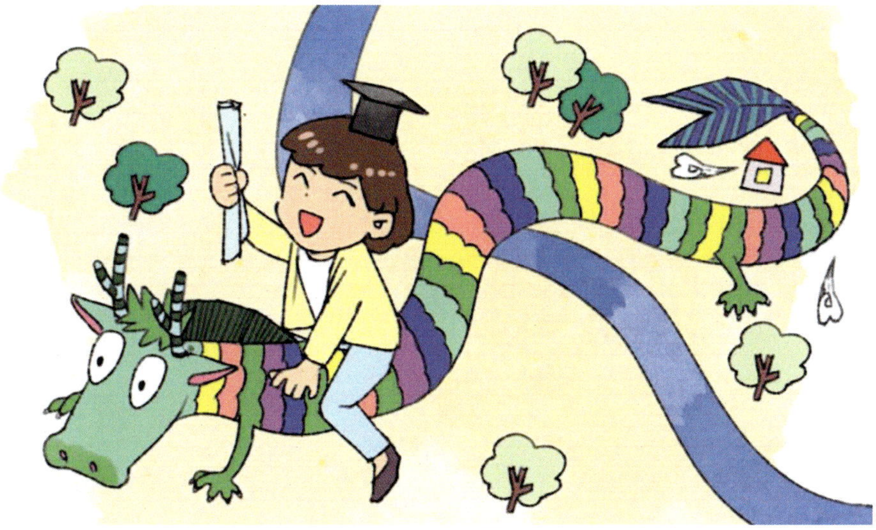

"아무런 지원 없이 공부하여 좋은 학교에 합격했다더라!"

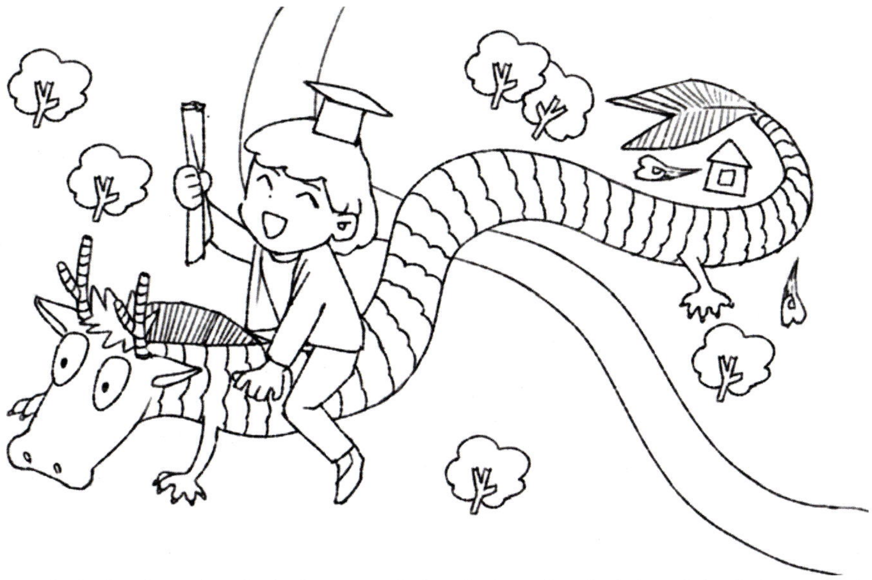

시골에선 학교도 다니기 힘든데 어렵게 공부해서 사법고시 합격을 했습니다. 온 마을이 떠들썩하죠, 개천에서 용이 났다고 합니다.

반대 속담으로 '감씨에서 고욤나무 난다.'가 있습니다.

감을 비슷하게 닮은 고욤나무의 고염은 크기가 엄지손가락 손톱만 하죠, 가을에 먹어보면 씨만 많고 한마디로 먹을 것이 없죠. 감씨에서 감나무가 나와야 하는데 고욤나무가 나왔네요.

❾ 고래 싸움에 새우 등 터진다

• **의미**

고래처럼 힘이 센 사람들 때문에 공연히 상관없는 사람이 피해를 보는 경우를 말합니다.

• **비슷한 속담**

두꺼비 싸움에 파리 치인다.

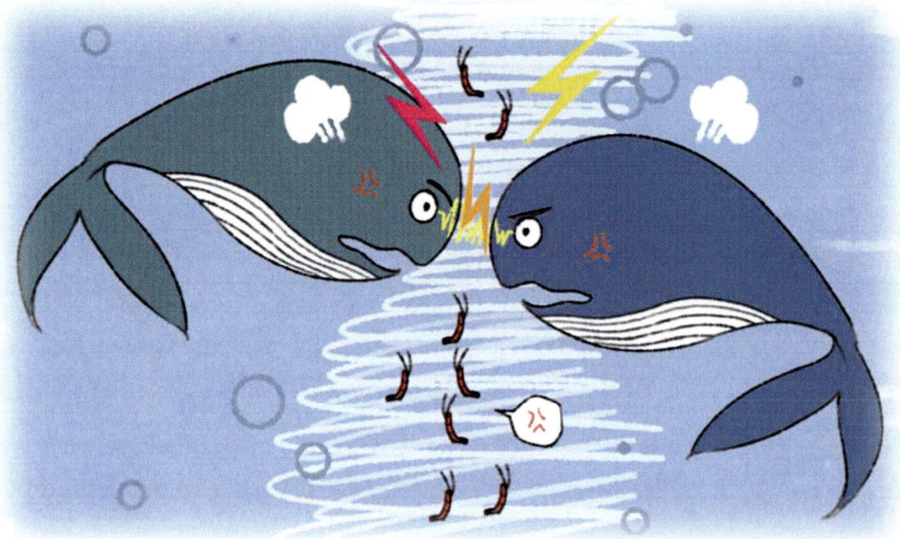

"새우는 그저 근처를 지나가던 길이었는데 물보라에 휩쓸리네!"

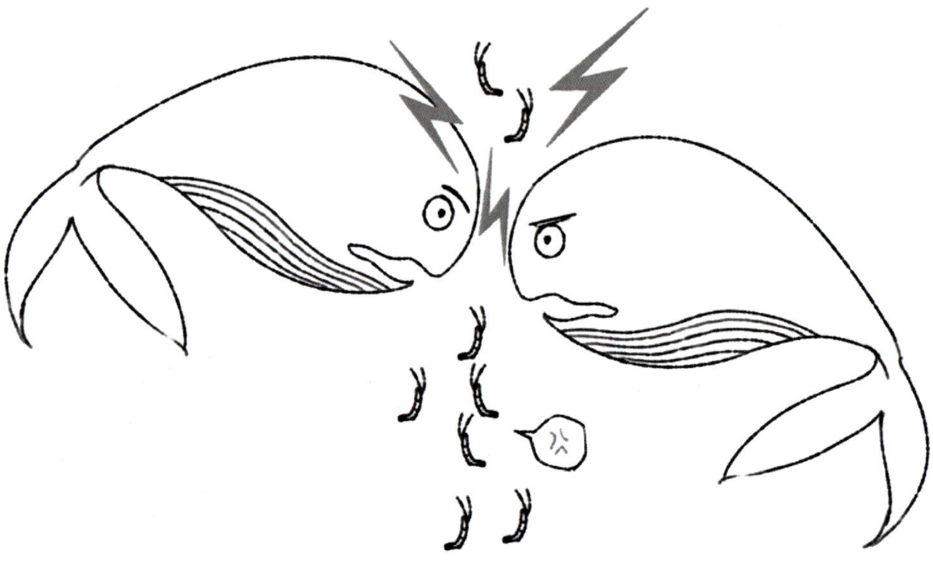

고래들이 싸움을 하네요. 지나가든 새우들이 고래 싸움으로 만들어진 소용돌이에 빠져 오도가도 못 하고 있습니다.

큰 회사가 서로 경쟁하느라 싸우면서 생산비에도 못 미치는 가격으로 단가를 자꾸 낮췄는데 애꿎게 우리 가게가 비슷한 물건을 비싸게 판다고 소비자들에게 욕을 먹고 있어요.

⑩ 고양이 목에 방울 달기

• 의미

실행하기 어려운 일을 공연히 의논한다는 말입니다.

• 단어관련 속담

고양이한테 생선을 맡긴다.

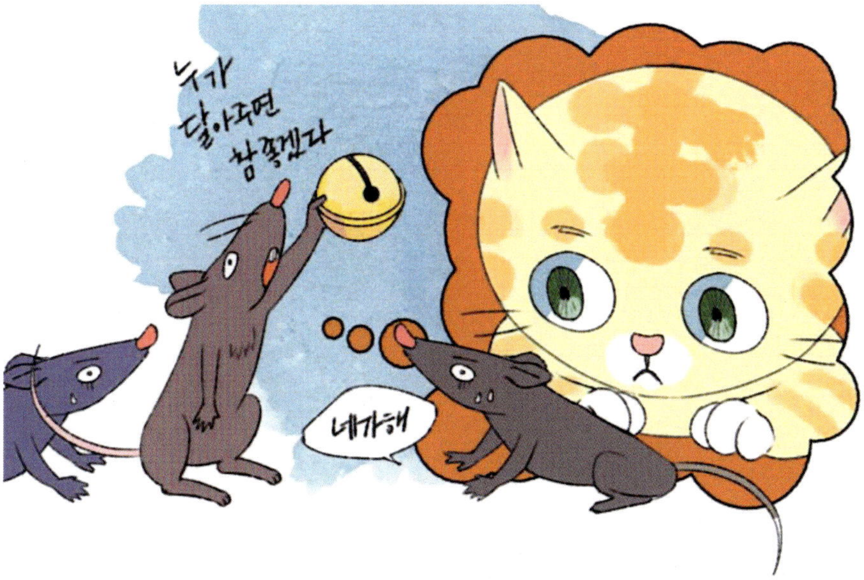

"우리를 잡아먹으려는 고양이 목에 방울을 달자."

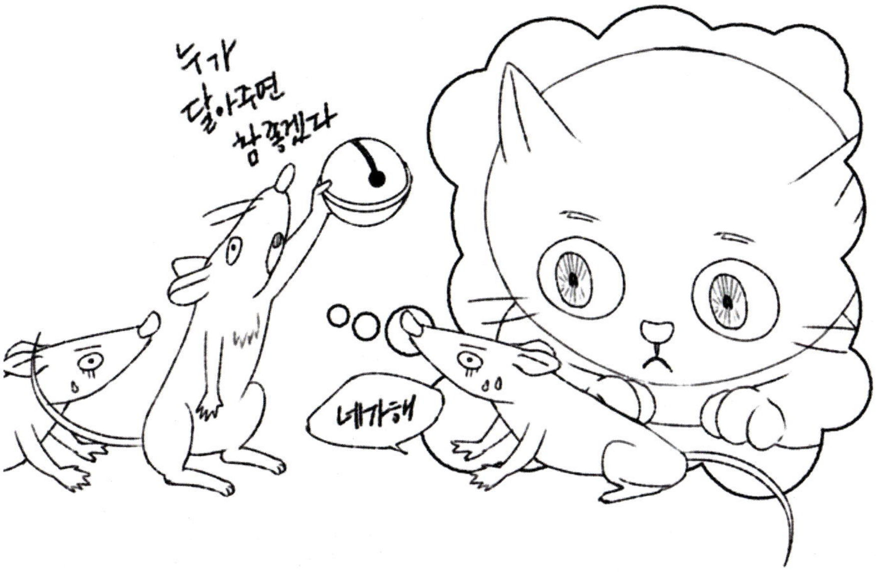

요즘은 '뜨거운 감자'처럼 이러지도 저러지도 못 하는 경우에 사용합니다.

현실적으로 불가능한 일을 하겠다고 덤벼드는 사람에게도 이런 말을 할 수 있겠네요.

⑪ 금강산도 식후경

• **의미**

아무리 재미있는 일이라도 배가 불러야 흥이 나지 배가 고파서는 아무 일도 할 수 없다는 말입니다.

• **단어관련 속담**

수염이 석자라도 먹어야 양반.

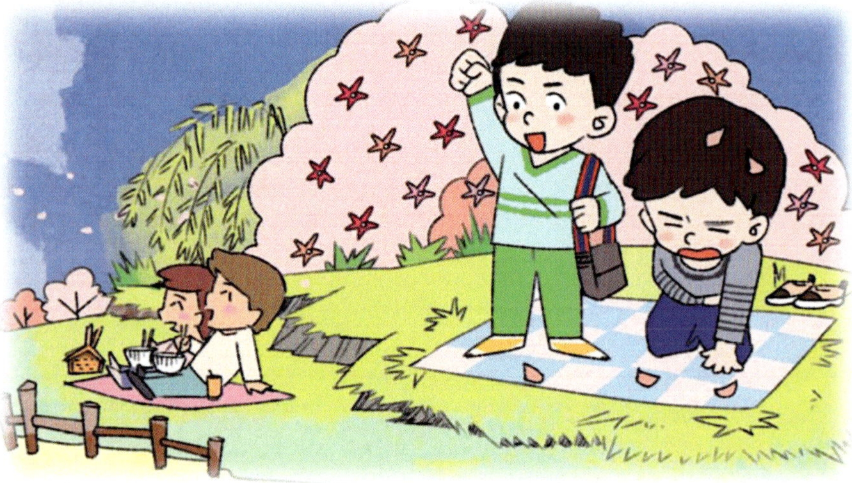

"경치가 참 좋지?" "배가 고파서 눈에 보이는 것이 없어.

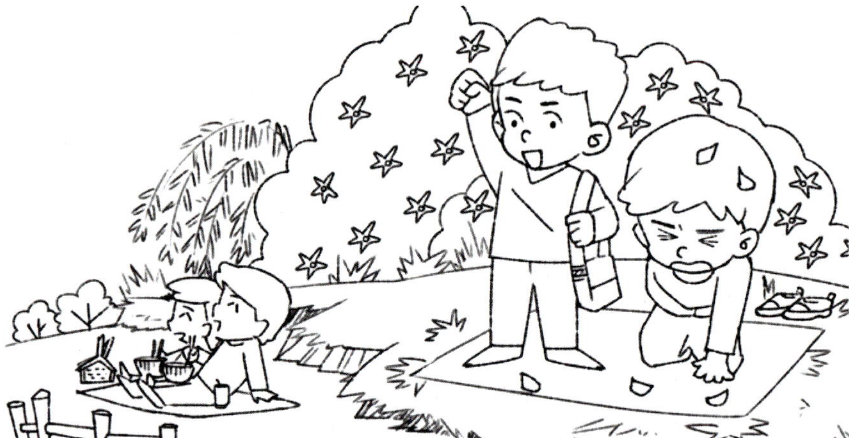

아무리 좋은 일, 좋은 구경도 배가 고프면 흥이 안 나죠. 일단 배가 불러야 경치도 재밌는 일도 눈에 들어옵니다.

여름휴가에 늘 가고 싶었던 속초로 차를 몰고 갑니다. 길은 막히고 배는 고프고 여러분은 무엇부터 해야 할까요?

휴게소가 얼마나 더 가야하나 확인하고 휴게소에서 배부터 채워야겠지요.

⑫ 뛰는 놈 위에 나는 놈 있다

• 의미

아무리 재주가 뛰어나다 하더라도 그보다 더 뛰어난 사람이 있다는 뜻으로, 스스로 뽐내지 말고 겸손해지라는 말입니다.

• 비슷한 속담

범 잡아먹는 담비가 있다.

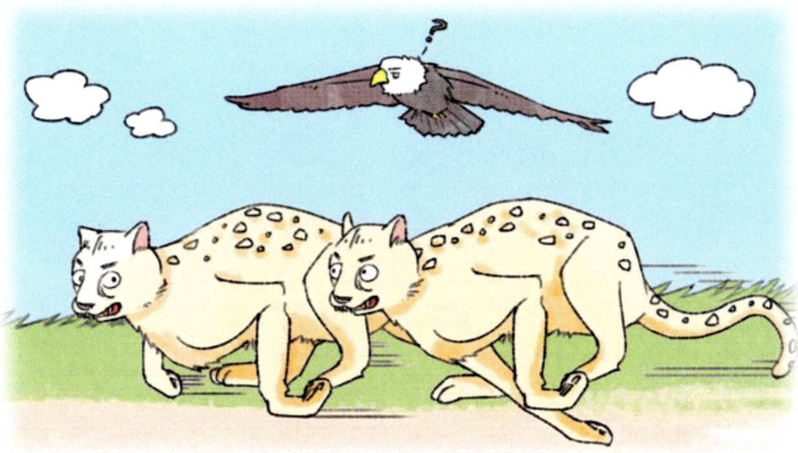

"내가 너보다 더 빨라!"

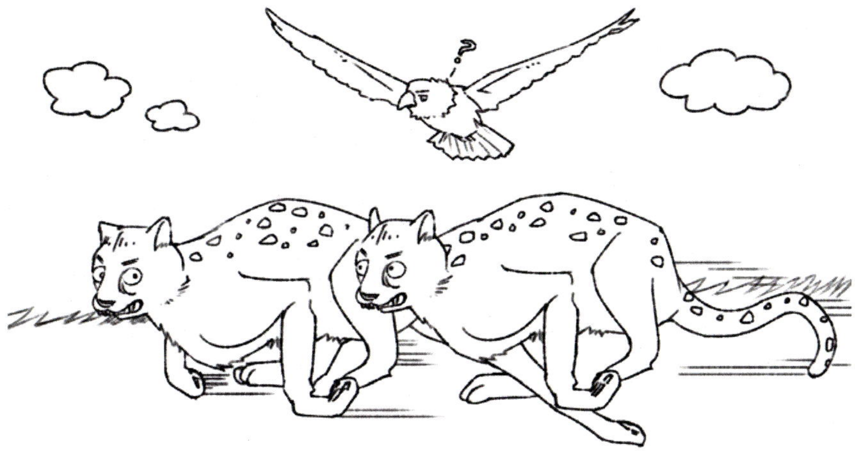

치타는 지구상에 가장 빨리 달리는 동물이죠. 아무리 빨리 달려도 하늘을 나는 독수리보다 빠를 수는 없겠죠.

예전에 전라도 '여수에서 돈 자랑 말고, 벌교에서 주먹 자랑 말고, 순천에서 인물 자랑하지 말라'라는 말이 있습니다.

어르신들 본인이 '제일 잘한다'고 자랑했는데 더 뛰어난 사람이 있어 민망한적 있으신가요?

⑬ 남의 집 잔치에 감 놔라 배 놔라 한다

• **의미**

남의 일에 공연히 간섭하고 나서는 것처럼 쓸데없이 남의 일에 참견한다는 말입니다.

• **비슷한 속담**

오지랖이 넓다.

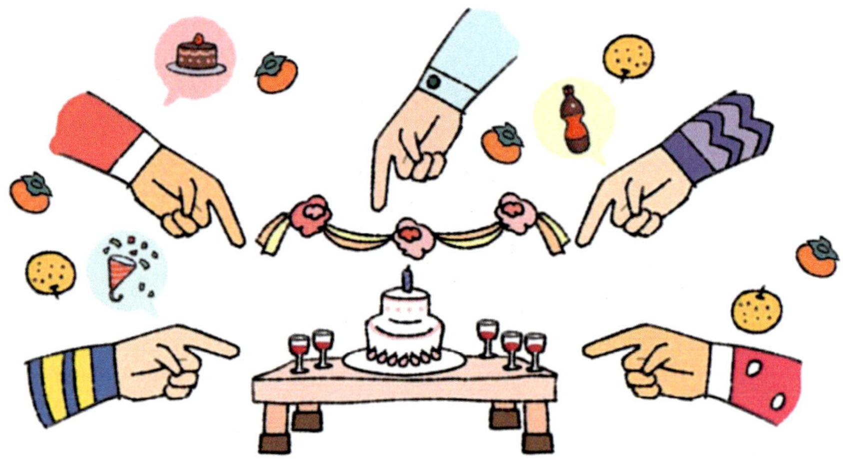

"자기들은 상관도 없으면서 어찌나 참견을 하던지!!"

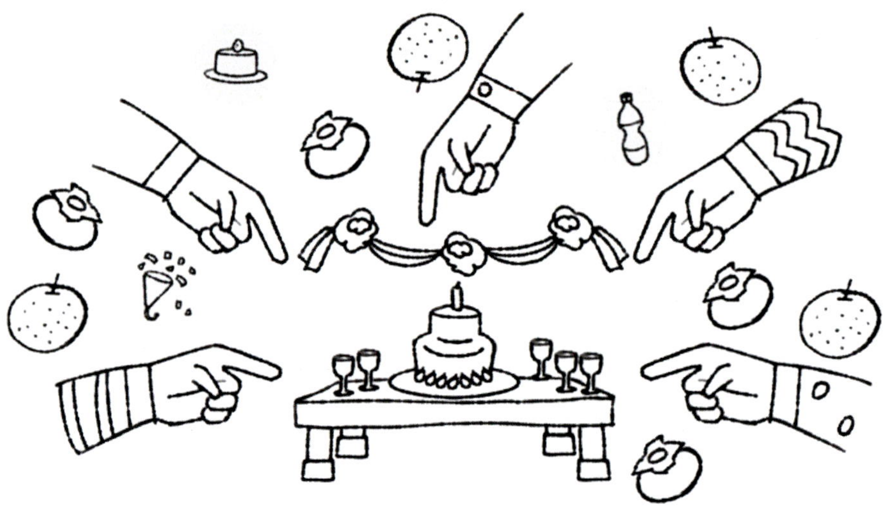

할머니 환갑잔치에 조금도 도와주지 않던 고모와 삼촌, 숙모님, 조카들이 갈비가 빠졌니, 떡은 왜 안 했니 참견도 많네요.

새로 회사를 차렸는데 형제들이 찾아와 도움이라고는 하나도 없으면서 이러니저러니 말만 많다면 짜증나겠죠?

⑭ 낫 놓고 기역자도 모른다

• 의미

기역자 모양으로 생긴 낫을 놓고도 기역자를 모른다는 뜻으로, 사람이 글자를 모르거나 아주 무식함을 비유적으로 이르는 말입니다.

• 비슷한 속담

눈 뜬 장님. 가갸 뒤 자도 모른다.

→ 한글을 배울 때 '가갸거겨'부터 외우는데 '가' 뒤의 '갸'도 모를 정도로 무식하다는 말입니다.

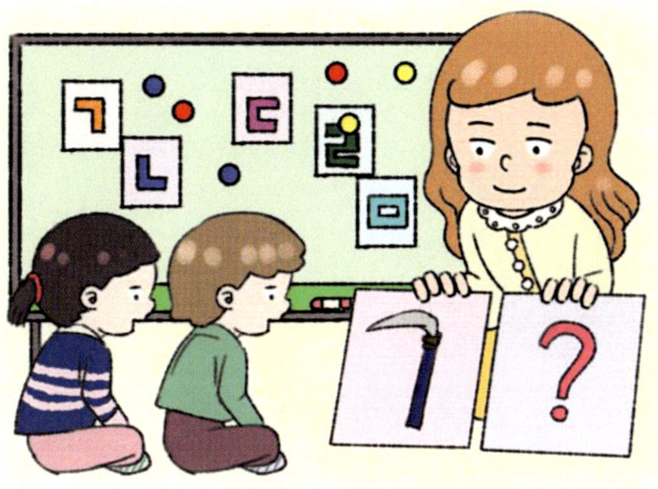

"꺽쇠?!"

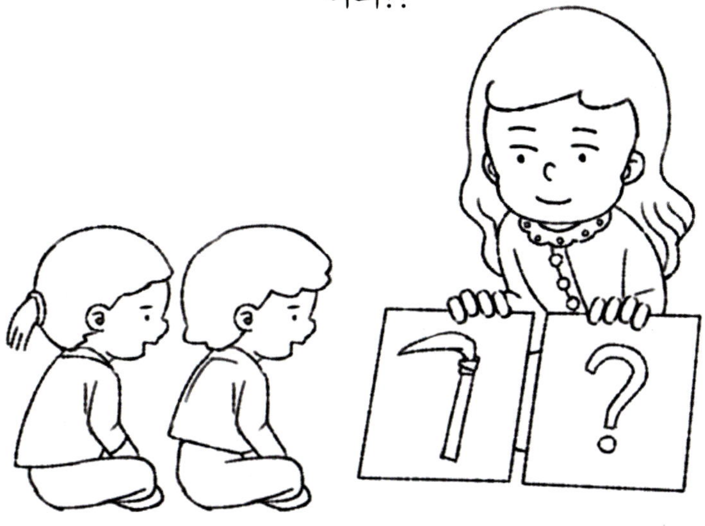

비슷한 말로 콩과 보리를 구분하지 못한다는 말이 있으며, 보리와 밀은 비슷하긴 해도 콩은 전혀 다른 데도 구분을 못하는 무식한 사람이 있습니다.

옛날 농사가 중요한 시절엔 콩과 보리를 구분도 못하면 큰 문제 있는 사람이라고 했죠.

요즘은 영어를 사용하여 '빨래집게 놓고 A도 모른다.'는 말이 있습니다.

⑮ 낮말은 새가 듣고 밤말은 쥐가 듣는다

• **의미**

아무리 비밀스럽게 하는 말이라도 결국은 남의 귀에 들어가게 된다는 뜻으로, 항상 말을 조심해야 한다는 말입니다.

• **비슷한 속담**

바람벽에도 귀가 있다.

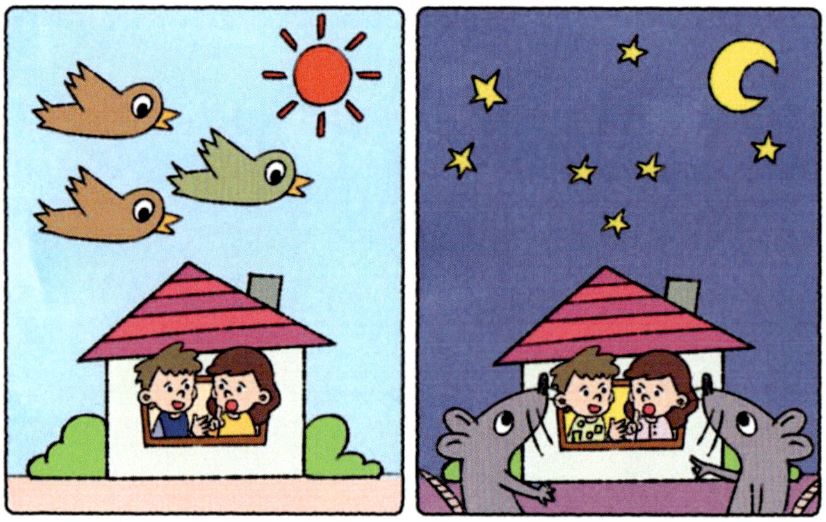

"쉿! 함부로 떠들지마!"

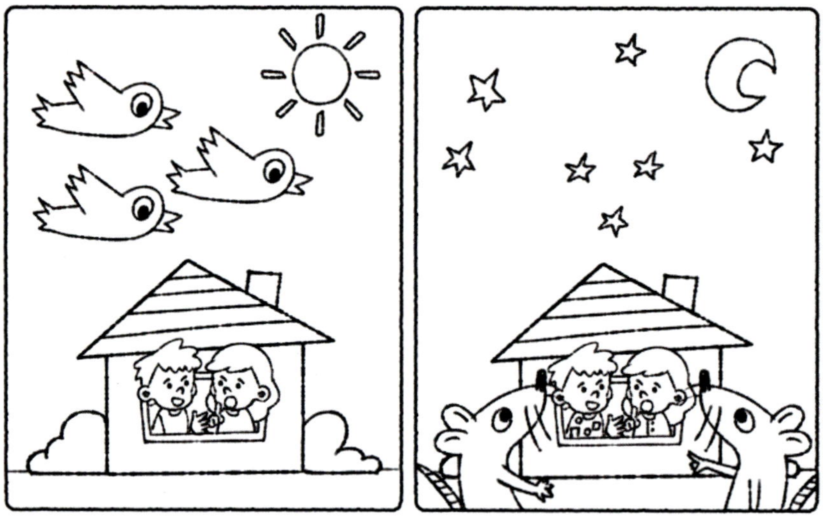

아무리 비밀스럽게 해도 알려질 건 알려진다는 이야기입니다.

친구랑 조용히 비밀스럽게 이야기했는데 누군가 알고 있다면 어떤 기분이 들까요? 배신당한 기분이 들겠죠, 그런데 친구가 누군가에게 이야기를 전한 것도 아니라면 답답한 기분이 들죠. 사실 몰래 이야길 한 것을 또 다른 누군가가 살짝 엿들은 것입니다.

그래서 말조심을 하라고들 합니다.

⑯ 누워서 침 뱉기

• **의미**

누워서 침을 뱉으면 그 침이 자기 얼굴로 떨어지는 것처럼, 남을 해하려고 한 짓이 오히려 자신에게 해가 미친다는 말입니다.

• **비슷한 속담**

제 발등 제가 찍었다.

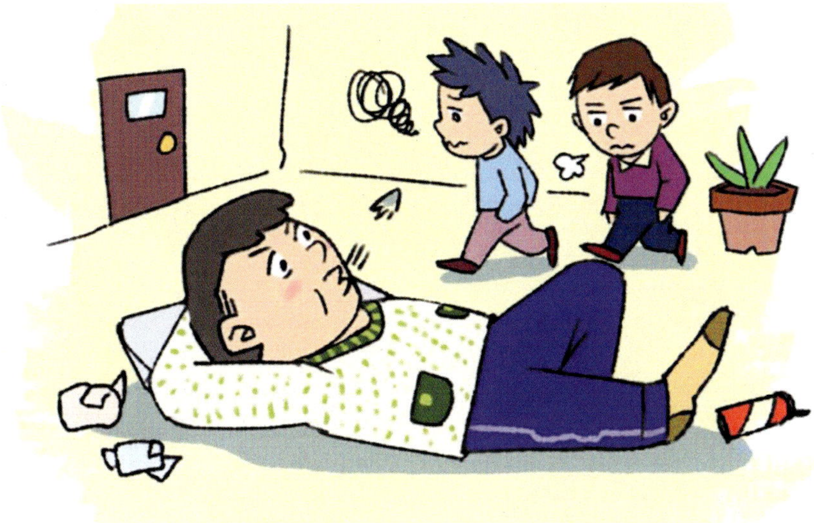

"그러다 당신 얼굴에 떨어져."

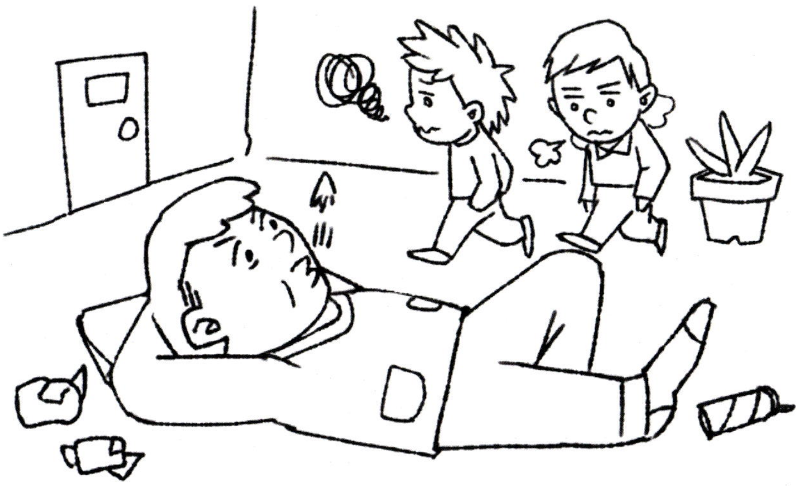

오래전에 습지에 자라는 큰 나무 줄기에 도끼질을 했는데 그 줄기의 탄력성이 너무 강해 오히려 도끼가 튕겨 나와 이마를 때렸습니다. 다행히 피해 큰 사고는 없었지만 큰일 날 뻔했죠. 자기가 저지른 일에 자기가 돌려받는다는 것입니다.

어르신들은 비슷한 사례가 있을까요?

⑰ 늦게 배운 도둑이 날 새는 줄 모른다

• 의미

뒤늦게 시작한 일에 재미를 붙여 정신없이 빠져든다는 말입니다.

• 비슷한 속담

중이 고기 맛을 알면 절에 빈대가 남아나지 않는다.

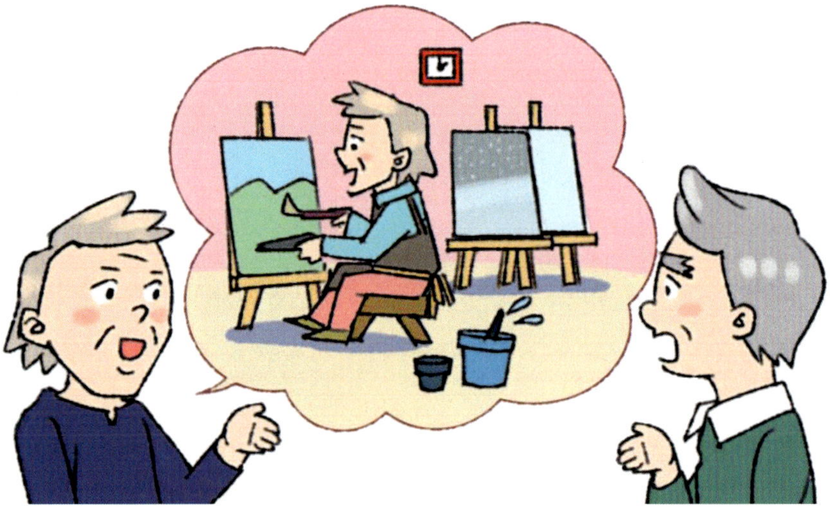

"요즘 취미가 생겼어!" "그래서 그렇게 밤을 새는구나."

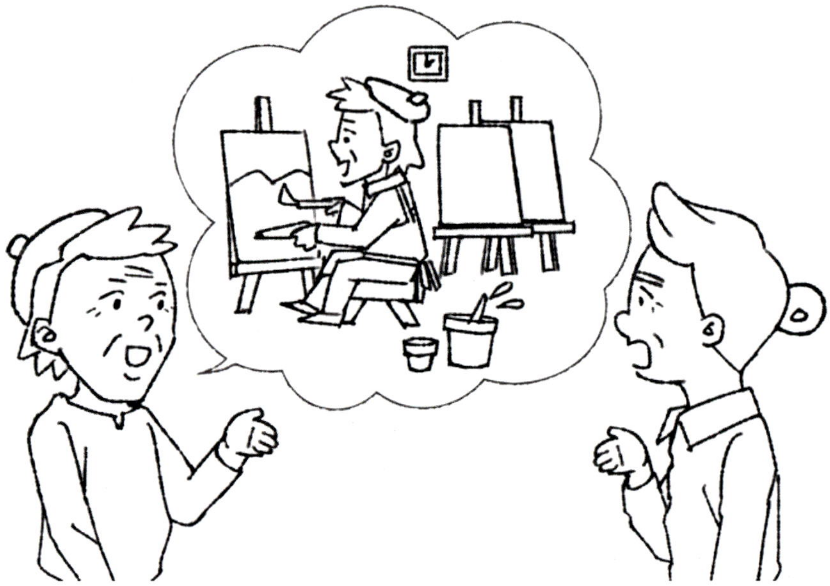

나이 들어 새로운 것을 배우고 익히니 재미가 있습니다.
어릴 때 그림을 그리다 당장의 먹고사는 것 때문에 포기를 했는데 환갑도 지나고 다시 그림을 배우니 너무 재미있어 밤을 새우는 일이 허다합니다.
나이가 들어 무료하게 보내기보다는 뭔가를 배워 재미도 붙이고 남에게 봉사도 한다면 참 좋겠지요.

⑱ 돌다리도 두드려보고 건너라

• **의미**

아무리 잘 아는 일이라도 꼼꼼하게 확인해 실수가 없도록 하라는 말입니다.

• **비슷한 속담**

얕은 물도 깊게 건너고 아는 길도 물어 가라. 식은 죽도 불어가며 먹어라.

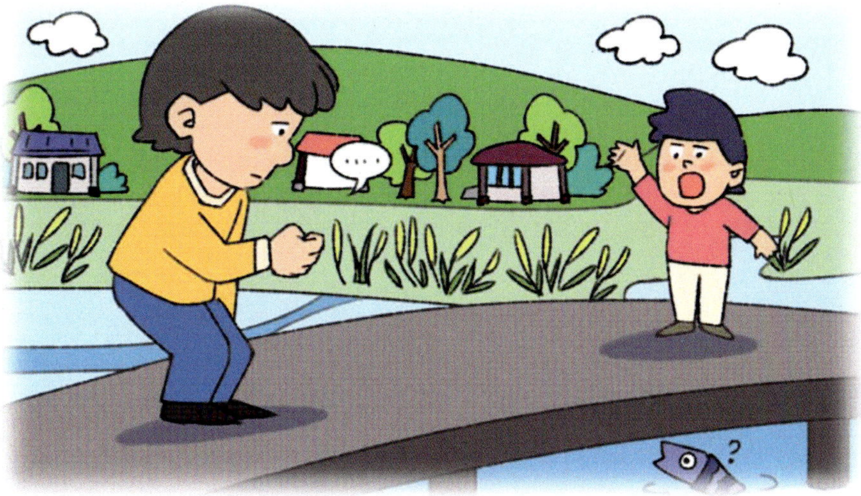

"안 무너져."

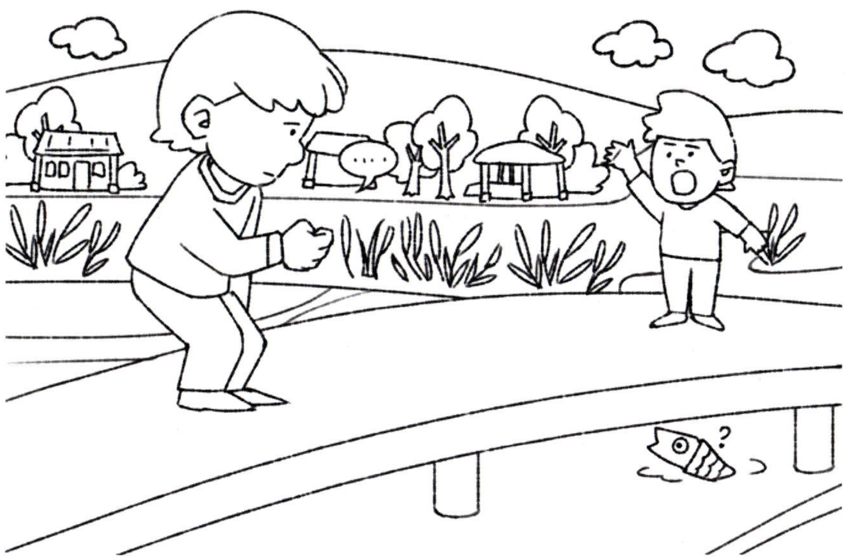

준비하고, 조심하고, 다시 한 번 확인해도 본의 아니게 실수도 하고 사고도 생길 수 있습니다. 많은 사람들이 모여 사는 세상이다 보니 누구나의 이해관계로 언제든지 생각지 않은 일이 생깁니다. 그나마 돌다리를 두드려보고 건널 만큼 주의하고 조심한다면 큰 사고 없이 바라는 일을 할 수 있습니다.

⑲ 되로 주고 말로 받는다

• **의미**

조금 주고 더 많은 대가를 받는다는 뜻도 있고, 남을 조금 건드렸다가 더 큰 되갚음을 당한다는 말이기도 합니다.

• **비슷한 속담**

한 되 주고 한 섬 받는다. 남의 눈에 눈물 나게 하면 자기 눈에 피 눈물 난다.

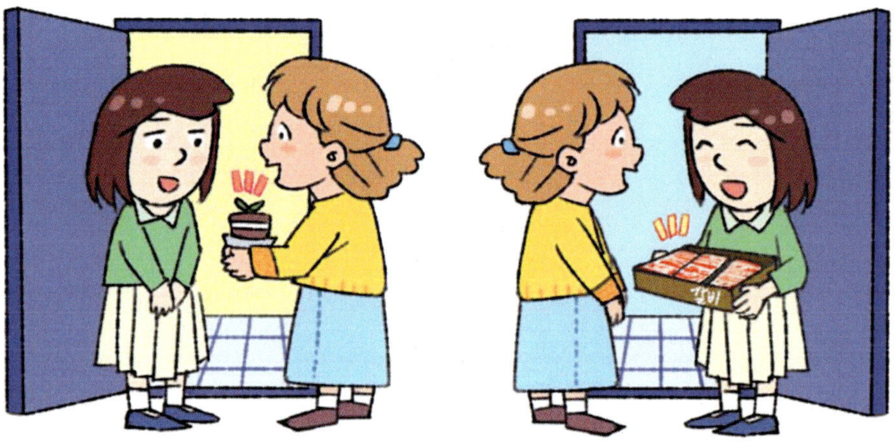

"옆집에 이사 떡을 돌렸더니 앞으로 잘 지내자며 갈비를 가져오셨네요."

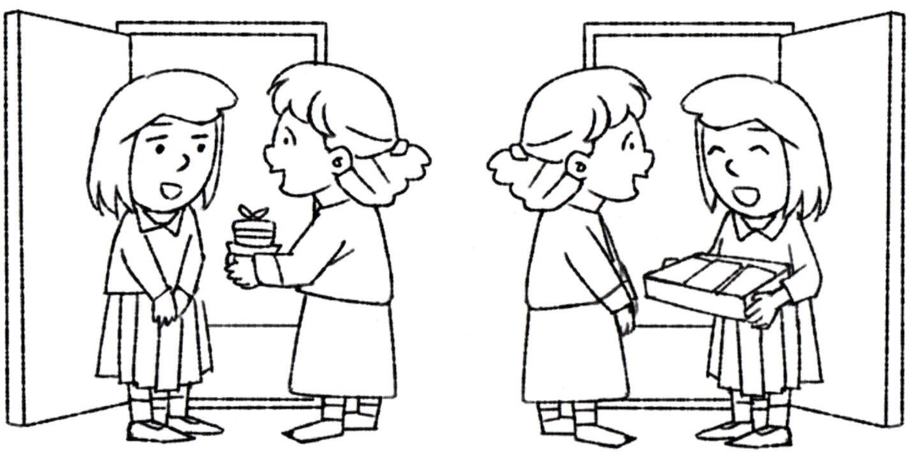

되로 주고 말로 받는다는 것은 좋은 일도 있지만 반대의 경우도 있기는 합니다.
파전 하나 드시라고 옆집에 가져다 드렸더니 고맙다며 맥주를 한 박스 사다주셨습니다.

20 땅 짚고 헤엄치기

• **의미**

아주 하기 쉬운 일을 비유적으로 이르는 말입니다.

• **비슷한 속담**

누워서 떡 먹기.

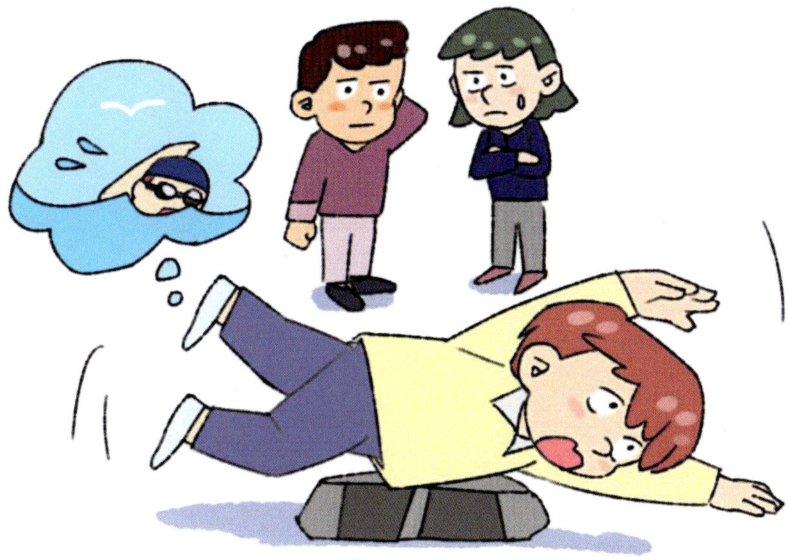

"이렇게 하면 가라앉지도 않고 숨도 쉬며 힘들지 않게 헤엄칠 수도 있지!"

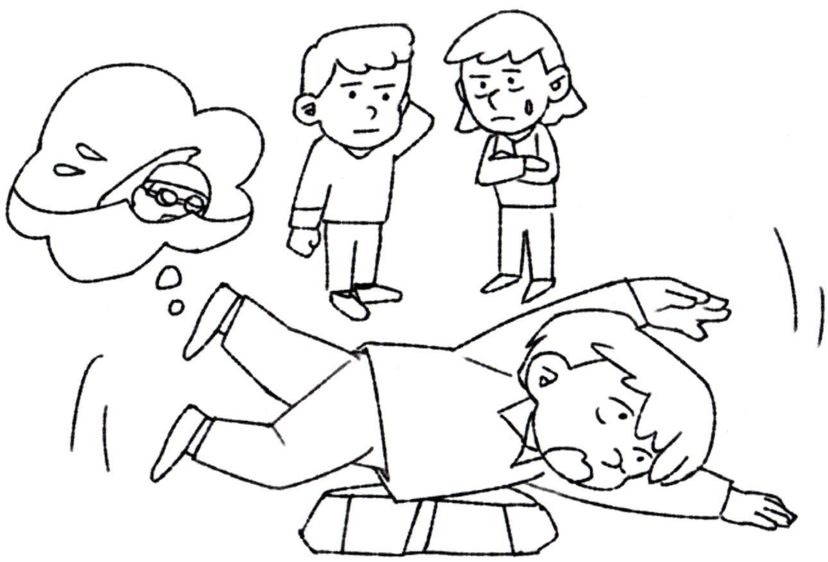

손바닥을 뒤집거나, 호주머니 속에 물건 꺼내기는 쉽죠, 그만큼 쉬운 일을 말합니다.
아침에 체조하는 것은 재미도 있고 땅 짚고 헤엄치기만큼 쉽지요.
이렇게 쉬운 일을 하시고 칭찬받은 일이 있을까요?

㉑ 똥 묻은 개가 겨 묻은 개 나무란다

• 의미

자기는 더 큰 흉이 있으면서 도리어 남의 작은 흉을 본다는 말입니다.

• 비슷한 속담

숯이 검정 나무란다. 까마귀가 까치더러 검다고 한다.

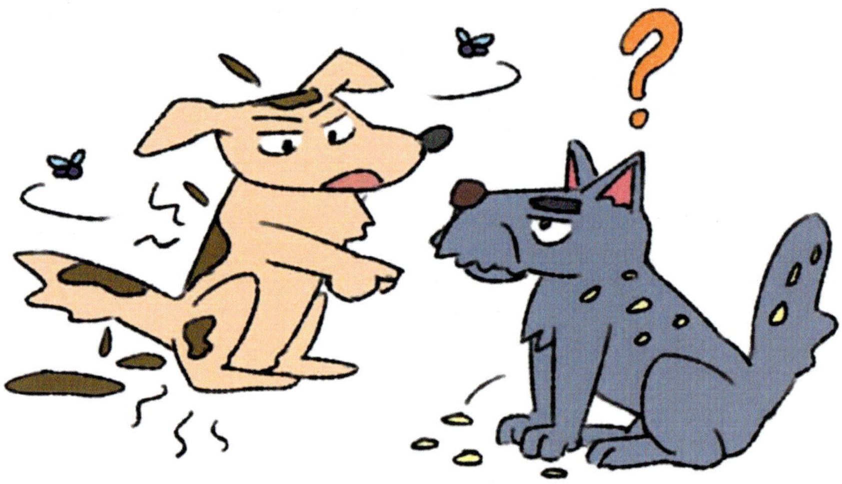

"너는 왜 그렇게 지저분하냐."

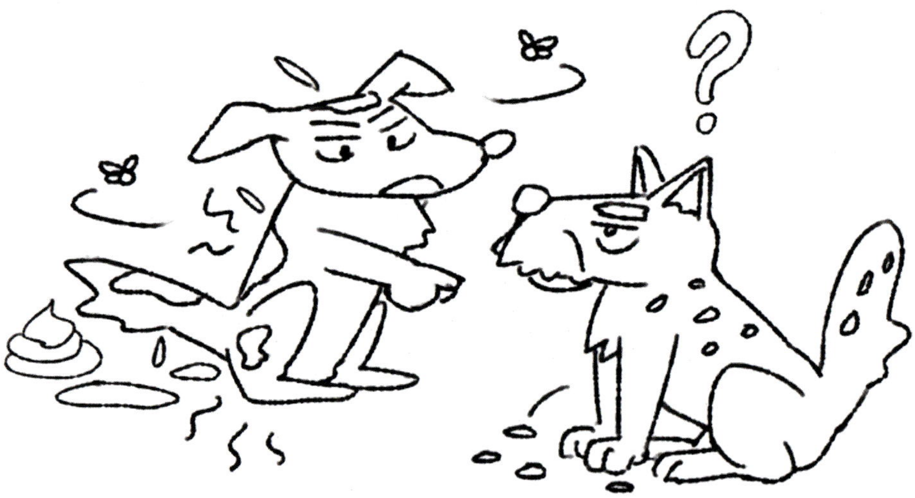

아무렇게나 뛰어다니다 털에 똥을 묻힌 개가 검은 털에 허연 재를 묻히고 있는 개를 보곤 "너는 왜 그리 지저분해" 하고 잔소리를 하네요.

잡아먹히기 위해 불에 그을린 돼지가 이제 막 잡으려고 밧줄에 묶여 매달린 돼지를 보고 "안됐다, 안됐어. 쯧쯧" 하면서 타령합니다.

㉒ 못된 송아지 엉덩이에 뿔난다

• 의미

못된 사람이 자기 행동을 뉘우치기는커녕 건방지게 행동하면서 나쁜 짓만 하고 다닌다는 말입니다.

• 비슷한 속담

개 못된 게 부뚜막에 올라간다. 못난 며느리 제삿날에 병난다. 못된 일가 항렬만 높다.

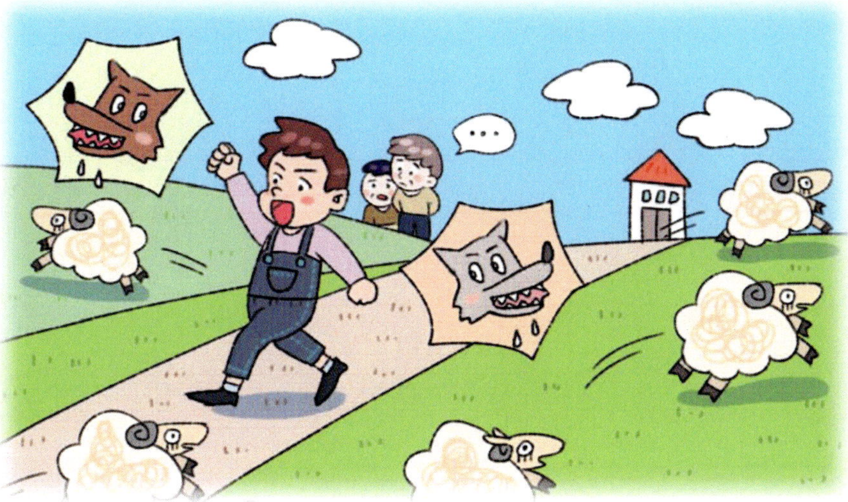

"거짓말쟁이가 온 동네를 휘젓고 다니네."

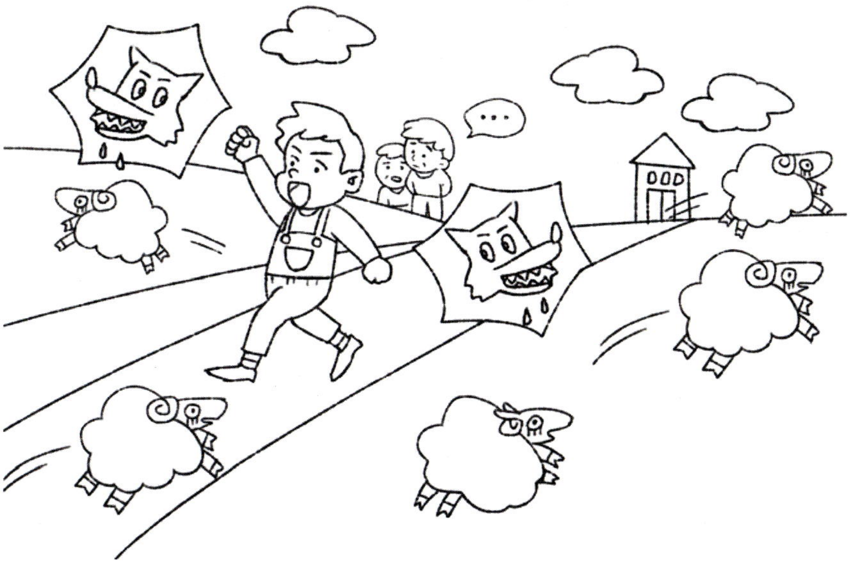

말썽꾸러기 녀석이 거짓말까지 하며 동네를 휘젓고 다니네요.

마음에 안 드는 사람과 어쩔 수 없이 봐야 하는데, 나보다 항렬이 위라서 인사를 드려야 하네요. 이런 일이 있으신가요?

㉓ 밑 빠진 독에 물 붓기

• 의미

밑 빠진 독은 아무리 물을 부어도 채울 수 없듯이 아무리 애를 써도 아무 보람이 없는 경우를 말합니다.

• 비슷한 속담

가문 논에 물대기. 시루에 물 붓기. 헌집 고치기.

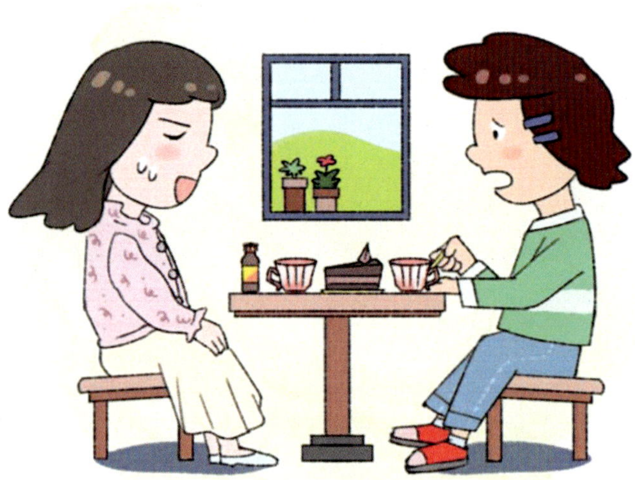

"아무리 열심히 운동을 하고, 음식을 챙겨 먹어도 건강이 좋아지질 않아."

"심하게 건강을 해치면 다시 회복하기가 힘들어."

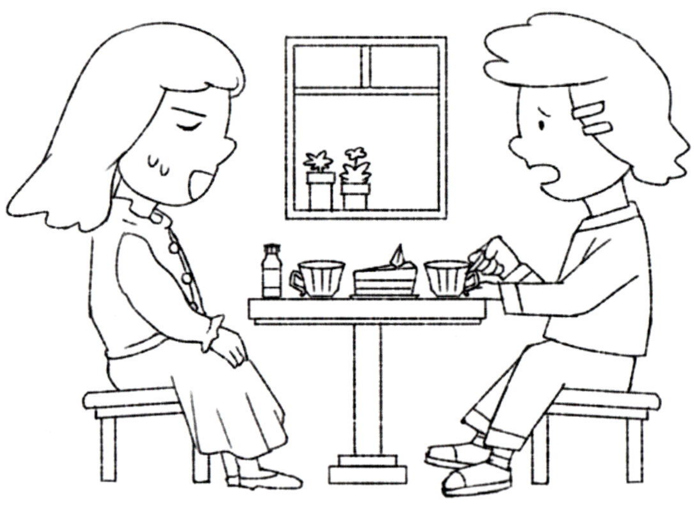

건강을 위해 운동으로 몸을 치유하려는데 원래 몸 상태가 나빠져 치유가 안 되네요. 좀 더 쉬고 음식도 잘 맞춰 먹어 몸 상태를 추스르고 살도 좀 쪄야 하는데 운동만 열심히 한다고 몸이 건강해지지는 않죠. 잘 쉬는 것도 중요합니다.

콩쥐는 빨리 물을 길어 독을 채우고 원님 잔치에 가려고 합니다. 그런데 독의 밑이 깨어져 부어도 물이 차지 않습니다. 그 때 어떤 동물이 나타나 깨진 구멍을 막아줍니다. 어떤 동물인지 아십니까?

정답 : 두꺼비

㉔ 바늘 도둑이 소도둑 된다

• 의미

자그마한 나쁜 일도 자꾸 하면 버릇이 되어 나중에는 큰 잘못을 저지르게 된다는 말입니다.

• 비슷한 속담

거짓말은 도둑놈 될 장본. 개가 겨를 먹다 끝내 쌀을 먹는다.

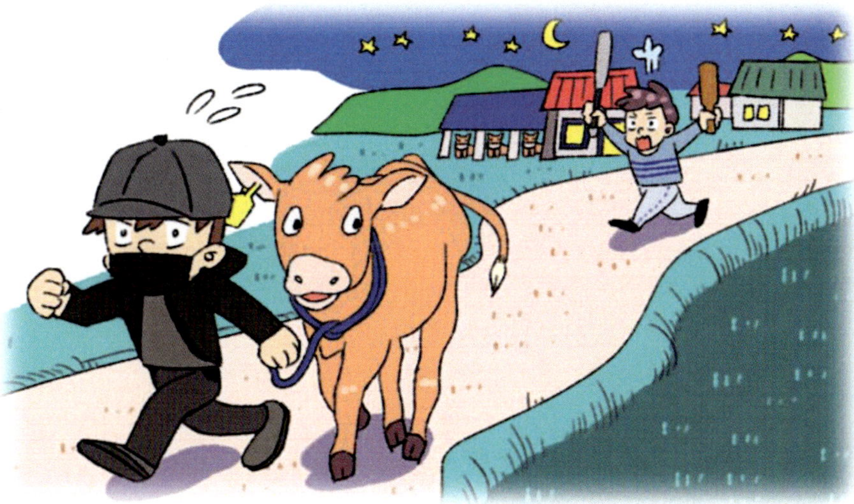

"예전에 감 따먹던 놈이 소를 훔쳐간다."

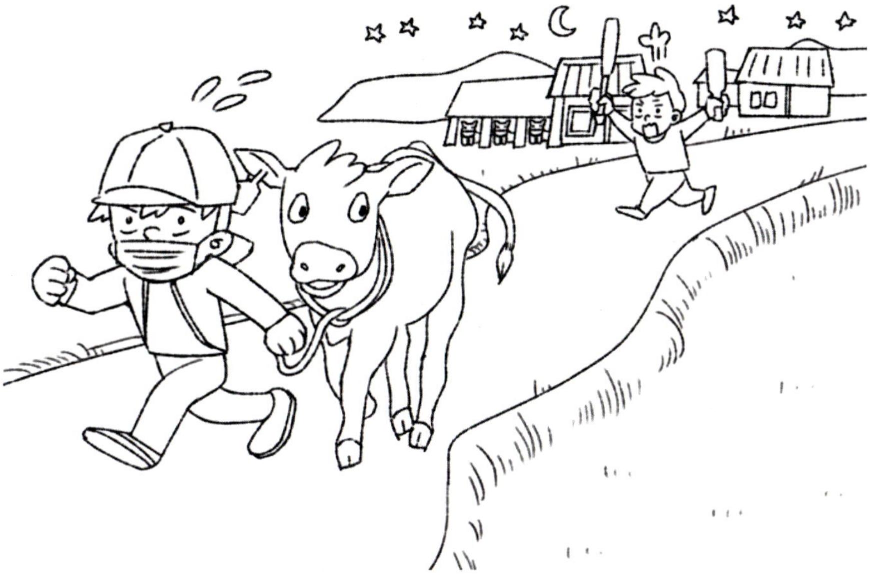

예전에 먹을 것이 풍족하지 않던 시절 어린 학생들이 문방구 주인 눈을 피해 값싼 물건을 훔쳐가곤 했습니다. 이런 나쁜 버릇을 잡으려고 어머니가 아이를 데리고 문방구를 가선 물건 값을 지불하고 용서를 빌며 다시는 이런 일 하지마라고 훈계를 하곤 했습니다.

어릴 때 호기심처럼 시작한 잘못을 바로 잡아주지 않으면 소도 훔치는 도둑이 됩니다.

㉕ 배보다 배꼽이 더 크다

- **의미**

마땅히 커야 할 것이 작고 작아야 할 것이 크다는 말입니다.

- **비슷한 속담**

발가락이 발보다 크다. 게 타고 집 판다. 구경꾼 셋에 풍각쟁이 일곱이라.

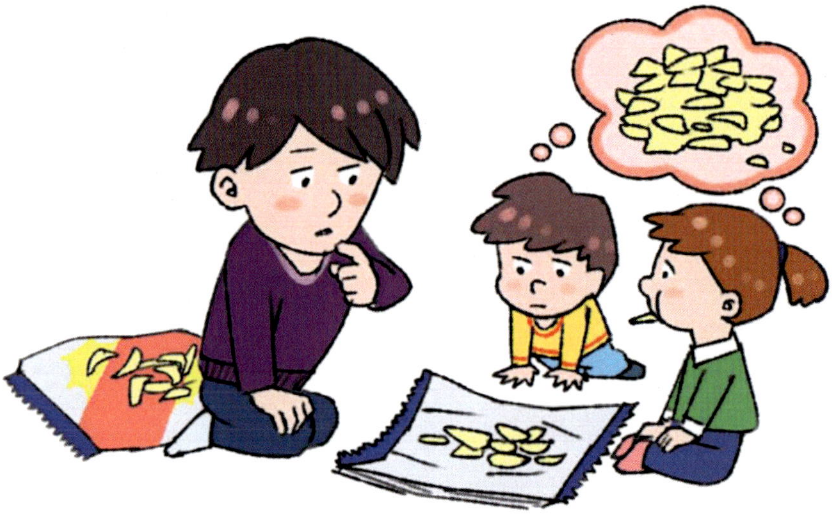

"과자는 포장만 크고 화려할 뿐 실속이 전혀 없구나."

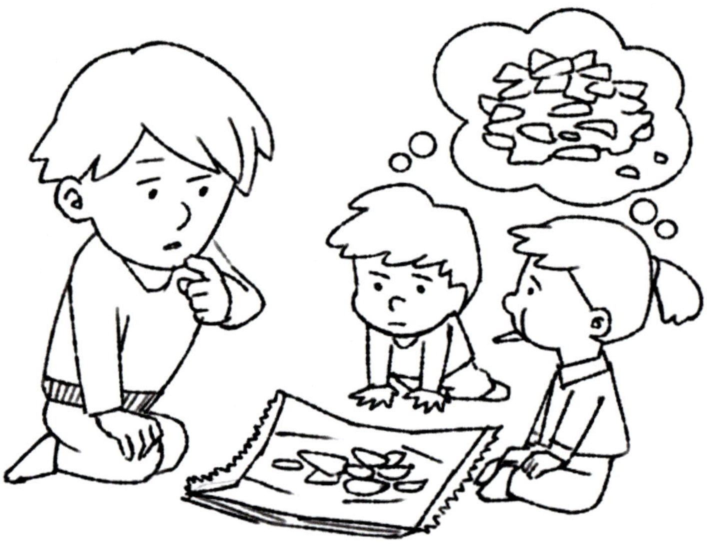

큰 잔치라고 소문은 났는데 막상 준비한 것과 참여한 사람을 보니 너무 보잘것없는 경우를 경험하신 적 있으십니까?

과자의 봉지 크기는 서너 명이 먹어도 다 못 먹을 정돈 데 막상 열어보니 아이 혼자 먹기도 모자라는 양이 들어있네요.

㉖ 가는 말이 고와야 오는 말이 곱다

• 의미

내가 남에게 말이나 행동을 좋게 해야 남도 나에게 좋게 한다는 말입니다.

• 비슷한 속담

웃는 낯에 침 뱉으랴. 오는 말이 고와야 가는 말이 곱다. 가는 정이 있어야 오는 정이 있다. 고운 일 하면 고운 밥 먹는다.

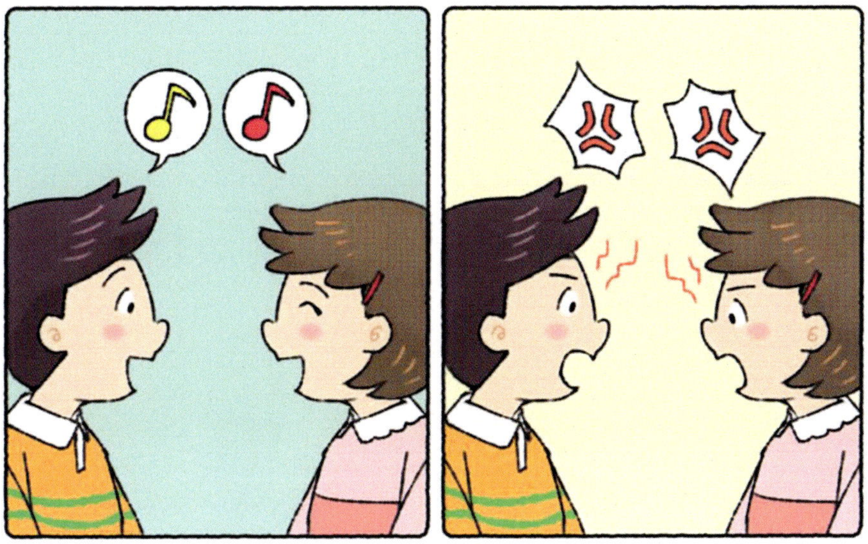

"야!"하고 큰 소리로 불렀더니, "왜?"하고 소리치더라.

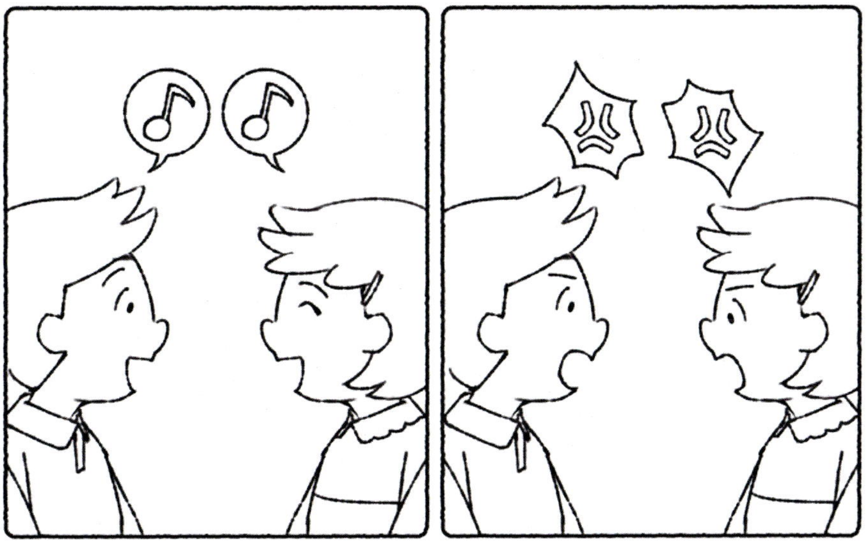

친구들끼리 좋은 말로 대화하는 것은 중요합니다. 그리고 행동도 그렇게 따라야 합니다. '예의는 대우의 시작' 이라고도 하죠.

가는 정이 있어야 오는 정이 있다고 합니다.

서로 배려하고 좋은 얼굴 좋은 말로 공손히 상대를 대하면 상대도 나를 그렇게 대합니다.

㉗ 가지 많은 나무에 바람 잘 날 없다.

• 의미

자식을 많이 둔 어버이는 자식을 위하는 걱정이 한없이 많고, 또 할 일이 많아 편할 날이 없다는 뜻입니다.

• 비슷한 속담

새끼 아홉 둔 소 길마 벗을 날 없다.

• 인성

형제간의 우애가 부모님의 어려움을 들어줍니다.

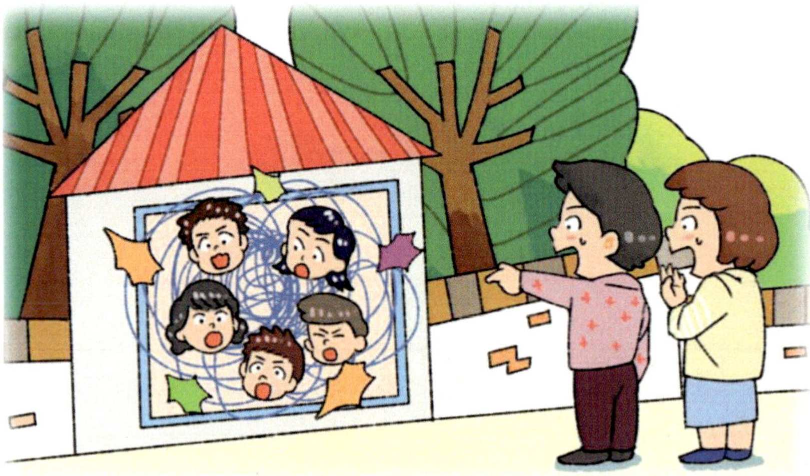

"그 집은 형제가 많아 사건 사고가 끊이질 않는다는군."

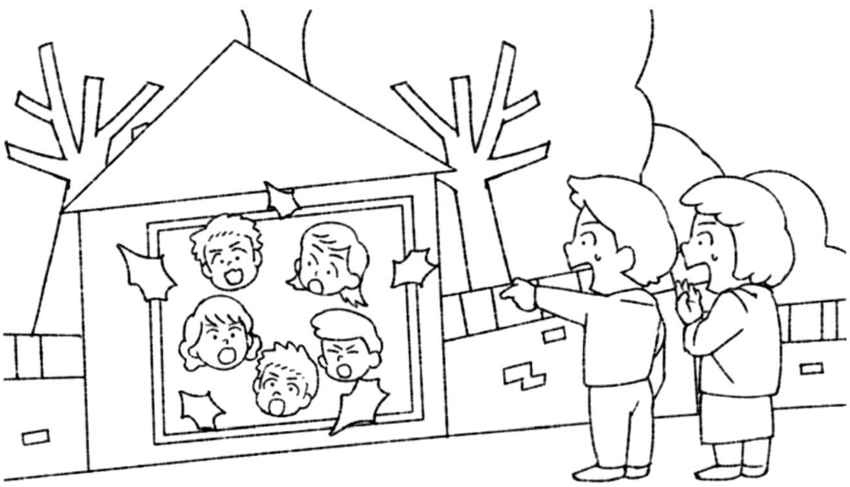

가지가 많은 나무는 풍성하고 열매도 많이 맺히긴 합니다. 그러나 바람이 불면 가지 하나하나가 휘청거리며 나무에 무리한 힘을 주어 통째로 넘어가기도 합니다.
옛날에는 의료기술이 지금에 비해 좋지 않아 아이가 태어나고 세 살 전에 죽는 경우가 많았습니다. 그래서 집집마다 많은 자식을 낳았는데 다들 풍족하게 살 수가 없다 보니 자식들끼리 많이들 싸웠습니다.

㉘ 간에 붙었다 쓸개에 붙었다 한다

• 의미

간에 붙어 있든지, 쓸개에 붙어 있든지 둘 중 한 군데만 있을 일이지, 그때그때 자기에게 좋은 쪽으로 지조 없이 옮기는 모습을 말합니다.

• 비슷한 속담

박쥐 노릇. 화냥년 시집 다니 듯.

• 인성

자기의 이익만 따라서 이랬다저랬다 하는 것은 좋지 않습니다.

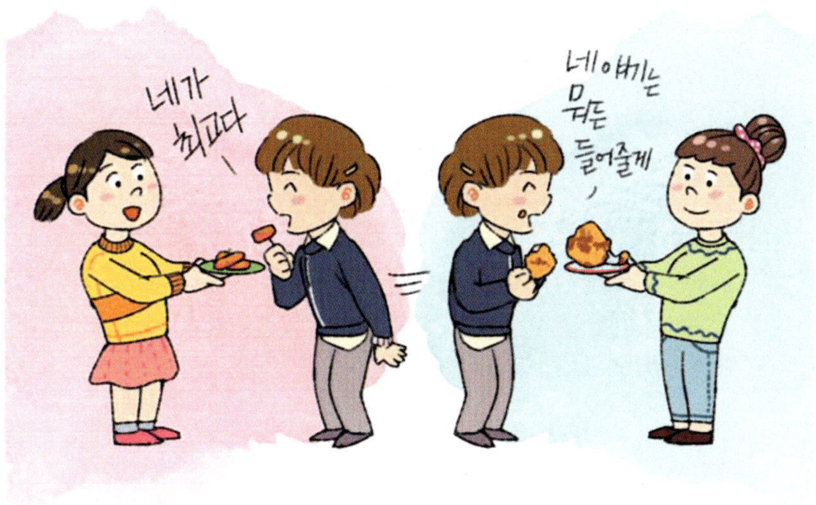

"내가 떡볶이를 사주며 부탁을 했던 친구가 다른 친구에게 치킨을 얻어먹더니 약속을 깨버렸어."

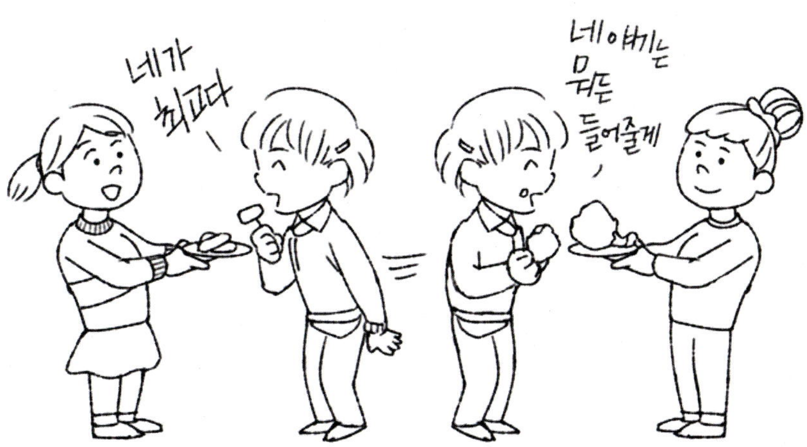

사람이 자기 이익에 따라 이쪽저쪽 왔다 갔다 하는 사람 보면 얄밉죠?
이렇게 얄미운 사람 생각나는 분들 계세요.
박쥐가 필요에 따라 동물이 되기도 했다가 날개가 있어 새라고도 했다가 왔다갔다 하죠, 그래서 박쥐를 다들 싫어하나 봐요.

㉙ 가랑잎이 솔잎더러 바스락거린다 한다

• 의미

제 허물이 더 많은데 남의 허물만 나무란다는 뜻입니다.

• 비슷한 속담

겨울바람이 봄바람보고 춥다 한다. 똥 묻은 개 겨 묻은 개 나무란다.

• 인성

자기의 잘잘못은 알지 못한 체 남의 허물에 지나치게 나서는 것은 다른 사람의 눈총을 받을 일입니다.

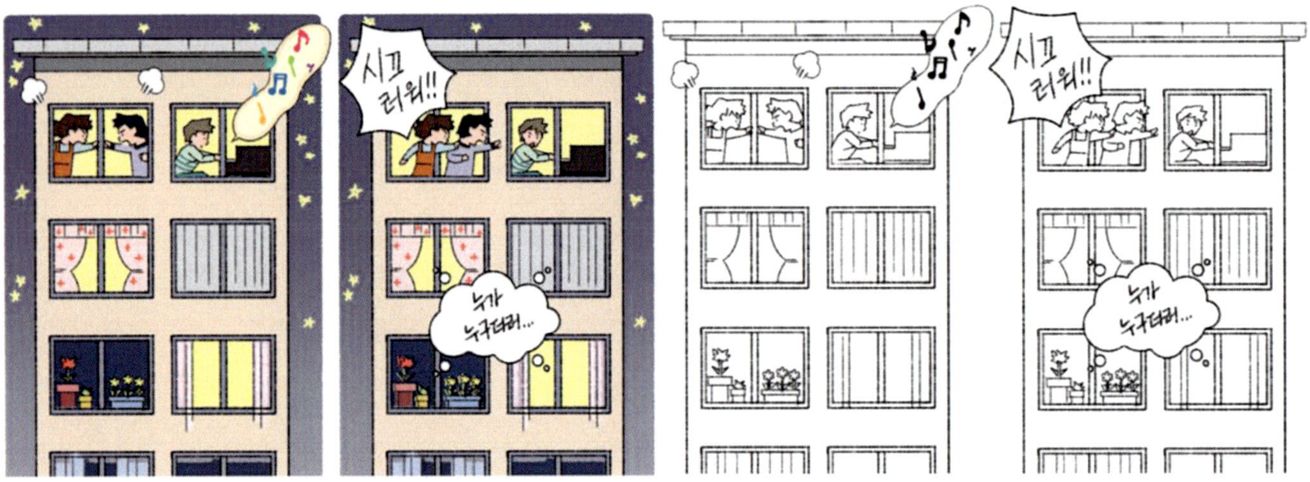

"하루 종일 부부싸움을 하던 윗집이 피아노 연습을 하는 학생이 사는
옆집을 찾아가 호통을 치는군."

여러 사람이 함께 사는 아파트에서 부부가 싸우면 그 소리가 옆집, 아래윗집 다 들려 많은 사람을 불편하게 하죠. 그러던 부부가 밤에 입시 준비로 피아노 연습을 하는 수험생을 시끄럽다고 닦달을 합니다.

부부싸움에 지쳐 있던 이웃들 입장에선 갑갑하겠죠. 더 큰 소란을 밤낮없이 피우던 사람이 시험 준비하는 학생의 피아노 소리도 못 듣겠다고 화를 내니.

㉚ 같은 값이면 다홍치마

• 의미

이왕 같은 값이면 자기에게 이득이 많은 것을 고른다는 뜻입니다.

• 비슷한 속담

같은 값이면 검정소[검정돼지] 잡아먹는다.

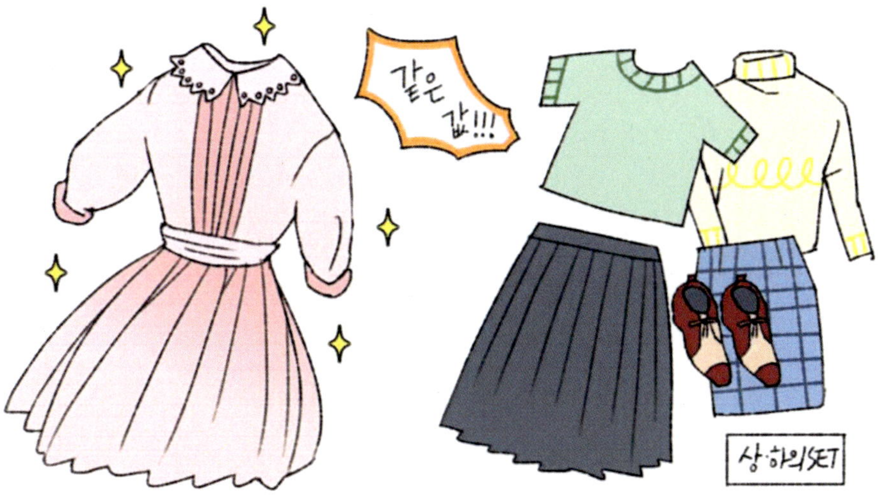

"같은 값이면 난 더 예쁜 것!" "같은 값이면 난 양 많은 것!"

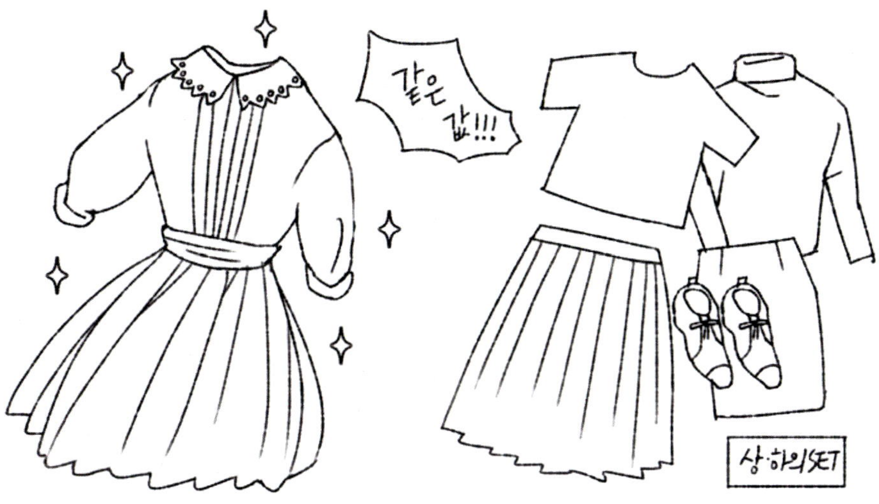

요즘 가성비라는 말을 많이 사용합니다.

같은 값이면 조금 더 성능도 좋고 디자인도 마음에 쏙 드는 물건을 사고 싶죠.

사람마다 보는 시각과 생각이 달라 같은 값에 예쁜 걸 찾는 사람이 있는가 하면 오히려 양 많은 걸 찾는 사람이 있습니다. 근데 양 많은 걸 샀다가 양만 많을 뿐 질이 형편없다면 '싼 게 비지떡이다'라는 속담이 되겠네요.

㉛ 개밥에 도토리

• 의미

개는 도토리를 먹지 않아서 밥 속의 도토리가 따로 남듯이 여러 사람과 함께 어울리지 못하는 사람을 가리키는 말입니다.

• 비슷한 속담

물 위의 기름. 찬물에 기름방울 떠돌 듯.

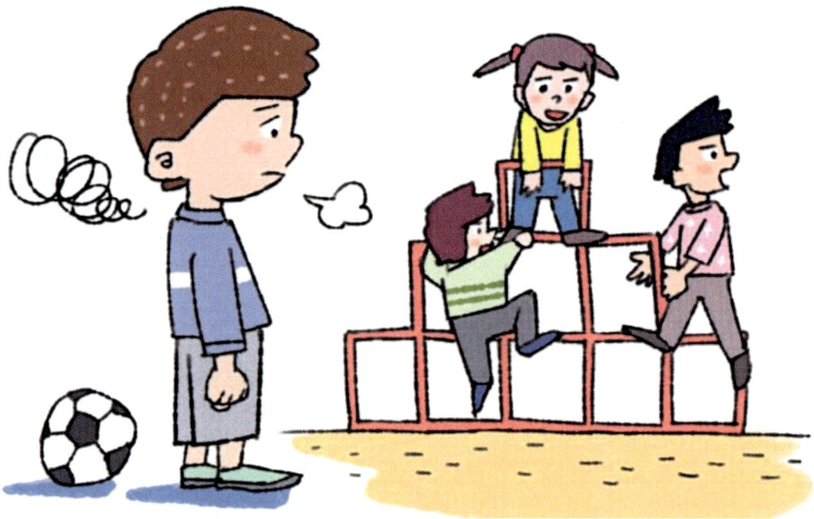

"어디에도 어울리지 못하네."

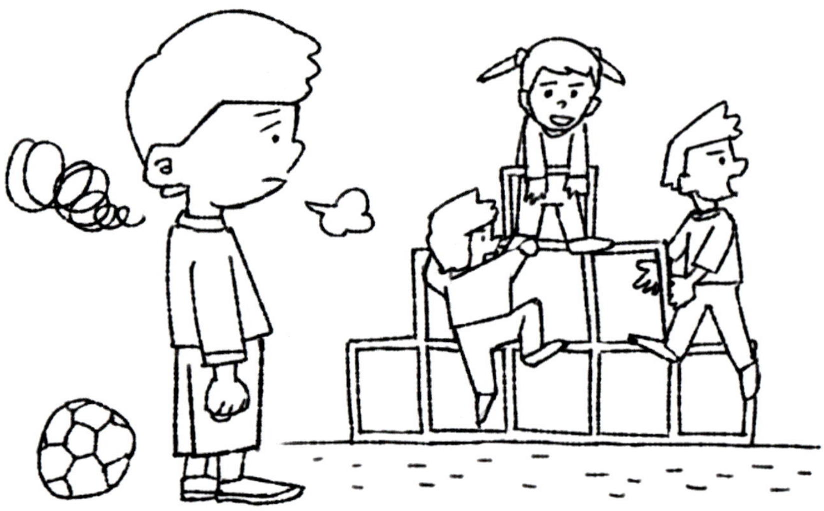

잘 어울리지 못하는 사람들을 이렇게 말하죠.

전학을 갔는데 먼저 학교와 너무 다른 환경에선 모든 일이 낯설고 제대로 이해하지 못해 많은 문제가 발생할 수 있습니다.

그래도 차츰 시간이 지나면서 서로 얼굴도 익히고 말도 주고받으며 적응을 하게 됩니다.

㉜ 고기는 씹어야 맛이고 말은 해야 맛이다

• 의미

마음속의 것은 말을 해야만 알 수 있다는 의미로, 필요한 말이나 행동은 꼭 해야 한다는 뜻입니다.

• 비슷한 속담

말을 안 하면 귀신도 모른다. 벙어리 속은 어미도 모른다.

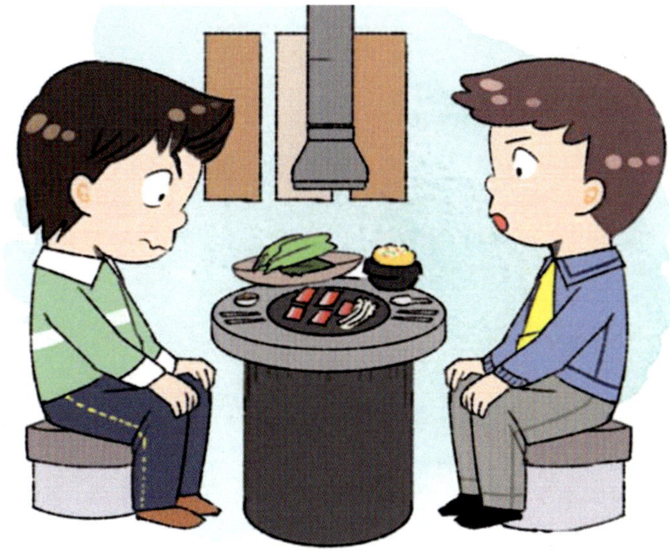

"우물쭈물하지 말고 할 말이 있으면 시원하게 해봐!"

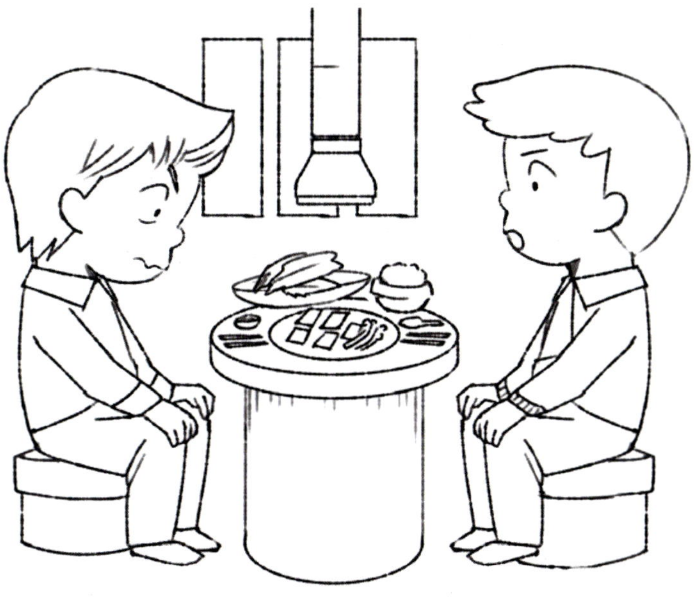

친구끼리 서로 미안한 마음에 꼭 하고 싶은 이야기를 제대로 못 하고 끙끙 앓기만 하는 분들이 계십니다. 그런데 본인의 속마음을 이야기하지 않으면 친구가 알지 못하기 때문에 오히려 관계가 나빠질 수도 있습니다. 그래서 꼭 해야 할 말은 분명하게 해야 상대도 정확하게 인식하고 다음 행동을 할 수 있는 것입니다. 고기를 씹지도 않고 삼키려 들면 고기 맛을 느낄 수가 없겠지요.

㉝ 달면 삼키고 쓰면 뱉는다

• 의미

신의를 돌보지 않고 자기의 이익만을 꾀한다는 뜻입니다.

• 비슷한 속담

추우면 다가서고 더우면 물러선다. 좋은[먹는] 일에는 남이요, 궂은 일에는 일가다.

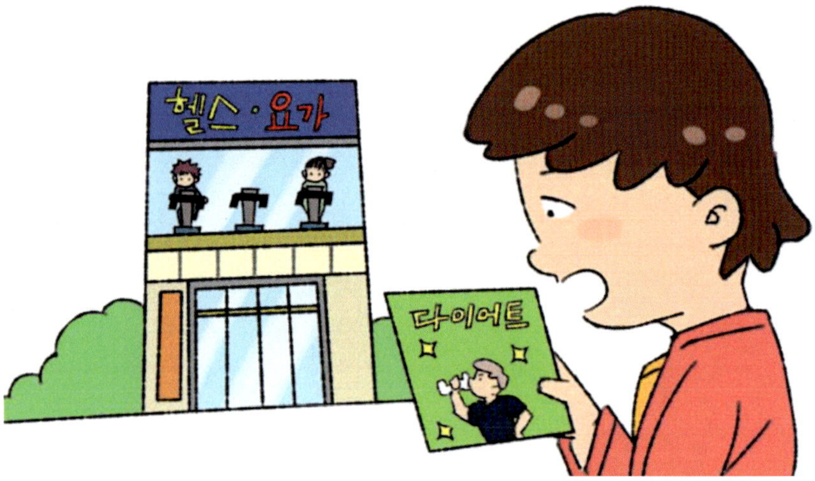

"살이 빠지면 하고 힘들면 안 할래."

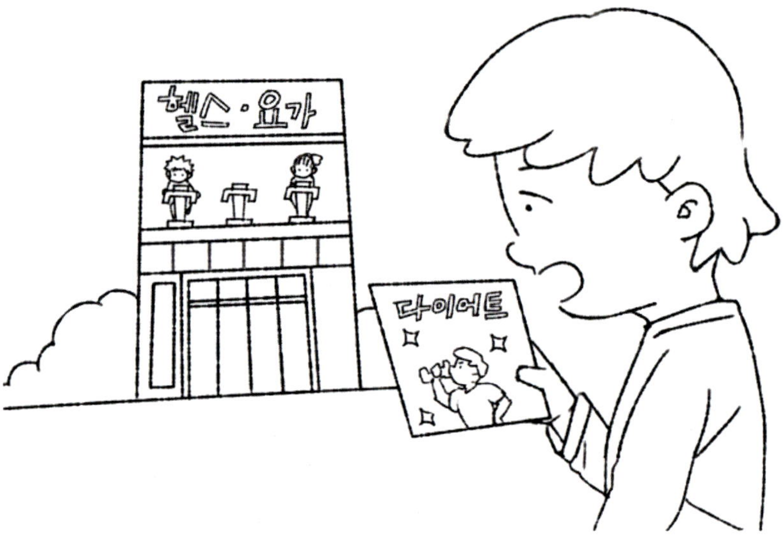

다이어트를 해야 하는데 헬스장 앞까지 가긴 했지만 살이 정말 빠질지 고민입니다. 날도 너무 덥고 오늘은 그냥 가야겠습니다.
건강하기 위해 살을 빼려면 운동을 하든 먹는 걸 줄이든 뭔가를 시작을 해야 하는데 당장의 이익과 편함만을 찾고 있습니다.
한겨울엔 추워서 사람의 체온을 빌리자고 가까이 다가서다가도 여름에 너무 더워 '저리가' 라고 손사래를 치죠.

㉞ 가랑비에 옷 젖는 줄 모른다

• 의미

가늘게 내리는 가랑비는 조금씩 젖어들기 때문에 옷이 젖는 줄을 금방 깨닫지 못한다는 말입니다. 아무리 사소한 것이라도 자꾸 거듭되면 무시하지 못할 일이 된다는 뜻입니다.

• 비슷한 속담

마른 나무 좀 먹듯 한다.

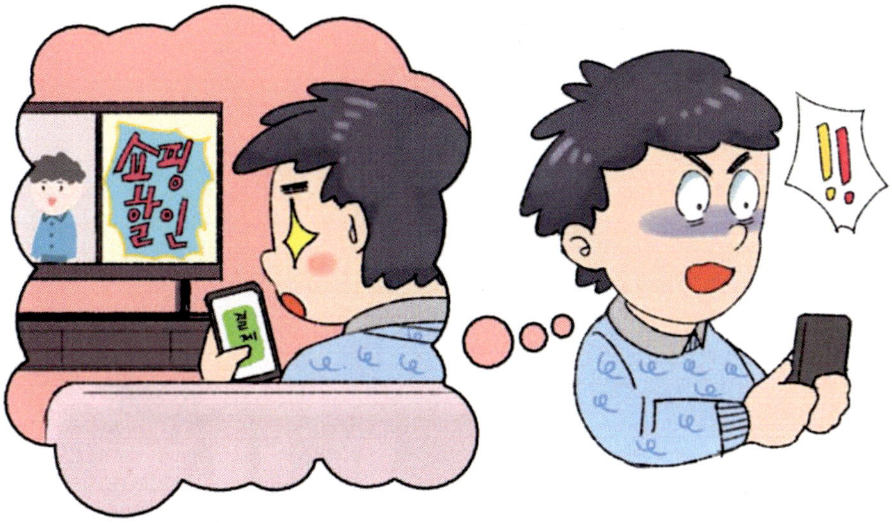

"소액결제 몇 번 했을 뿐인데 한 달 용돈이 모두 날아가다니."

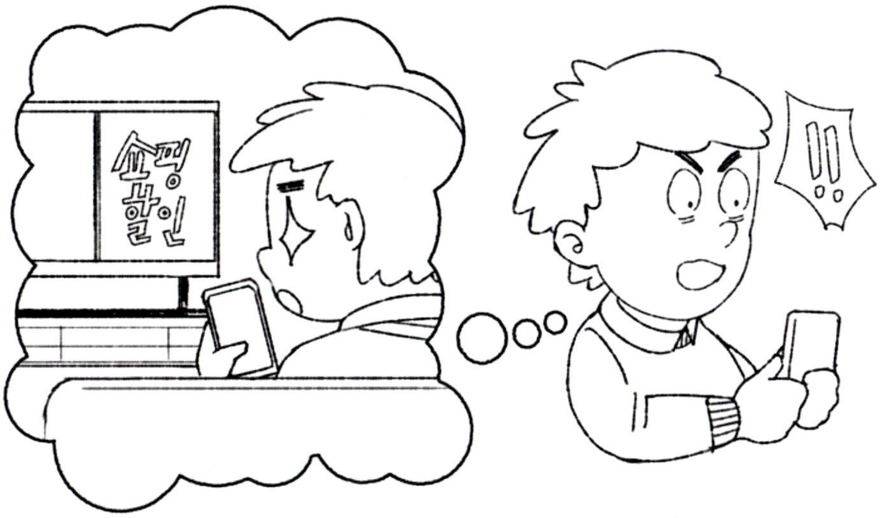

푼돈이라고 이것저것 사다보면 어느새 큰돈으로 부담이 되기도 합니다.

나들이를 가는데 가랑비가 조금 내려 가볍게 생각하곤 비옷이나 우산을 준비하지 않고 나갔다가 가랑비가 그치질 않으니 옷이 젖어 감기에 걸린 적이 있습니다.

가랑비도 조심해야 합니다.

35 그림의 떡

• 의미

아무리 마음에 들어도 차지할 수 없는 경우를 이르는 말입니다.

• 비슷한 속담

그림의 선녀. 꿈에 본 돈 천 냥.

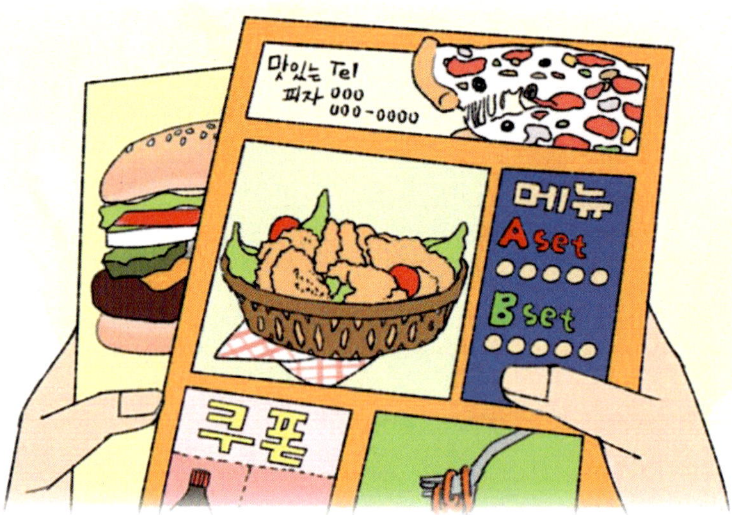

"너무 먹고 싶은데 광고지일 뿐이네!"

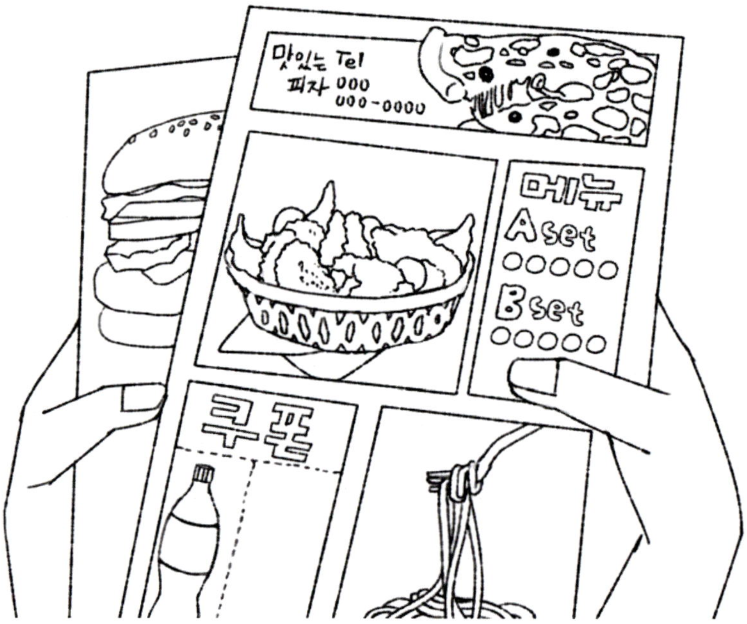

아무리 바라지만 노력만으로 어떻게 할 수 없는 일들이 있지요.
배가 고픈데 돈은 없고 어딜 가서 사정할 수도 없는데 맛있는 음식 광고지만 가지고 배고픔을 달래고 있습니다.

36 간에 기별도 안 간다

• 의미

먹은 것이 너무 적어 먹으나 마나 하다는 뜻입니다.

• 비슷한 속담

간에 차지 않다. 범 나비 잡아먹듯. 누구 코에 붙이려고.

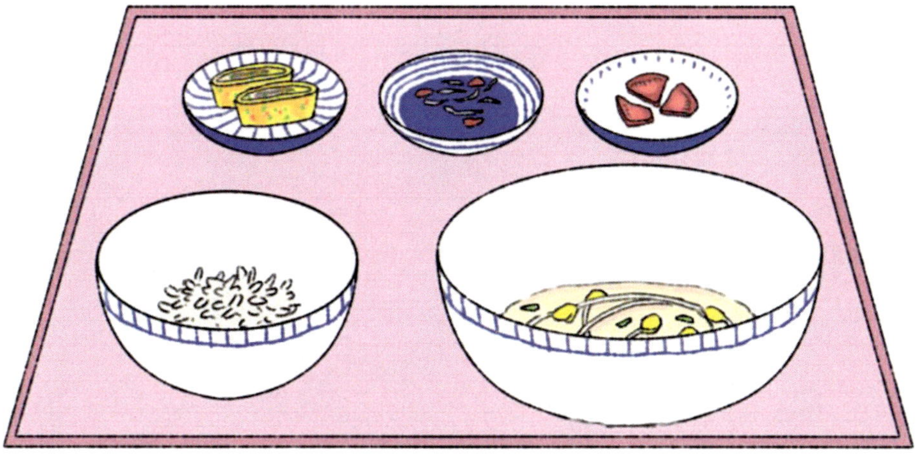

"이걸 먹고 양이 차?"

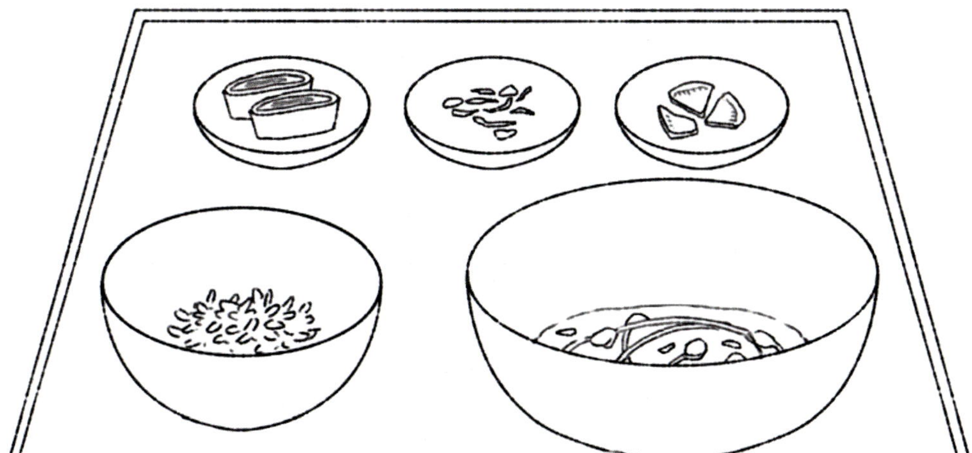

키도 크고 몸집도 황소만 한 천하장사가 구내식당에서 일반 직원들과 같이 식사합니다. 밥을 나눠주는 분이 유도리 없이 동일하게 준다면 그 직원은 배가 부를까요?

회사에서 특별 보너스로 직원들에게 금일봉을 지급했는데 일인당 5천 원씩을 송금했습니다. 이 돈으로 뭘 해야 할까요? 주신 것은 고맙지만 너무 적은 것은 안 주니만 못할 수도 있습니다.

㊲ 구슬이 서 말이라도 꿰어야 보배

• 의미

아무리 좋은 것이라도 쓸모 있게 만들어 놓아야 값어치가 있다는 뜻입니다.

• 비슷한 속담

부뚜막의 소금도 집어넣어야 짜다.

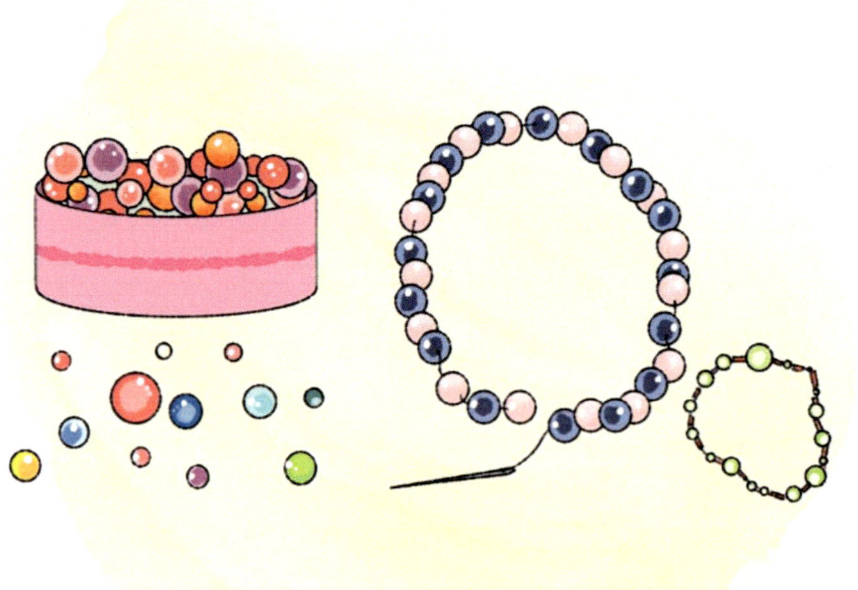

"꿰니까 팔찌도 되고 목걸이도 되네."

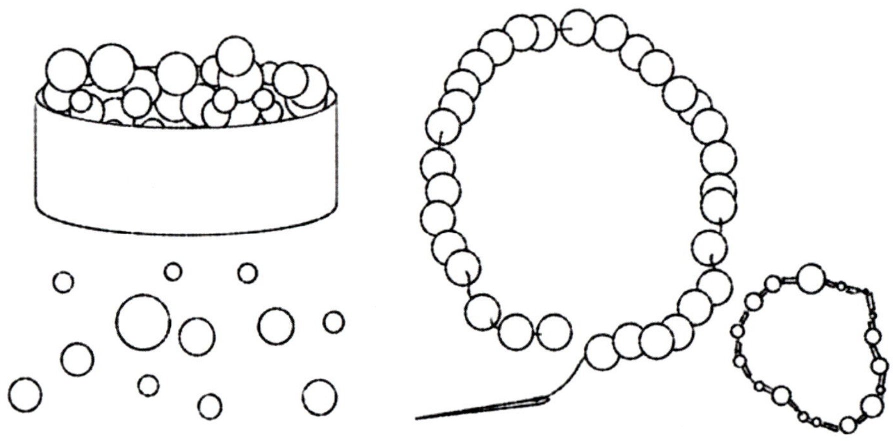

옛날에는 구슬을 만들기 위해 옥이나 짐승의 뼐 등을 갈고 구멍을 뚫고 모두 하나하나 만들어야 했습니다, 그렇게 힘들게 만든 구슬도 실로 꿰지 않으면 아무짝에도 쓸모가 없습니다. 실로 꿰어야 팔찌도 되고 목걸이도 되는 것입니다.

밥을 먹으려고 쌀을 씻어 가마솥에 앉혀놓고 정작 불을 때지 않으면 밥이 되질 않지요.

㊳ 귀에 걸면 귀걸이 코에 걸면 코걸이

• **의미**

정해놓은 것이 아닌데 둘러대기에 따라 이렇게도 되고 저렇게도 된다는 말입니다.

• **비슷한 속담**

귀 막고 방울 도둑질한다.

→ 믿지 못할 사람에게 어떠한 일이나 물건을 맡겨놓고 걱정한다는 뜻입니다.

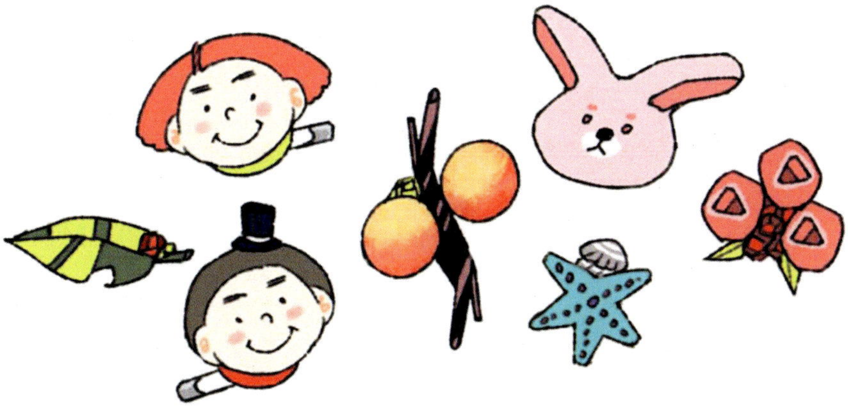

"옷에 달려고 브로치를 샀는데, 아빠는 열쇠고리냐고 하시고,
엄마는 가방에 달 거냐고 하시네."

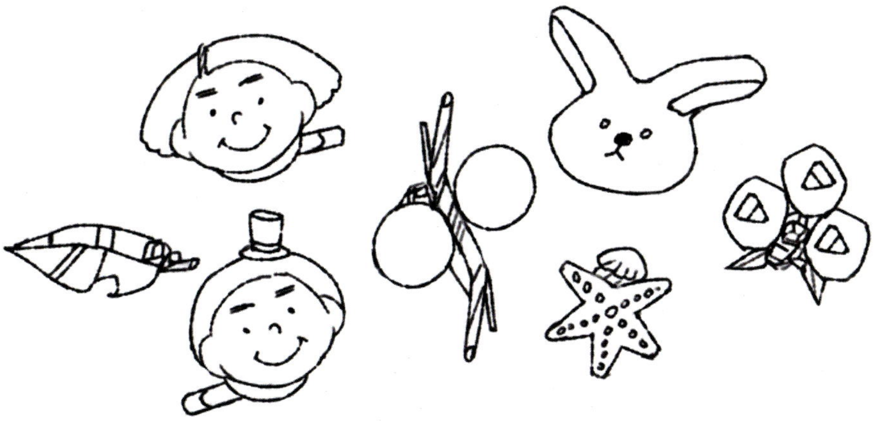

이리저리 자기 마음대로 갖다 붙이는 사람들이 있습니다. 그런 사람들 말에 휘둘리면 정작 '내가 뭘 하려고 했지' 하고 헷갈릴 수도 있습니다.

어떤 사물에 대한 의견이 많이 달랐던 적이 있습니까?

예를 들어 토마토는 과일일까요? 야채일까요?

이것과 비슷한 게 또 무엇이 있을까요? 네, 오이, 가지, 호박들이 있지요.

요즘은 이런 것들을 '과채류'라고 부릅니다.

39 까마귀 날자 배 떨어진다

• **의미**

아무 상관도 없는 일이 공교롭게도 동시에 일어나 어떤 관계가 있는 것처럼 의심을 받게 될 때 쓰는 말입니다.

• **단어 관련 속담**

까마귀가 까치집을 뺏는다. 까마귀도 내 땅 까마귀가 반갑다.

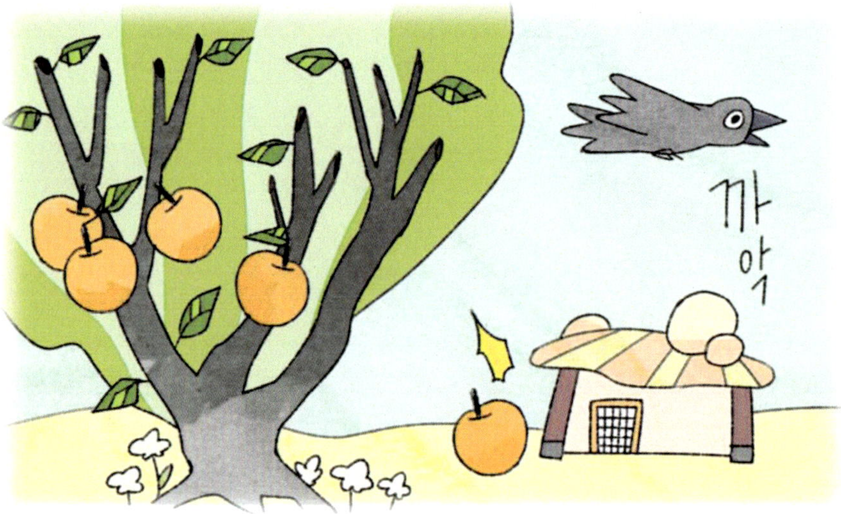

"저 까마귀가 배를 떨어뜨렸네!"

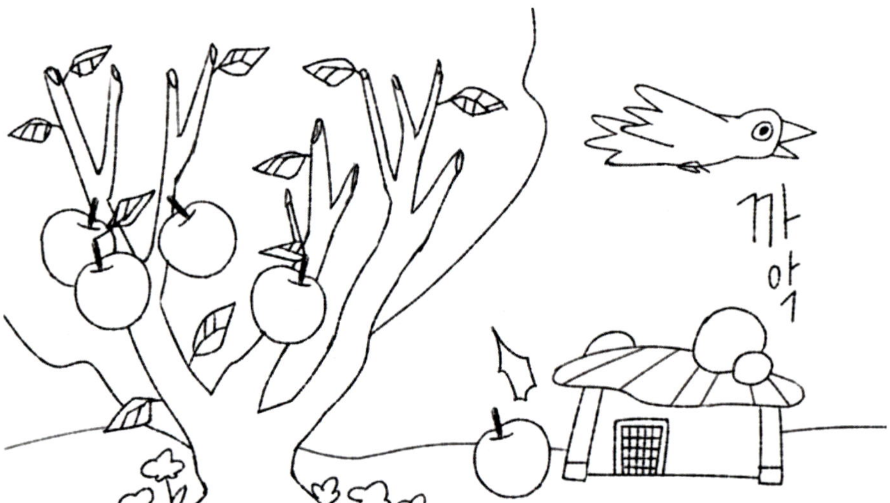

배나무에 앉았다 날아갔을 뿐인데 배가 떨어져 까마귀가 배를 떨어뜨렸다고 오해를 받습니다. 까마귀가 배를 잘 쪼아 배 농사를 망치기도 해 의심의 대상이 된 것도 사실입니다.
동네에서 늘 말썽을 피우던 녀석이 골목을 나오는데 골목 안에서 자동차 사고가 났습니다. 말썽꾸러기와는 전혀 상관없는 일이지만 동네사람들은 말썽꾸러기가 자동차 사고를 냈다고 합니다.

㊵ 꿩 대신 닭

• **의미**

적당한 물건이 없을 때 그보다는 못하지만 그와 비슷한 것으로 대신한다는 뜻입니다.

• **비슷한 속담**

봉 아니면 꿩. 이가 없으면 잇몸으로.

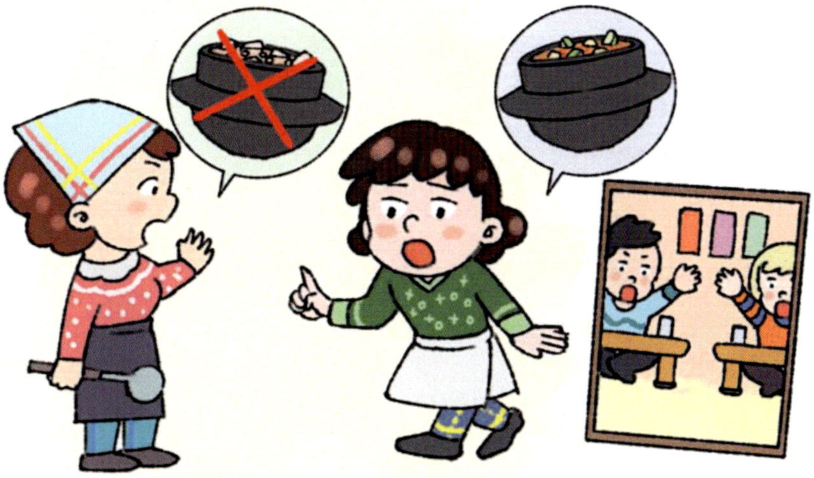

"청국장 재료가 없으면 된장찌개라도 빨리 끓여."

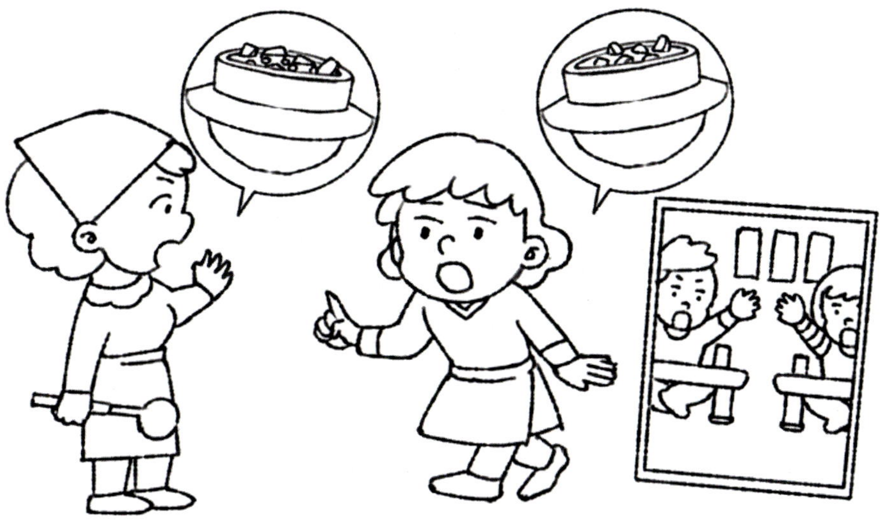

꿩고기는 워낙 맛있지만 잡을 수 있는 게 한계가 있어 양이 많지 않습니다. 그래서 꿩고기가 들어가는 음식에 닭고기를 넣었고, 꿩을 잡아 온 매에게도 꿩고기 대신 닭고기를 먹였답니다. 오랜만에 친구들과 1호집이란 맛집을 갔는데 그 집이 오늘 휴무라 그 옆의 2호집으로 바꿨습니다. 먹고 싶은 것은 1호집 소불고기 인데 아쉽게 2호집에서 삼겹살을 먹었습니다.

㊶ 꿩 먹고 알 먹기

• **의미**

한 가지 일로 많은 이익을 얻는 경우를 말합니다.

• **비슷한 속담**

도랑 치고 가재 잡는다. 누이 좋고 매부 좋고. 임도 보고 뽕도 따고.

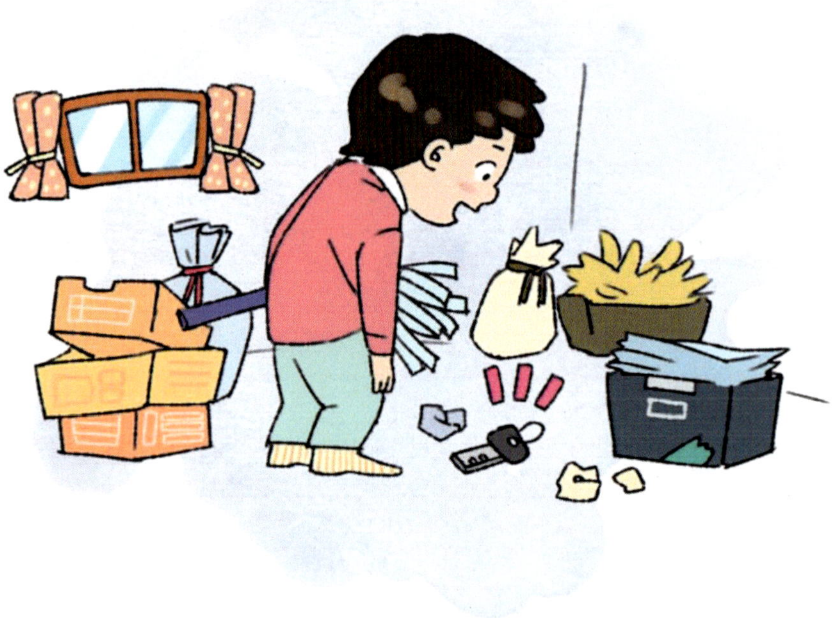

"오랜만에 방 청소를 하고나니 잃어버렸던 자동차 열쇠를 찾았네."

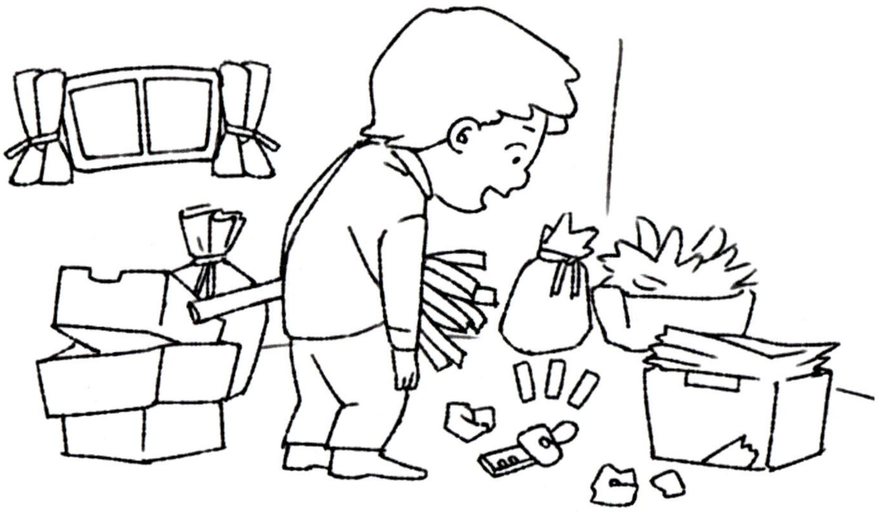

꿩도 맛있는데 꿩의 알도 먹을 수 있다면 얼마나 좋을까요?

이렇게 운이 좋았던 일이 있습니까?

오랜만에 방 청소를 하고 깨끗해졌는데 잃어버린 자동차 키도 찾고, 흩어져 있던 동전도 찾아 기분이 아주 좋습니다.

㊷ 내 코가 석자

• 의미

내 사정이 급해서 남을 돌볼 여유가 없다는 뜻입니다.

• 비슷한 속담

내 코가 닷 발.

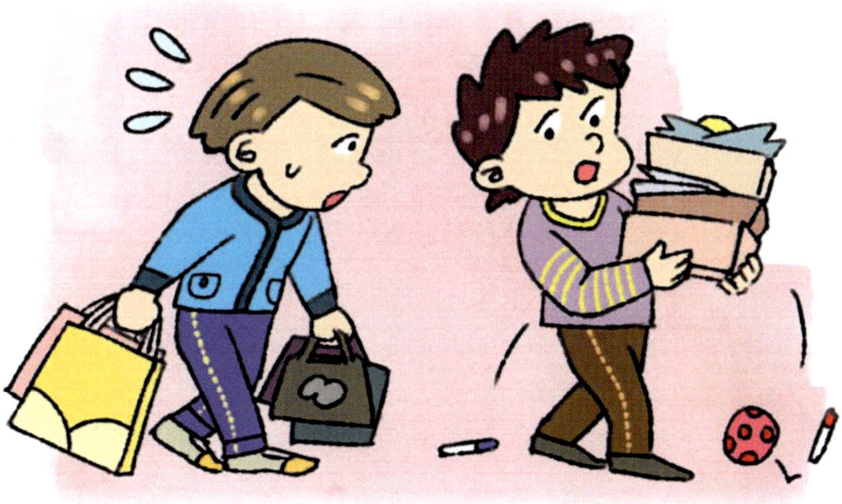

"나 좀 도와줄 수 있어?"　　"미안해, 나도 힘들어."

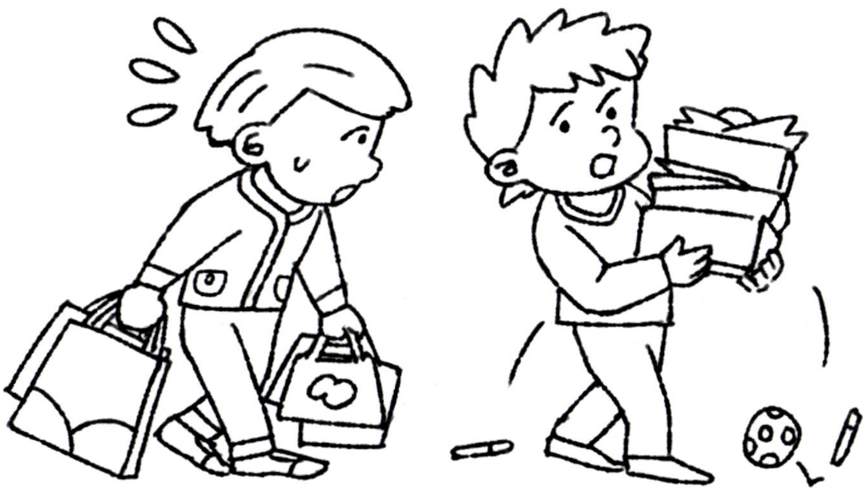

당장 내 사정이 너무 화급합니다. 손에 바리바리 짐을 들고 가는데 친구가 자기 짐 무겁다고 도와 달라네요.

사회 생활하면서 이런 일 많이 겪으셨지요?

자기가 겪은 일을 말씀해 보실 분이 계시나요?

㊸ 다 된 죽에 코 빠뜨린다

• 의미

거의 다 된 일을 끝판에 망치게 되었다는 말입니다.

• 비슷한 속담

다 된 밥에 재 뿌리기.

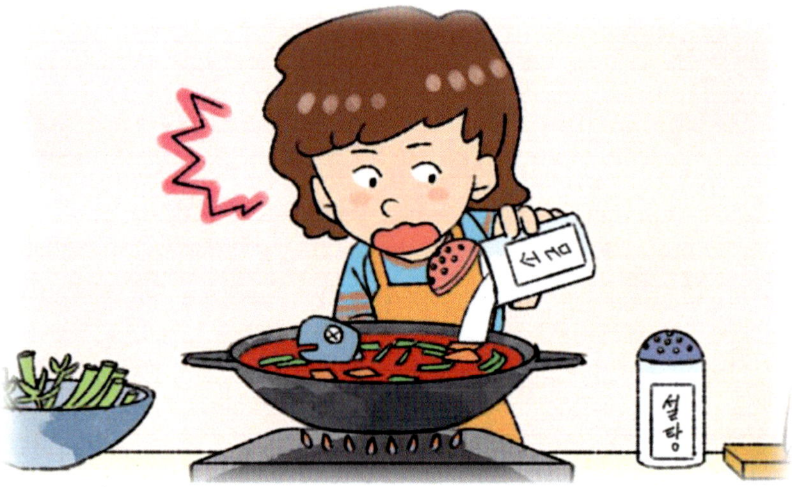

"다 된 국에 소금 간을 한다는 게 뚜껑이 열려 잔뜩 넣어버렸어.

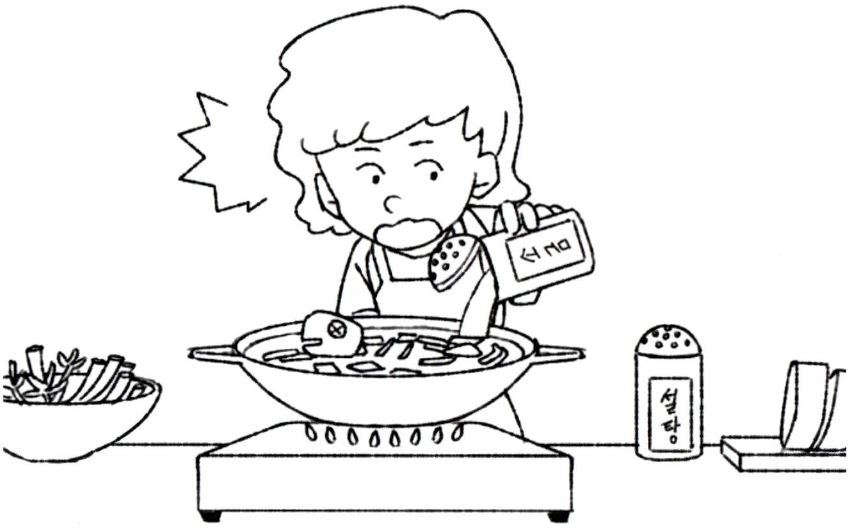

음식을 만들다 마지막에 소금이나 조미료를 너무 많이 넣어 먹을 수 없게 된 경우가 있으시죠? 다 된 죽, 이제 국자로 퍼서 먹기만 하면 되는 데 다 버리고 다시 해야 하네요.
이런 일이 있으셨던 어르신 이야기해보시겠습니까?
고생해서 자료를 다 입력했는데, 아! 갑자기 정전이 되어 미리 저장하기 전에 자료는 모두 다 날아가 버렸네요.

44 닭 잡아먹고 오리발 내민다

• 의미

옳지 못한 일을 저질러 놓고 엉뚱한 수작으로 속여 넘기려 한다는 뜻입니다.

• 비슷한 속담

시치미를 잡아뗀다. 가지 따 먹고 오이 수 센다.

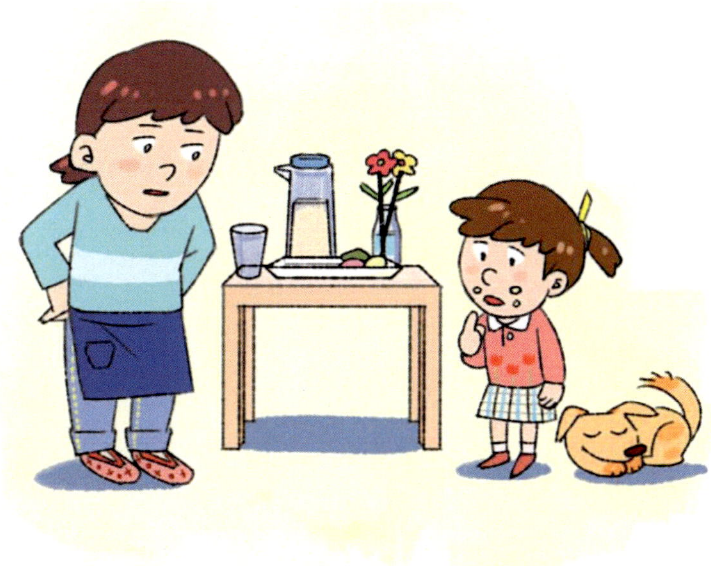

"식탁 위에 있던 떡을 누가 먹었어?"　　"사탕 여기 있어요."

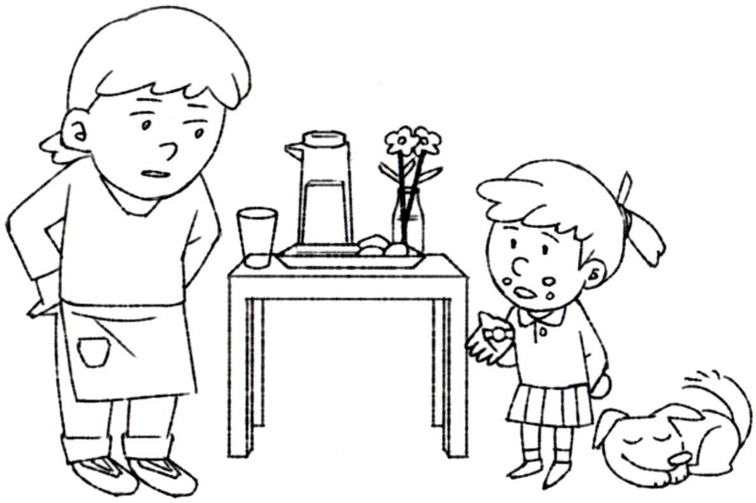

닭을 잡아먹었는데 닭 주인이 "너 우리집 닭 잡아먹었지?" 하니 "난 닭 안 먹었는데" 하며 오리발을 내미는데 배 속에 있는 닭고기를 확인할 수 없으니 닭 주인은 답답하죠.
시치미는 매의 꽁지깃 중간에 달아놓은 누구의 매라는 이름표입니다. 길을 잃은 매를 잡아 시치미를 떼버리곤 매의 주인이 찾으러 오니 자기 매라면서 거짓말을 하니 매주인은 시치미가 없는 매를 누구 매인지 모르게 됩니다.

㊺ 도둑이 제 발 저리다

• 의미

죄를 지으면 마음이 편치 않아 불안함이 겉으로 드러난다는 뜻입니다.

• 비슷한 속담

도둑놈이 제 발자국에 놀란다. 도둑이 포도청 간다.

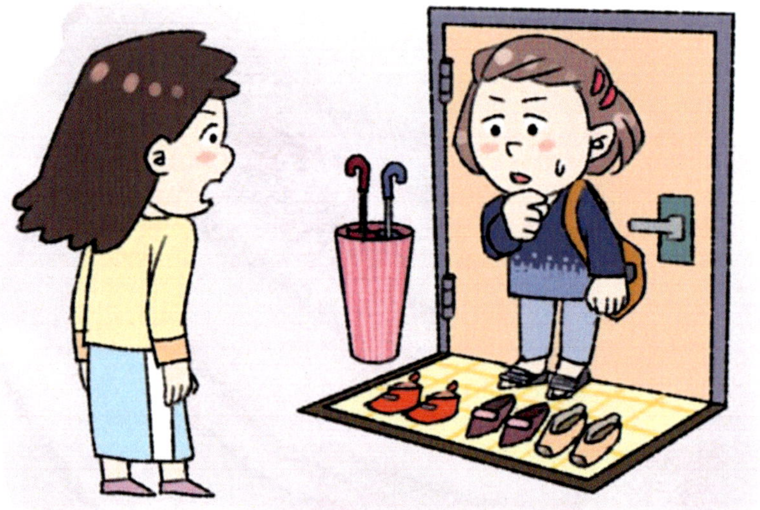

"나 네 신발 신고 나간 적 없어."　　"누가 물어봤어?"

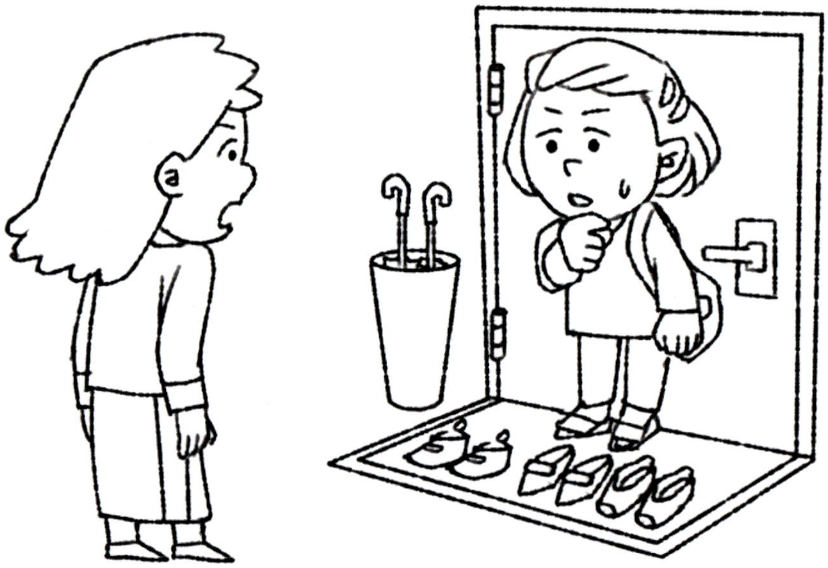

뭔가 잘못을 한 사람은 내심 들킬지 모른다는 불안감에 이상한 행동을 하게 마련입니다. 동생이 아끼는 신발이 안 보이네요, 언니가 먼저 안 신었다고 말을 합니다. 동생은 그 신발을 찾은 게 아닌데 언니가 제발 저려 먼저 신을 안 신었다고 이야기를 하네요.

㊻ 등잔 밑이 어둡다

• **의미**

가까이에 있는 것을 도리어 알아보지 못한다는 뜻입니다.

• **비슷한 속담**

업은 아이 삼 년 찾는다. 도회 소식 들으려면 시골로 가라.

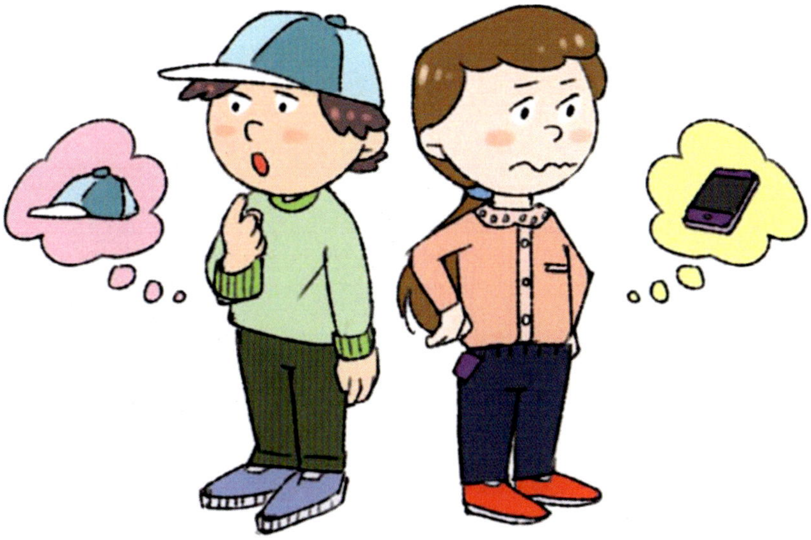

"머리에 모자 쓴 줄도 모르고 온종일 찾았네."

"나는 주머니에 핸드폰을 넣고 하루 종일 찾았어."

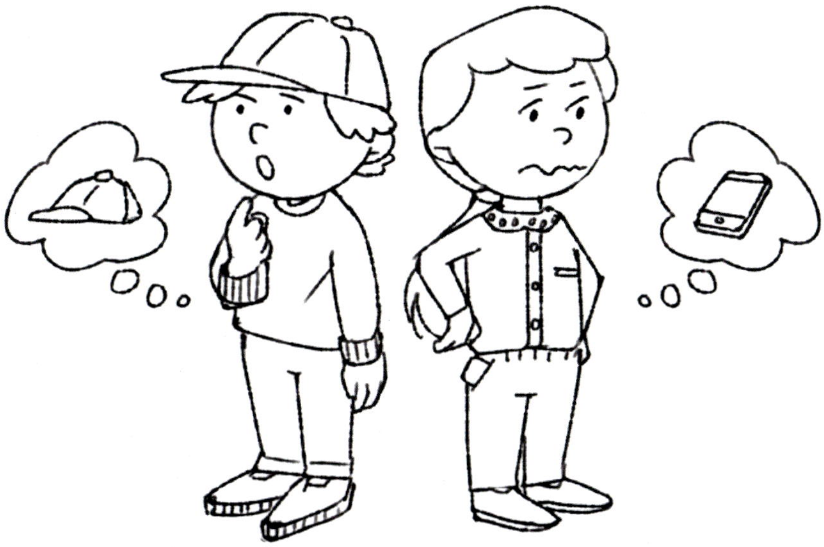

핸드폰을 호주머니 안에 넣어두고는 핸드폰 어디로 갔지 하고 찾아본 적 있으시죠?
가까이 두고는 찾지를 못하고 난감해 하다가는 찾고는 깜짝 놀라기도 하죠.
어르신 업은 아이 삼 년 찾듯이 찾아보신 적 있으세요?
이야기해 보실 분이 계신지요?

47 마른하늘에 날벼락

- **의미**

뜻하지 아니한 상황에서 뜻밖에 당하는 재난을 가리킬 때 씁니다.

- **비슷한 속담**

아닌 밤중에 홍두깨.

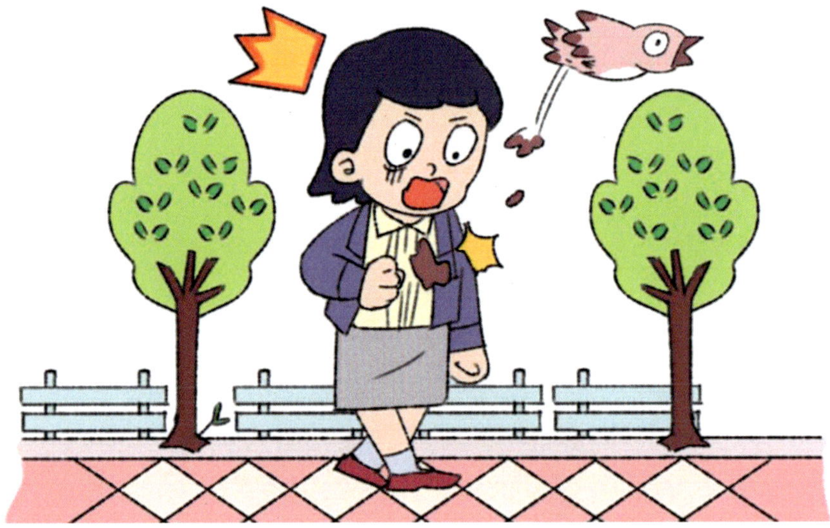

"한껏 멋을 내고 외출하는데 날아가는 새의 새 똥을 맞았어."

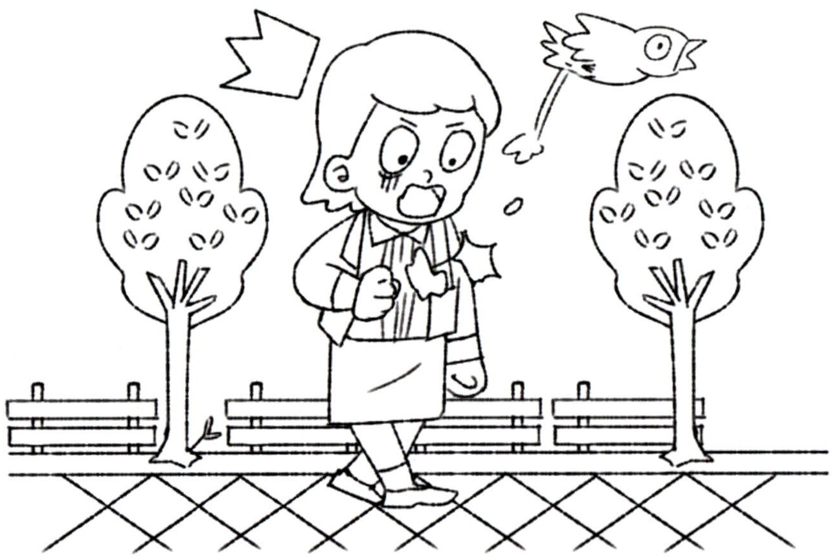

예쁘게 차려 입고 친구를 만나러 가는데 하늘에서 새똥이 떨어져 옷에 묻었습니다.
이럴 어쩌죠!
요즘은 길을 가다가 갑자기 차가 인도로 치고 올라오는 경우가 있습니다.
안전을 위해 조심을 해야 하는데 예상하기 힘든 일은 어떡할 수가 없죠.

㊽ 말 한 마디로 천 냥 빚을 갚는다

• **의미**

말만 잘하면 어려운 일도 해결할 수 있고, 말을 잘 못하면 큰 손해가 될 수도 있다는 뜻입니다.

• **비슷한 속담**

천 냥 빚에 말이 비단. 혀 아래 도끼 들었다.

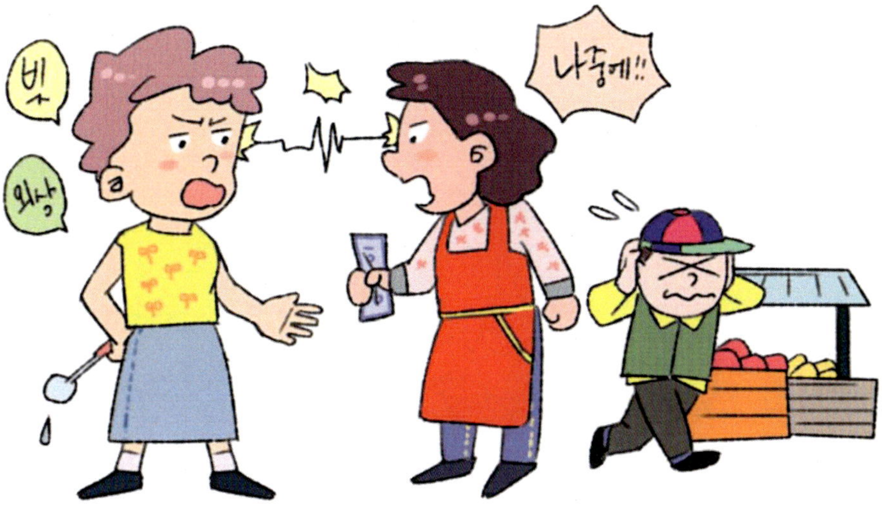
빚
외상
나중에!!

"갚기로 약속한 날짜도 지났건만 왜 이리 화를 내니?"

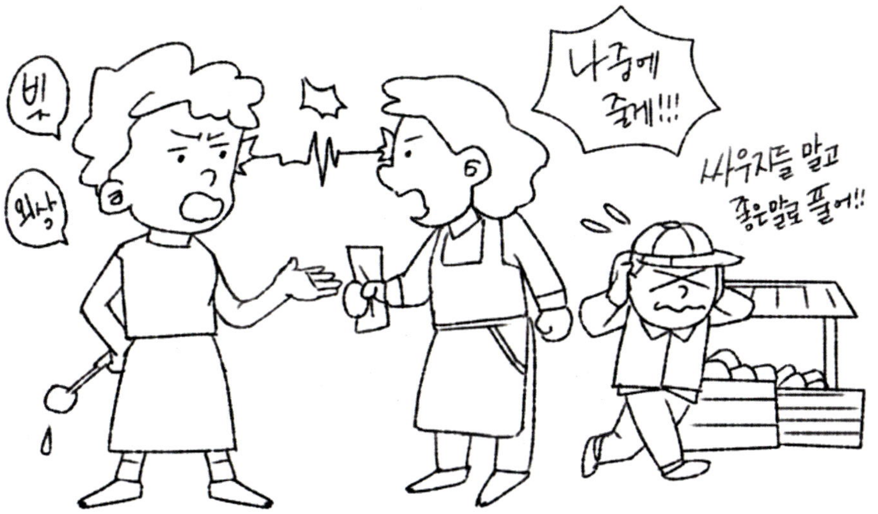
빚
외상
나중에 줄게!!!
싸우지들 말고 좋은말로 풀어!!

아무리 친한 사람들도 듣기 싫은 자극적인 말을 하면 서로 불편한 관계가 되기도 합니다. 때와 장소에 따라 적절하게 말을 잘하면 인간관계에 큰 도움이 됩니다.

말 한마디 잘해서 도움을 받은 적이 있었나요?

49 목구멍이 포도청

• 의미

먹고살기 위해서라면 범죄나 체면에 어긋나는 일까지도 하게 된다는 말입니다.

• 비슷한 속담

개도 사흘을 굶으면 몽둥이를 무서워하지 않는다.

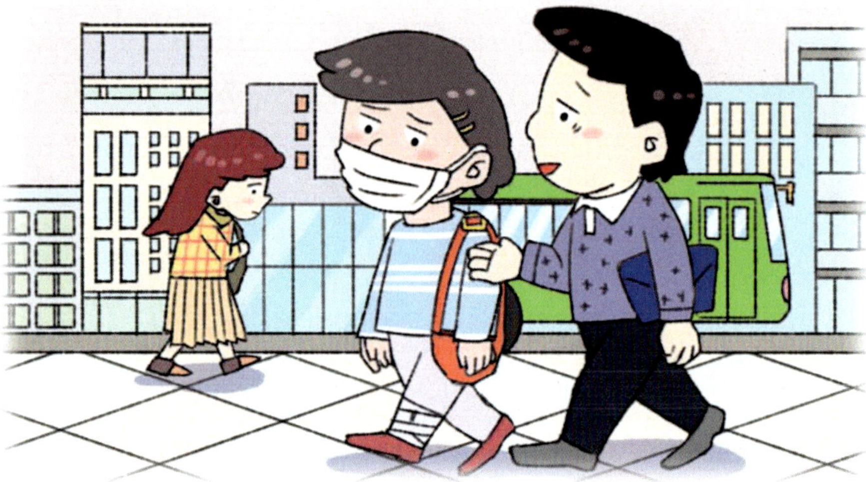

"요즘 미세먼지 때문에 출퇴근이 어려워." "통장이 우니 일은 해야겠는데!"

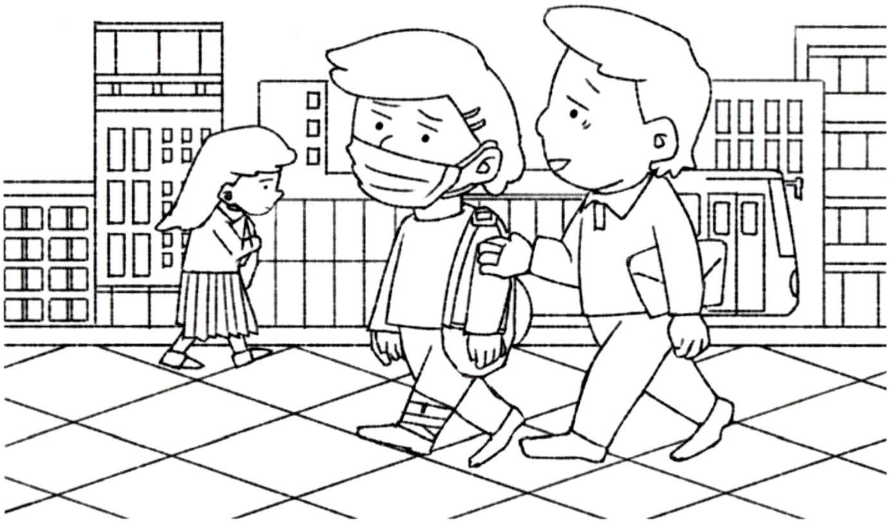

하기 싫고 몸도 피곤하지만 어쩔 수 없이 해야 될 때가 있지요.
누구나 자기가 하고 싶은 일을 하고, 돈도 많이 벌고 그러기를 바라지만 실상 그런 일은 없습니다. 당장 배가 고파 남의 집 음식을 훔쳐 먹으면 포도청에 잡혀가 곤장을 맞을 수밖에 없습니다. 그럼에도 사람의 본능은 당장 목구멍으로 음식을 넣어줘야 하니 눈앞의 음식은 가까워 당장 목구멍에 넣고 나니 포도청 곤장이 바로 따라붙네요.

50 원숭이도 나무에서 떨어진다

- **의미**

아무리 익숙하고 잘하는 사람도 가끔 실수할 때가 있다는 뜻입니다.

- **비슷한 속담**

방바닥에서 낙상한다. 입 안의 혀도 깨물 날 있다.

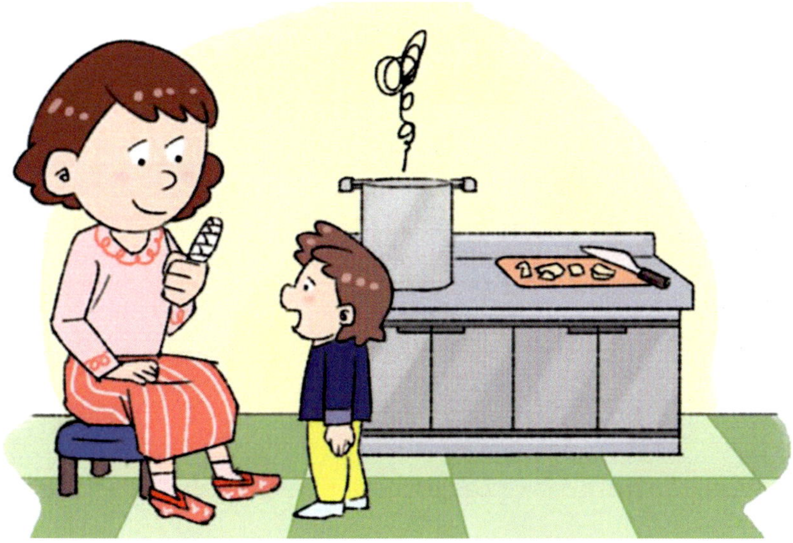

"엄마도 요리하다가 다칠 때가 있어?"

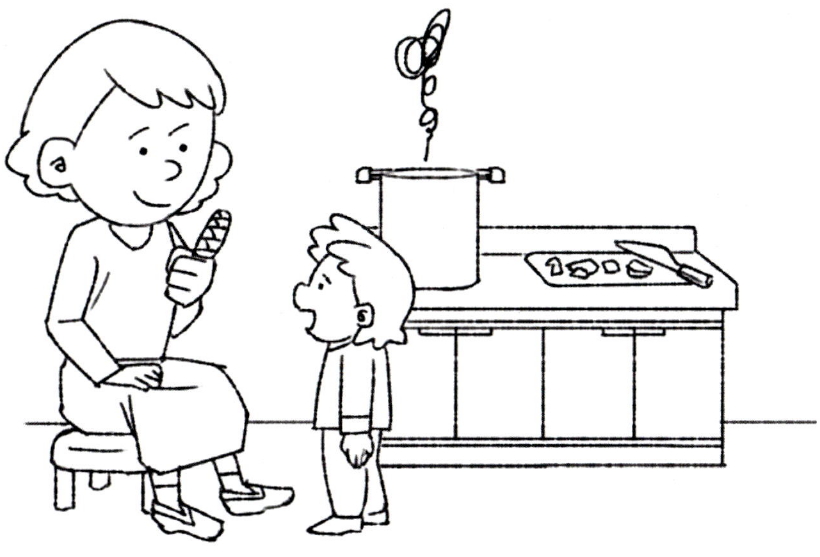

아무리 요리 전문가라 해도 실수를 하기도 합니다.
너무 잘하는 일이라 교만하면 안 됩니다. 꼭 그런 일에서 사고가 나기 마련입니다.
어머니가 요리를 하다 칼에 베였네요. 매일 칼을 사용하지만 깜박 실수를 하셨네요.
어르신 잘하시는 일을 하시다 엉뚱하게 실수를 하신 적 있으신가요?

51 백지장도 맞들면 낫다

• **의미**

여럿이 힘을 모아서 하면 더욱 큰 힘을 낼 수 있다는 것을 말합니다.

• **비슷한 속담**

손이 많으면 일도 쉽다. 개미 천 마리면 바위도 굴린다.

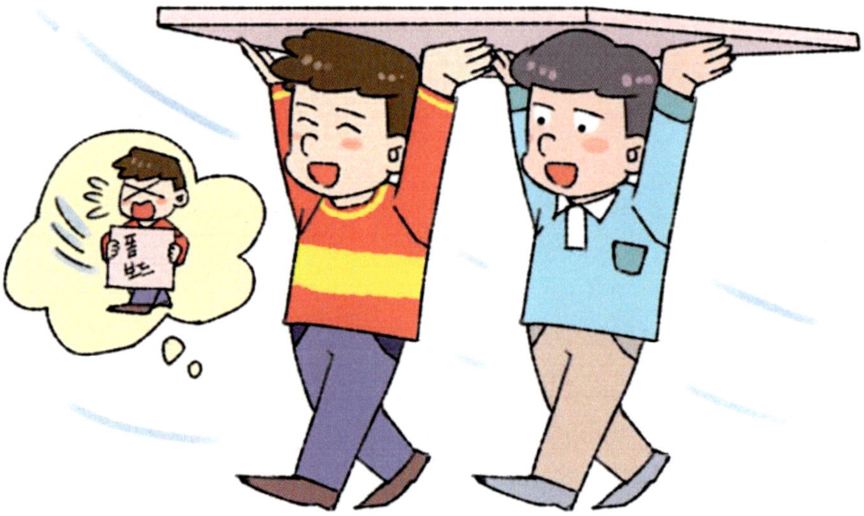

"별거 아니라도 둘이 하니까 더 수월하네!"

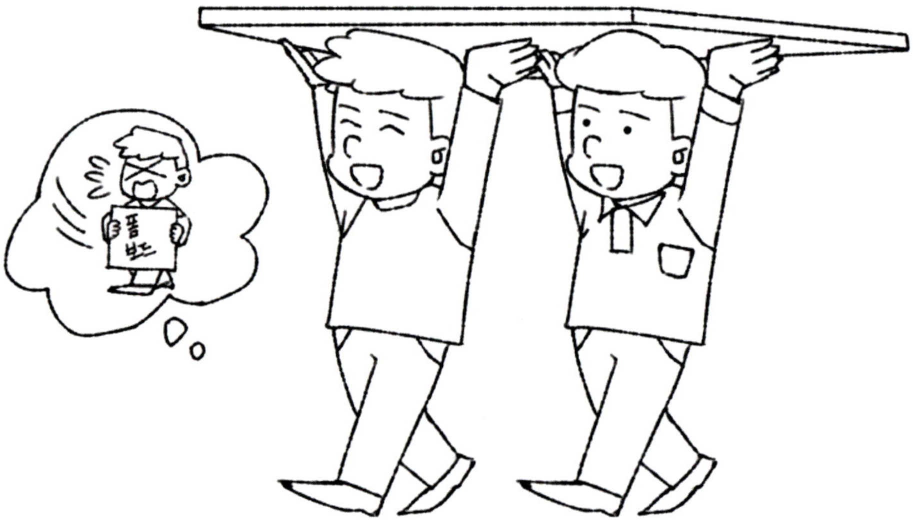

여러 사람이 함께 하면 아무리 어려운 일도 쉽게 할 수 있습니다.
아주 가벼운 스티로폼을 친구와 같이 들고 갑니다. 함께 들고 가니 힘이 들지 않겠죠?
어르신 여러 사람의 도움으로 어려움을 쉽게 해결한 일이 있으세요.

52 벼룩에 간을 빼 먹는다

• 의미

가진 것 없고 불쌍한 사람에게서 이익을 챙기려 드는 것을 이르는 말입니다.

• 비슷한 속담

코 묻은 떡도 빼앗아 먹는다. 마른 오징어도 쥐어짜면 물이 나온다.

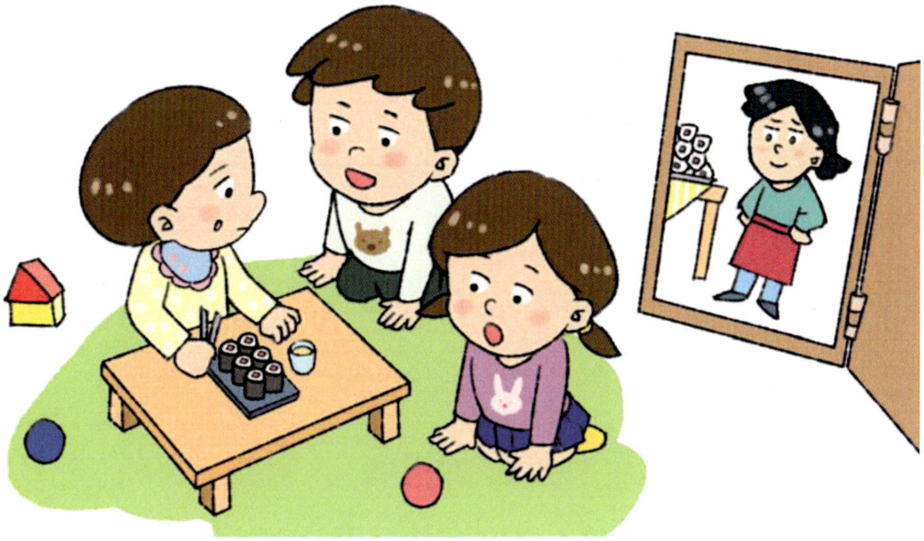

"햄만 빼 먹어도 돼?"

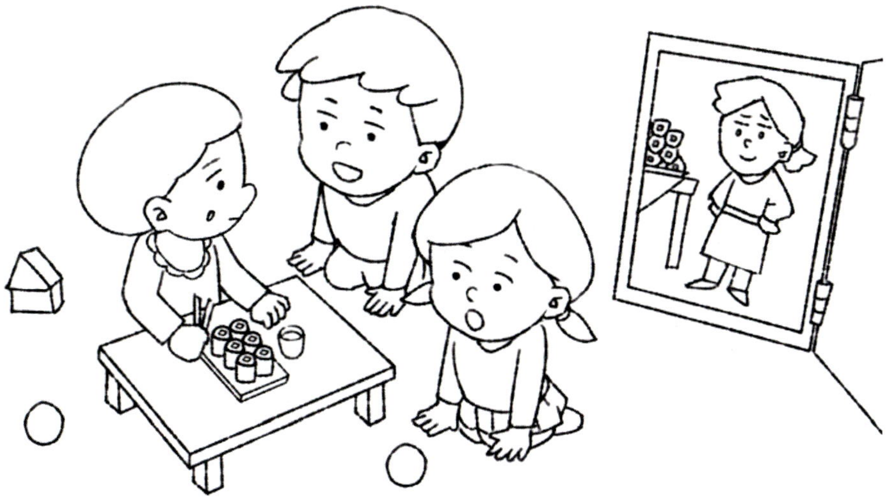

동생은 입이 작아 김밥에 들어가는 햄도 조금인데 형과 누나가 그것을 빼어 먹으려고 합니다. 코가 묻은 음식은 더러워 안 먹는데 그 코 묻은 떡도 빼어 먹는 사람이 있답니다.

㊸ 보기 좋은 떡이 먹기도 좋다

• 의미

내용뿐만 아니라 겉모양도 좋아야 더 나음을 이르는 말입니다.

→ 어머니가 “송편 예쁘게 빚으면 예쁜 딸 낳는다.”라고 하신 말씀이 생각납니다.

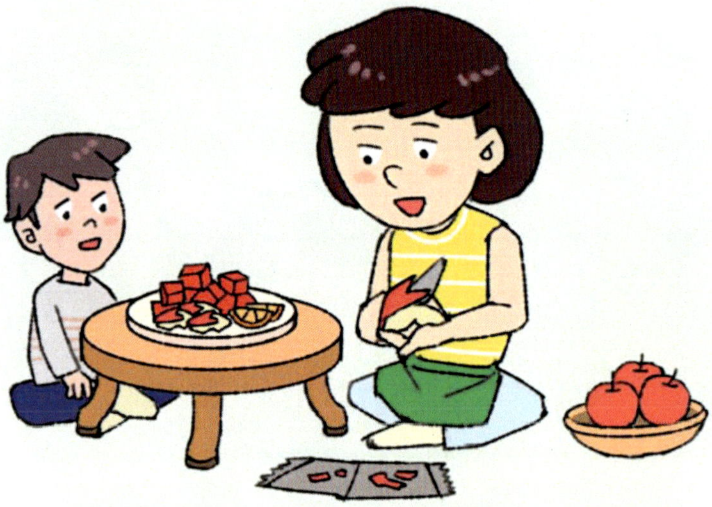

“그냥 껍질만 벗겨서 먹으면 안 돼?”   “음식은 눈으로도 먹는다는 말이 있잖아.”

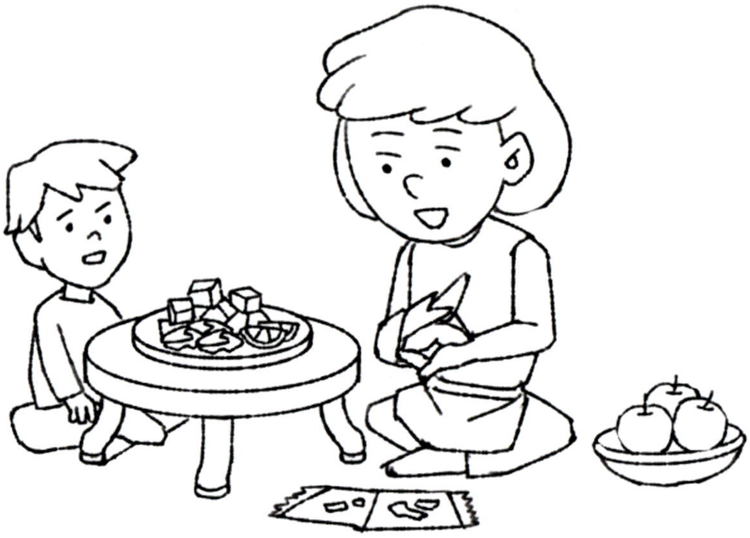

맛이 좋아도 겉모양이 보기 싫으면 아무래도 손이 안 가죠.

우리나라의 ‘떡살’은 떡의 모양을 예쁘게 하는 것인데 절편을 예쁘게 찍어서 만들면 보기 좋고 맛도 좋지요.

엄마가 아이가 먹을 사과를 예쁘게 깎고 있습니다. 아이는 그냥 먹고 싶지만, 엄마는 예쁘게 모양을 만들어주십니다.

54 빛 좋은 개살구

• 의미

별 볼 일 없는 것이 겉만 번지르르한 것을 이르는 말입니다.

• 비슷한 속담

속 빈 강정.

• 반대 속담

뚝배기보다 장맛.

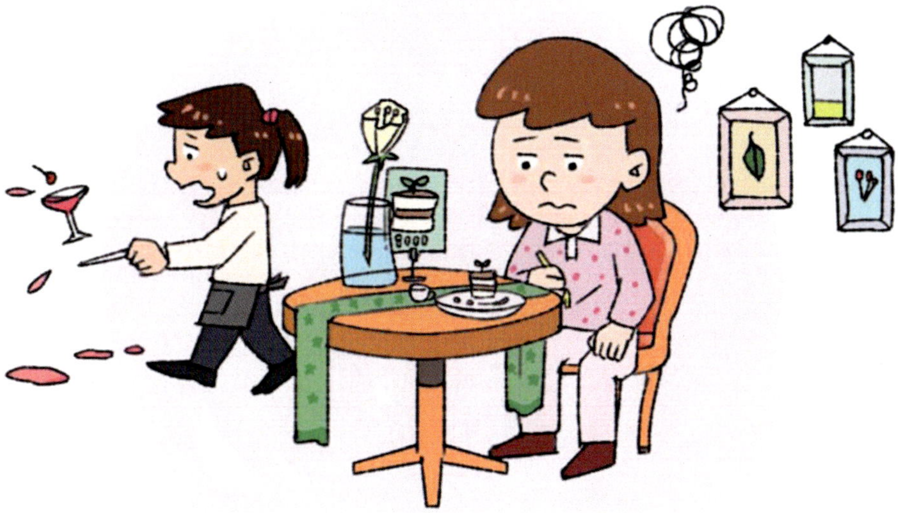

"인테리어가 예쁜 가게라서 들어가 봤는데 맛과 서비스가 영 별로야."

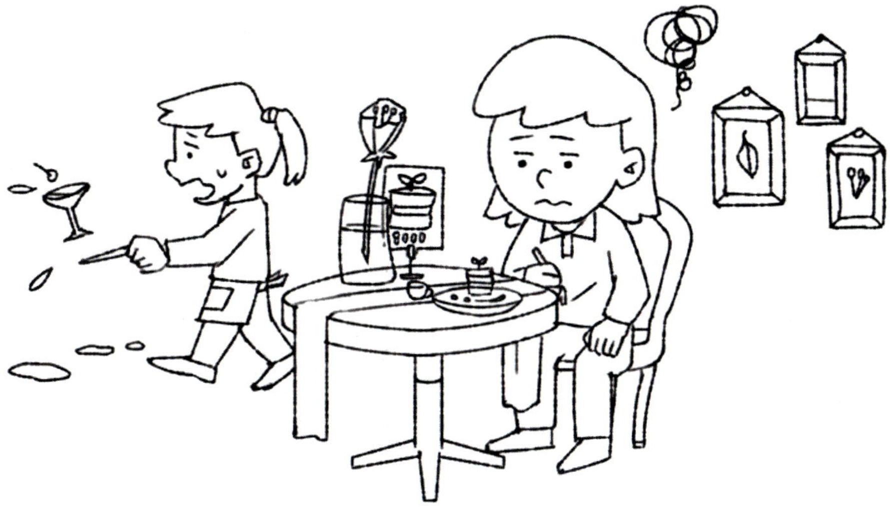

처음 보는 식당이 인테리어가 너무 예뻐 들어갔는데 음식은 형편없네요.
'공갈빵'이라고 아시죠?
크기는 작은 수박만 한데 막상 먹으려면 속이 텅텅 비어 있어 양은 조금 밖에 안 됩니다. 그래서 이름을 '공갈빵'이라고 붙였나 봅니다.
어르신은 이 속담 같은 일을 겪은 적이 있으신가요?

55 사공이 많으면 배가 산으로 간다

• **의미**

참견하거나 관여하는 사람이 많으면 일을 온전히 하기 힘들다.

• **비슷한 속담**

어느 장단에 춤을 추라는 건지. 목수가 많으면 집이 무너진다.

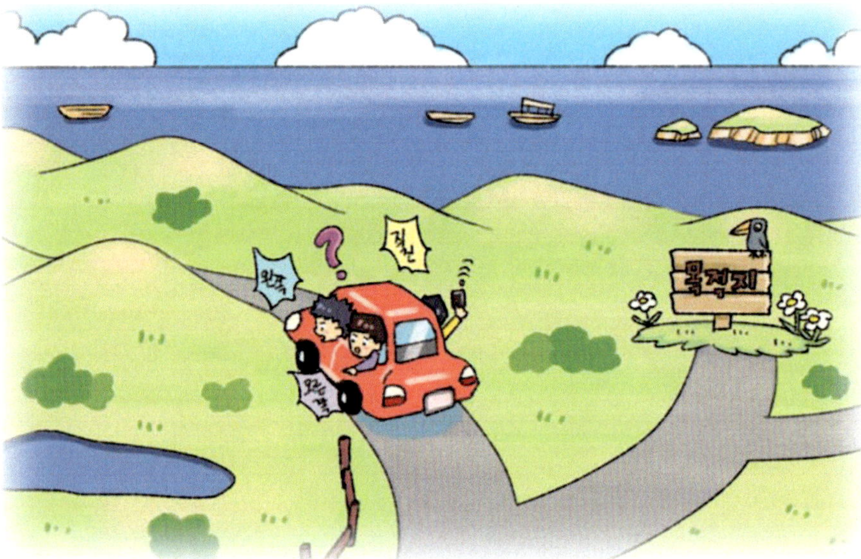

"길은 한 사람만 찾도록 하자."

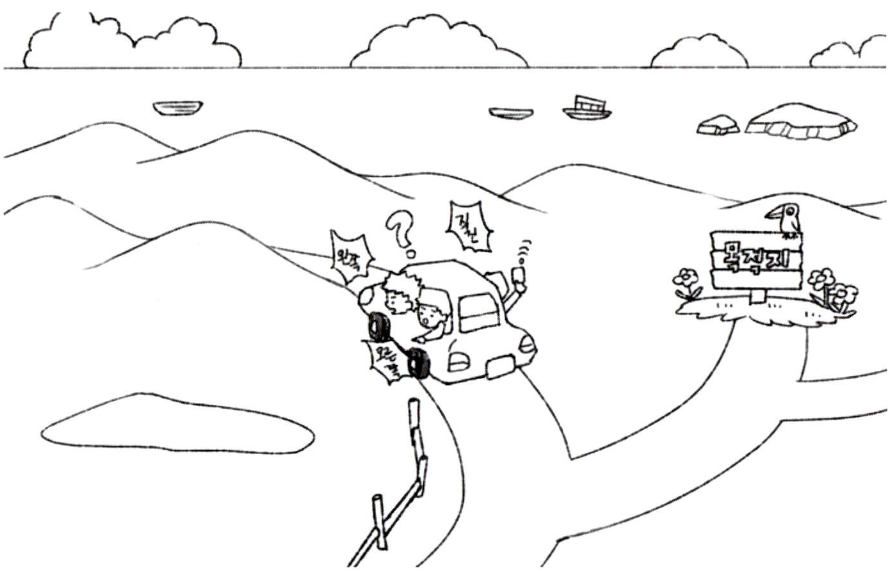

일을 하는 데 백지장도 맞들면 쉽게 하지만 참견을 하거나 관여하는 사람이 많으면 그것에 맞추다 보니 일이 엉뚱한 방향으로 가기도 합니다.

배가 바다로 가야 하는 데 이 사람 저 사람의 말참견으로 방향을 제대로 잡지 못해 산으로 가고 있습니다, 이런 경험은 다들 많으시죠? 아시는 사례가 있으시면 이야기해 보실까요.

56 서당 개 삼년이면 풍월을 읊는다

• 의미

어리석은 사람도 훌륭한 사람 곁에 오래 있다 보면 저절로 얻어 배우거나 영향을 받게 된다는 말입니다.

• 비슷한 속담

큰 나무 덕은 못 봐도 큰 사람 덕은 본다.

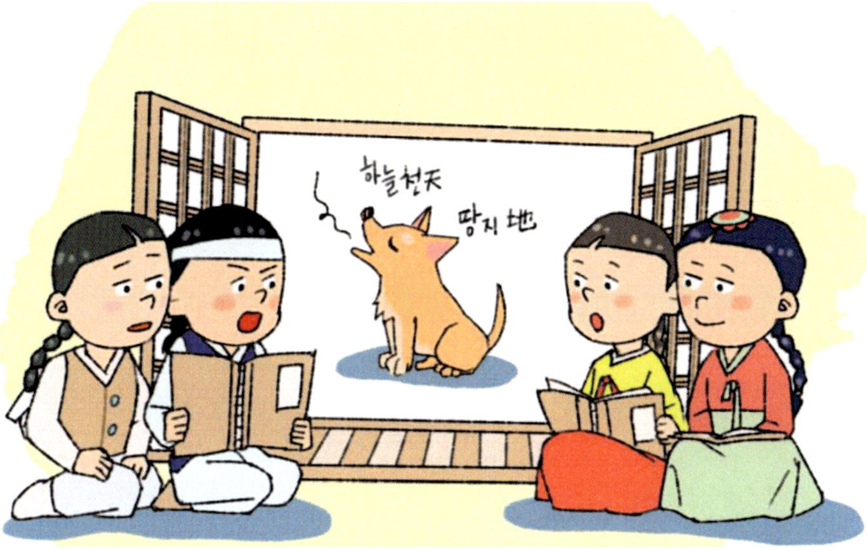

"어깨 너머로도 보고 듣고 배운다더니!"

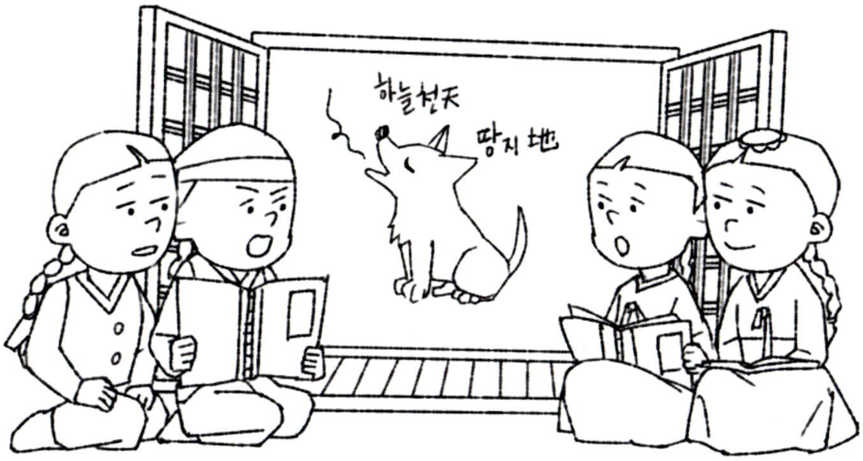

누구나 같은 일을 반복하다 보면 그 분야에 전문가가 되죠.
서당 개는 매일 풍월소리를 듣다 보니 그 소리를 따라 하네요.
요즘은 분식집 개 삼 년이면 라면을 끓인다는 우스갯소리도 합니다.
어르신도 오랫동안 하셨던 일로 손에 익어 아주 잘 하시는 일이 있으십니까?

57 세 살 버릇 여든까지 간다

• 의미

한번 몸에 밴 버릇은 쉽게 고쳐지지 않는 것을 말합니다.

• 비슷한 속담

든 버릇 난 버릇. 한번 검으면 흴 줄 모른다.

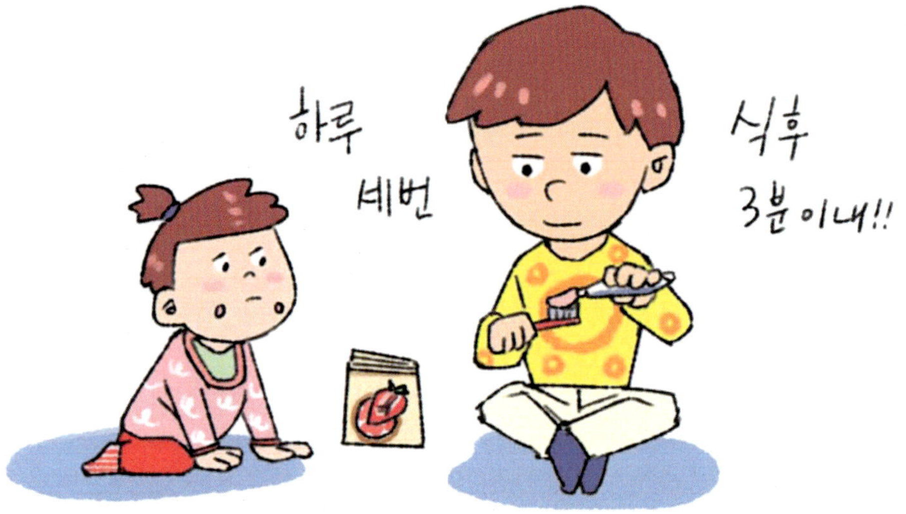
하루
세번
식후
3분 이내!!

"습관은 몸에 익으면 돌이키기 힘드니 일찌감치 좋은 습관을 들이자."

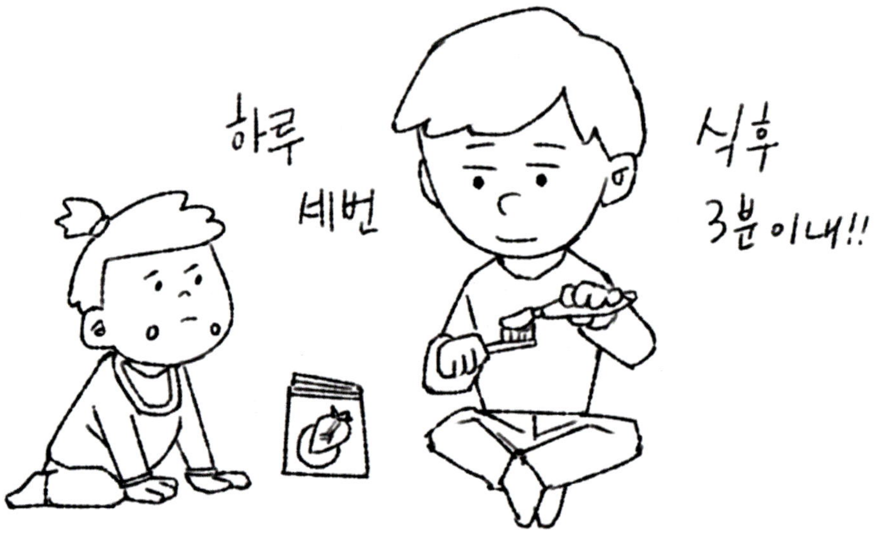
하루
세번
식후
3분 이내!!

식사 후 양치질은 어릴 때부터 하다 보니 안 하면 입 안이 찝찝하시죠?
오랫동안 해온 버릇은 평생을 하게 됩니다.
어르신 늘 하시는 습관이 있을까요?
매일 나는 이것을 하지 않으면 안 된다 하는 일이 있습니까?

58 소문난 잔치에 먹을 것 없다

• 의미

널리 알려진 평판과는 달리 실속이 없다는 것을 이르는 말입니다.

• 비슷한 속담

이름만 있고 실속이 없다.

기대가 크면 실망도 크다.

• 반대 속담

이름값 한다.

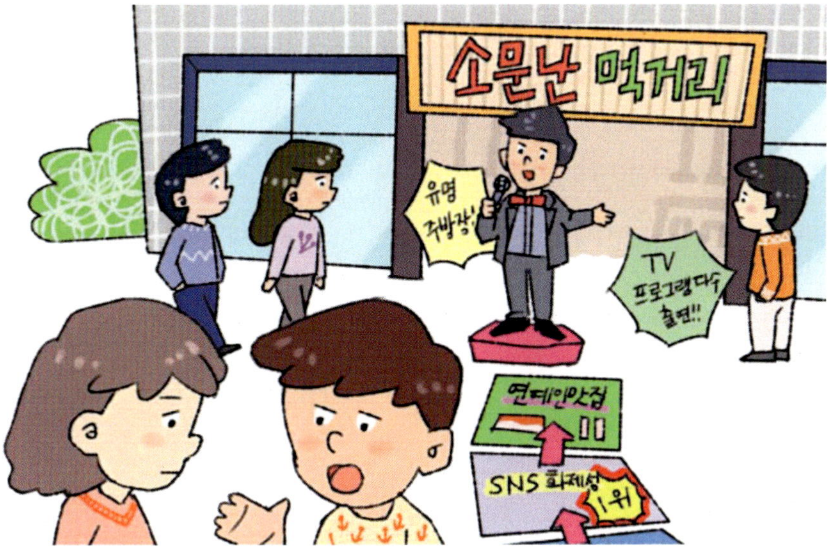

"큰 소리가 날수록 잘난 척을 할수록 조심해야 해!"

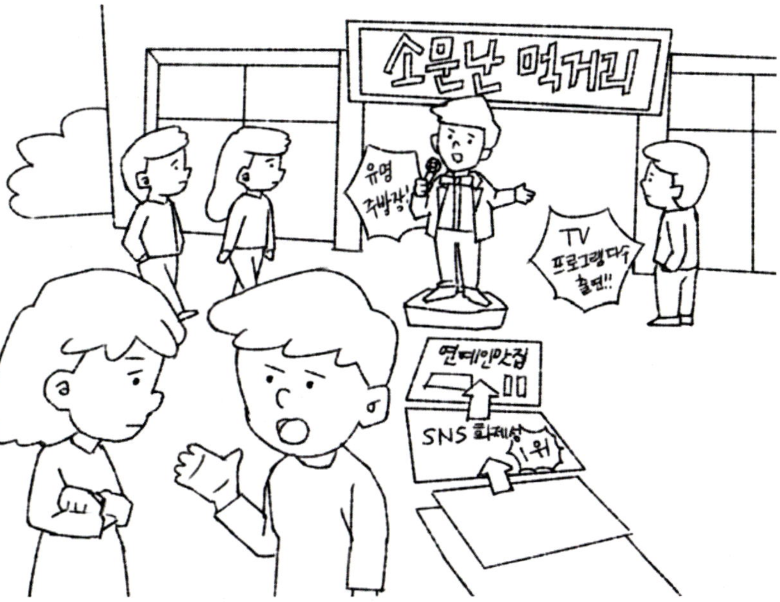

이름만 있고 실속 없는 사람도 이렇다고 봐야죠.

맛집이라고 홍보하며 전단을 집집마다 보내 오픈하는 날 가봤더니 먹을 것도 없고 값만 비싸면 괜히 왔구나 싶죠. 이런 경험을 가지고 계신 분 이야기해 보시겠습니까?

59 소 잃고 외양간 고친다

• 의미
이미 잘못된 뒤에는 손을 써도 소용없다는 것을 말합니다.

• 비슷한 속담
떠난 기차에 손 흔들기. 죽은 다음에 처방전(사후약방문).

• 반대 속담
돌다리도 두드려보고 건너라

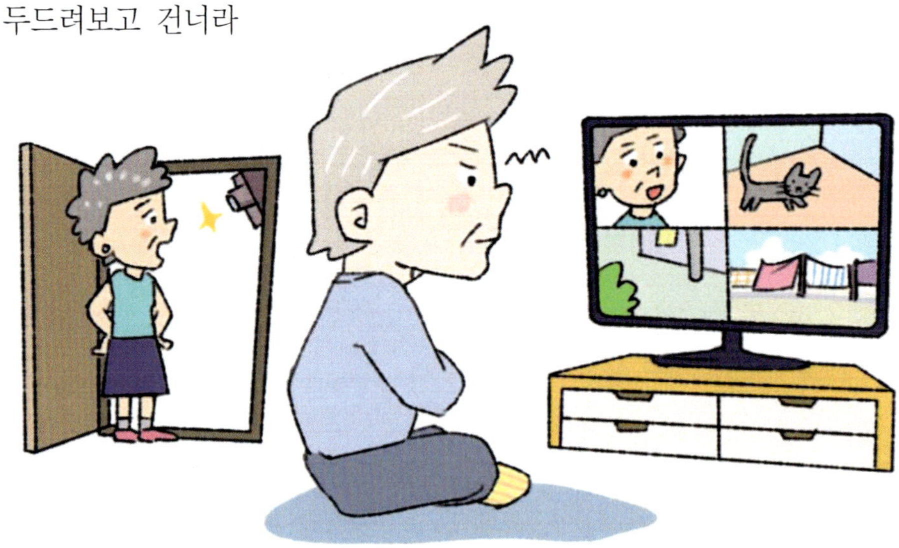

"도둑 놓치고 CCTV 달면 뭐해?"

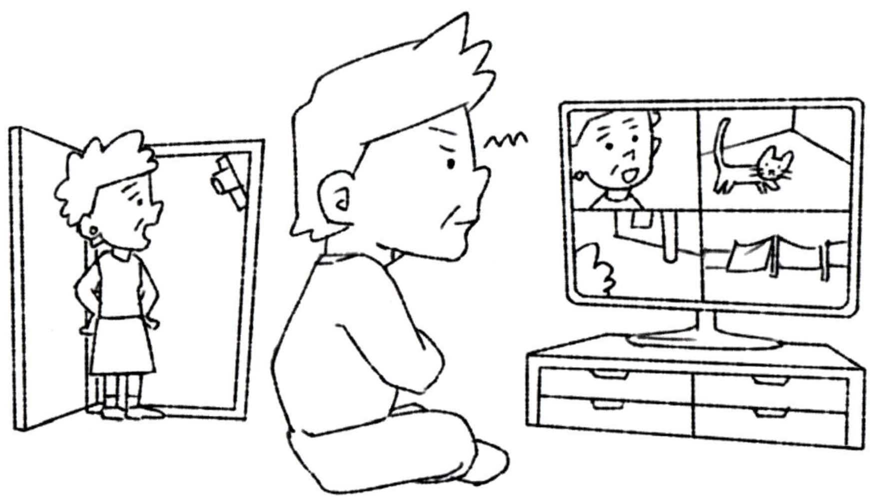

소를 도둑 맡지 않기 위해선 미리미리 외양간도 고치고 해야 하는데 도둑을 맡고 난 뒤 외양간을 고친들 소가 돌아올 가능성은 없지요. 목마른 다음에 우물을 파면 얼마나 힘들까요? 미리 파 놨으면 목이 마를 때 시원하게 물을 마실 수 있었을 텐데 이제 판다고 하니 목마름을 견뎌야 하니 힘듭니다.

(60) 오르지 못할 나무는 쳐다보지도 말아라

• **의미**

자기 능력과 자기 분수를 알고 자기가 할 수 없는 것이라면 무모한 시도는 하지 말라는 말입니다.

• **비슷한 속담**

뱁새가 황새 따라가다 가랑이 찢어진다. 보리밥에는 고추장이 제격이다.

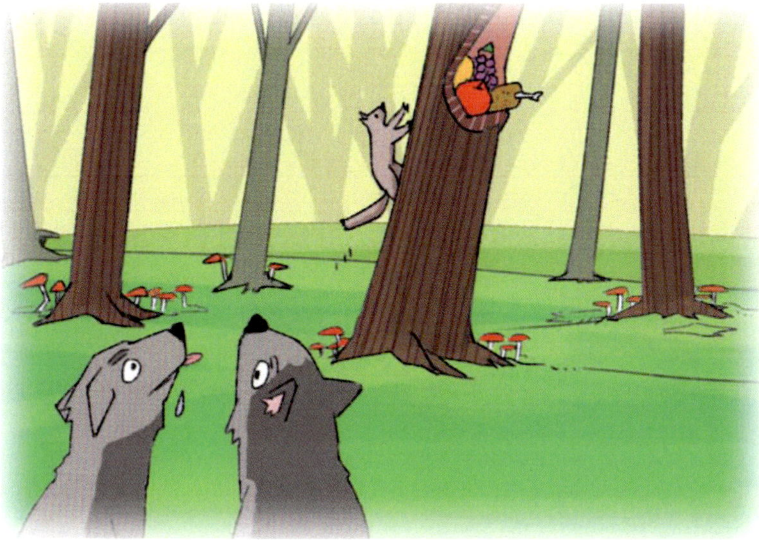

"쳐다보지 마! 미련만 생기지."

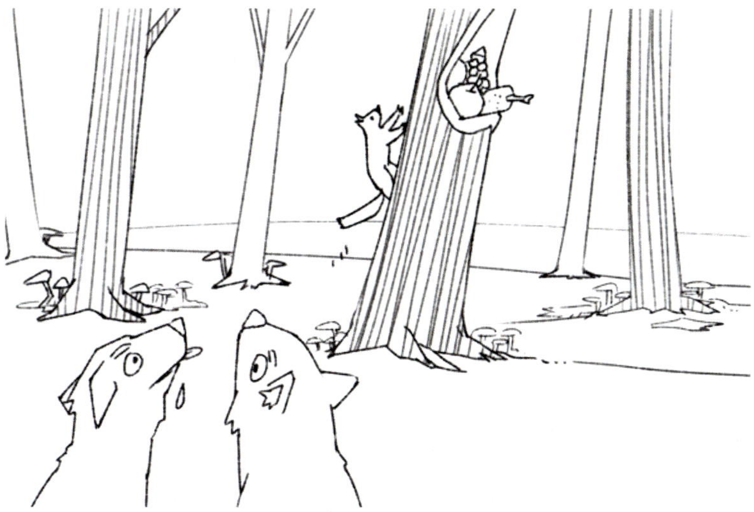

다람쥐가 나무 위에 저장해둔 먹이를 밑에서 쳐다본들 먹을 수는 없지요. 나무를 타고 올라갈 수가 없으니. 태생적으로 자기의 신체와 전혀 다른 신체구조를 가진 동물을 흉내 내는 것은 참으로 어리석은 짓이지요.

어르신들 오래 전 기억에 너무 형편의 차이가 나서 좋아하는 마음은 있었지만 포기한 연인이 있었나요?

61 오뉴월 감기는 개도 안 걸린다

- 의미

여름에 감기에 걸리는 사람은 시원찮은 사람이라며 놀리는 말입니다.

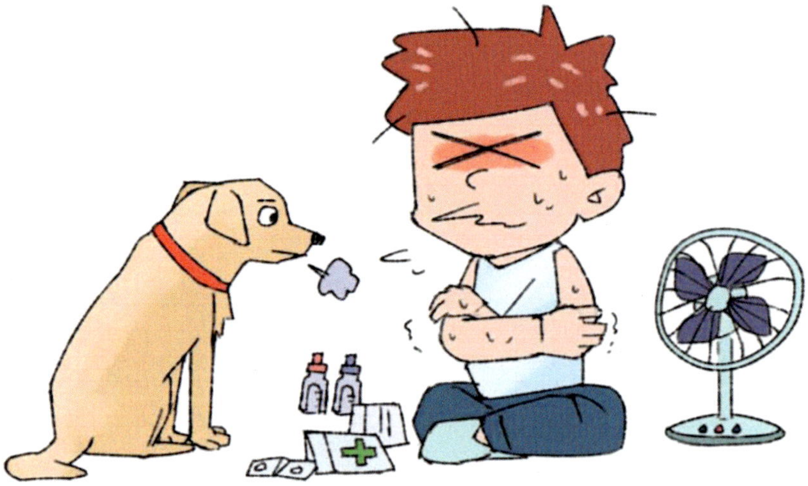

"날도 더운데 웬 감기."

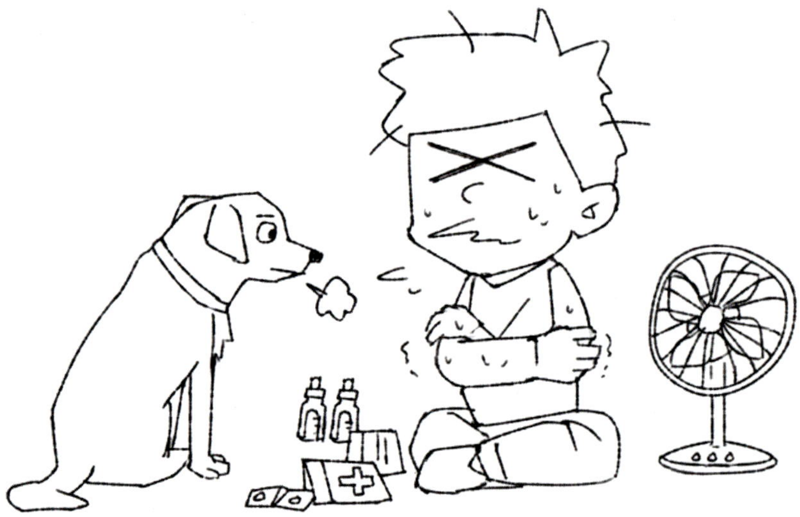

감기는 기온차가 커 면역력이 떨어질 때 잘 걸리죠.
여름에는 더위를 먹긴 해도 감기가 잘 걸리지는 않습니다.
그런데 감기에 걸릴 만큼 면역력이 떨어진 사람들이 간혹 있습니다.
여름에 감기에 걸리지 않게 조심하셔야죠?
어르신 여름감기로 고생한 경험이 있으신가요?

62 옥에도 티가 있다

• 의미

억지로 결점을 찾으면 누구나 흉허물이 조금씩 있다는 말입니다.

• 비슷한 속담

털어서 먼지 안 나는 사람 없다.

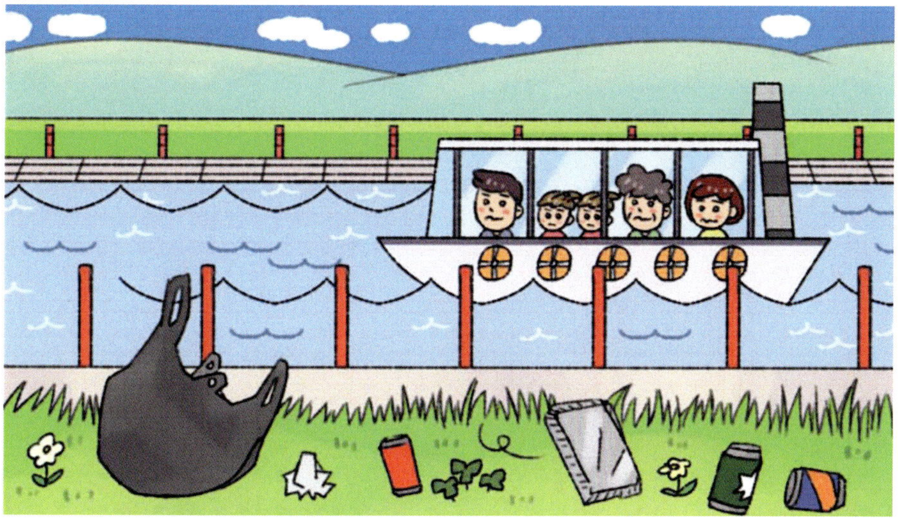

"풍경은 좋은데 쓰레기가 너무 많다." "다 좋은데 딱 하나 그게 아쉽네."

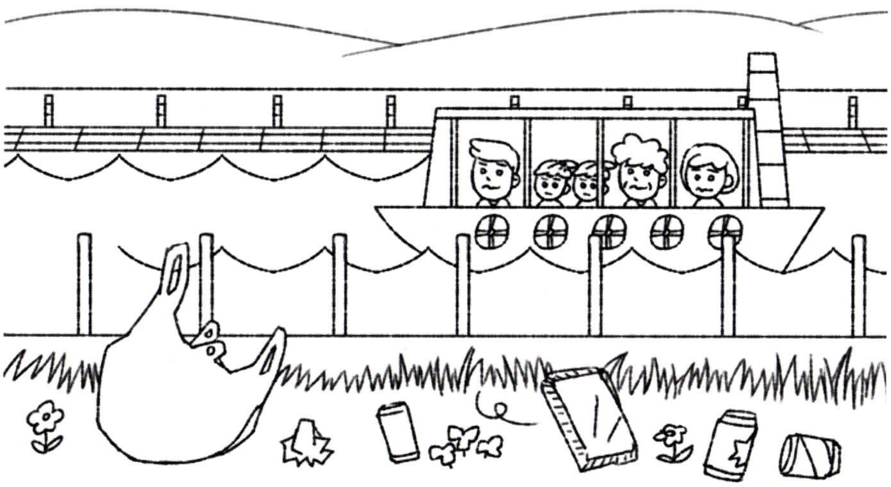

아름다운 강변에 누군가가 쓰레기를 잔뜩 버려뒀네요.
맑은 하늘, 깨끗한 강변, 시원한 바람, 유람선을 타고 즐기는 구경은 정말 즐거운 일입니다.
그런데 멀리 강변에 쓰레기가 바람에 나뒹굴고 있어 아쉽습니다.

치매예방 인지훈련

색칠하기

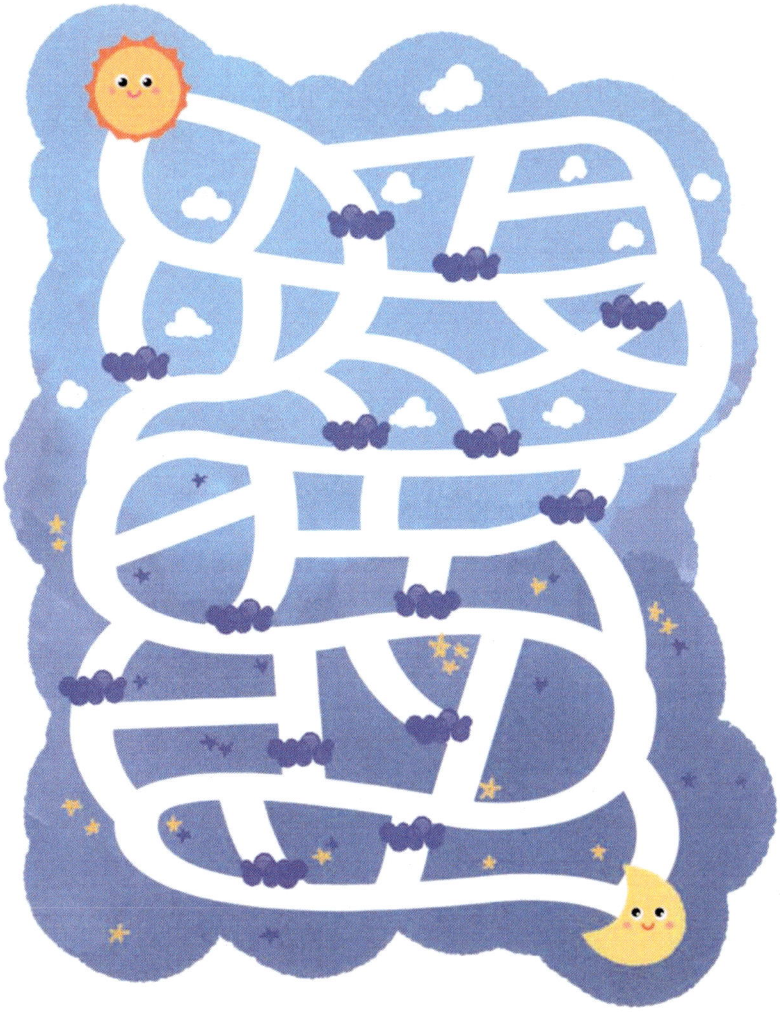

1. 만다라 색칠하기

❶ 국화

가을에 피는 국화는 늘 풍성하고 넉넉함을 주는 꽃입니다.

국화처럼 꽃잎을 색칠해 보세요.

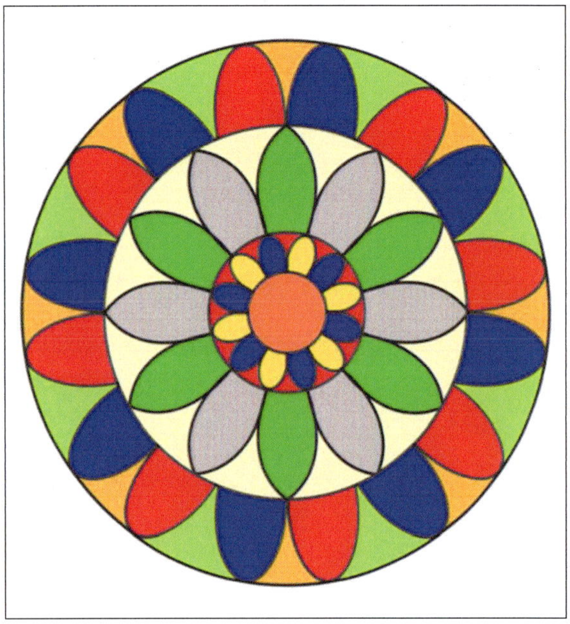

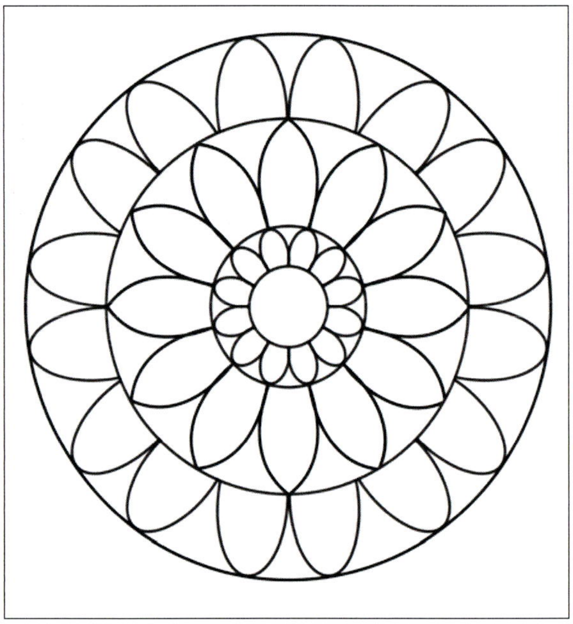

국화꽃같이 예쁘게 만다라에 색칠해 보세요.

- 국화는 어느 계절에 피나요?

  정답 : 가을

- 가을하면 생각나는 꽃이 또 무엇이 있을까요?

  예시 : 코스모스

❷ 색동부채

색동옷에 색동부채를 들고 있으면 모든 것이 색동으로 보입니다.
어릴 때 설날이 되면 색동저고리를 입곤 했습니다.

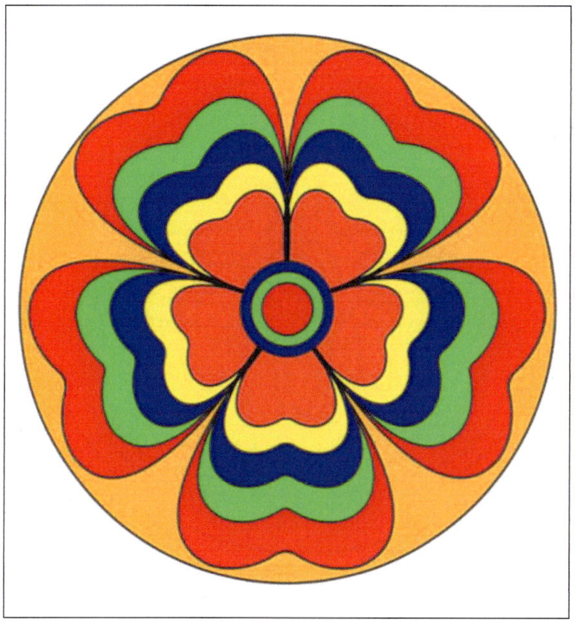

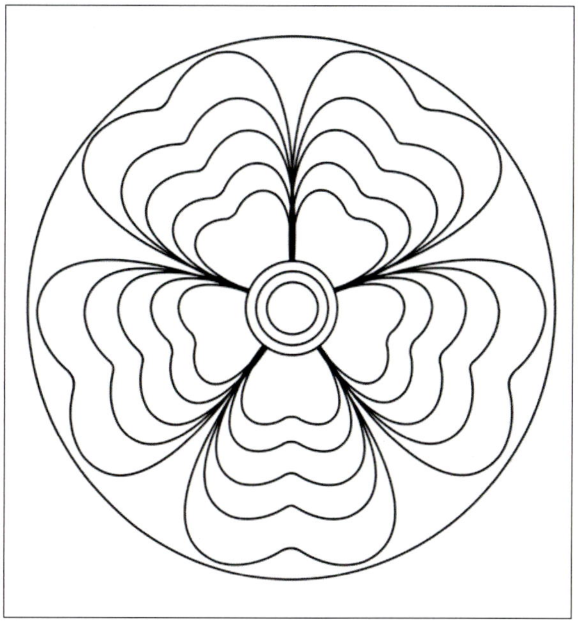

색동부채처럼 예쁘게 색칠해 보세요.

• 색동하면 생각나는 것이 있나요?

예시 : 색동저고리, 색동주머니, 아기 옷

• 색동저고리 입어 보셨어요?

예시 : 연지곤지 찍고 결혼할 때 입어봤어요.

❸ 동글이

달걀에 색을 칠해서 꾸미기를 했습니다. 커다란 동그라미 속에 작은 동그라미, 그 속엔 더 작은 동그라미가 아름다운 색과 함께 펼쳐집니다.

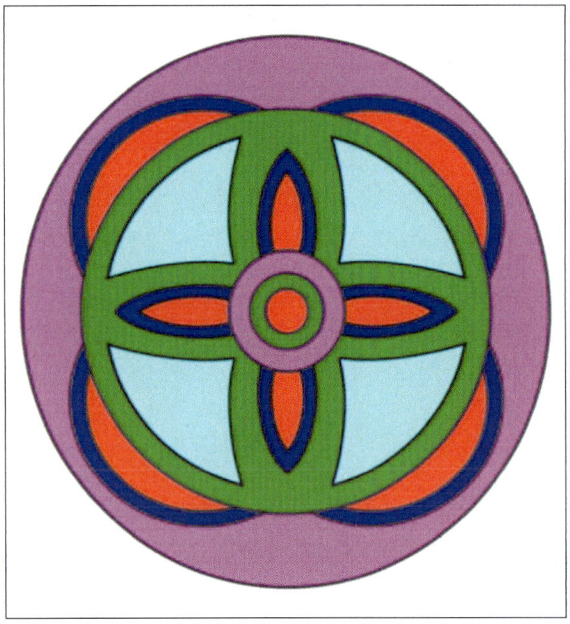

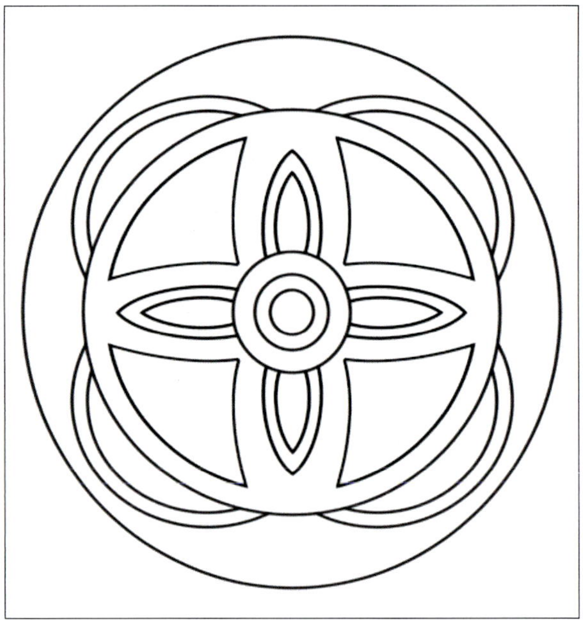

달걀에 색을 칠한다고 생각하고 예쁘게 색칠해 보세요.
달걀이나 박으로 만든 바가지에 색을 칠하면 아주 예쁘답니다.

• 이렇게 동그랗게 색을 칠한다면 어떤 물건에 색을 칠하면 좋을까요?

예시 : 둥근 접시, 축구공 등

❹ 양산

해를 가리는 양산은 여름에 많이 사용합니다. 양산 살이 잘 펼쳐져 햇볕을 잘 막을 것 같습니다.

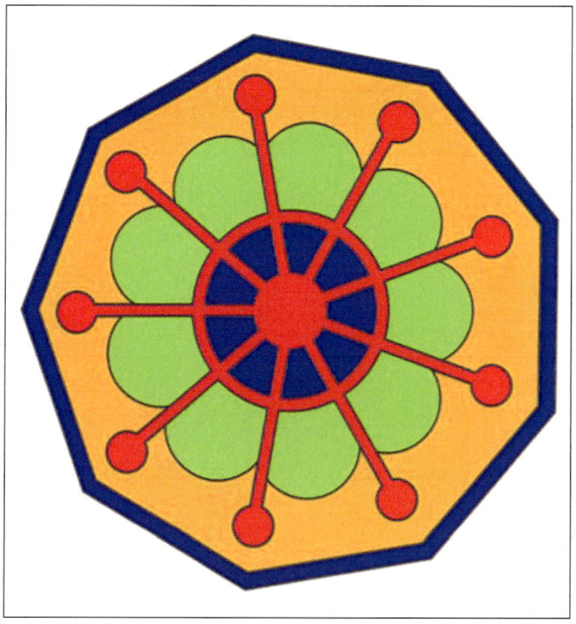

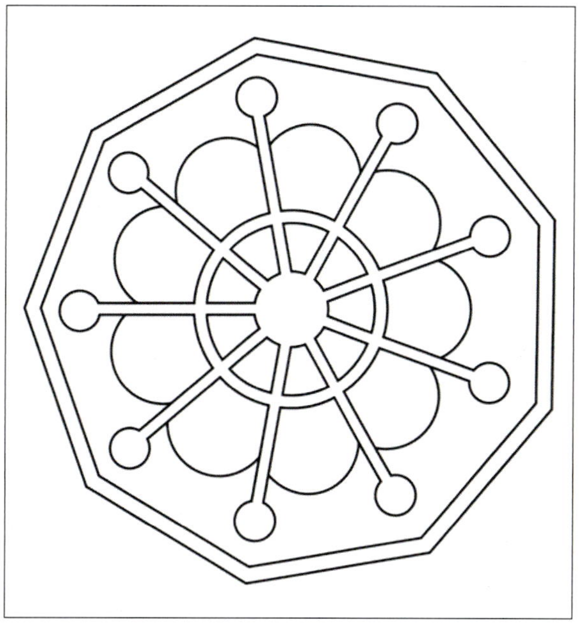

화려한 양산을 생각하며 색칠해 보세요.

• 양산은 해를 가리는 데 사용한다면, 우산은 무엇을 막는 것일까요?

예시 : 비, 바람, 우산도 햇빛을 가리기도 합니다.

❺ 수건돌리기

서로 둥그렇게 모여 앉아 마치 수건돌리기를 하는 형상으로 보이는 만다라입니다.
옛날에 많이 했던 놀이이지요.

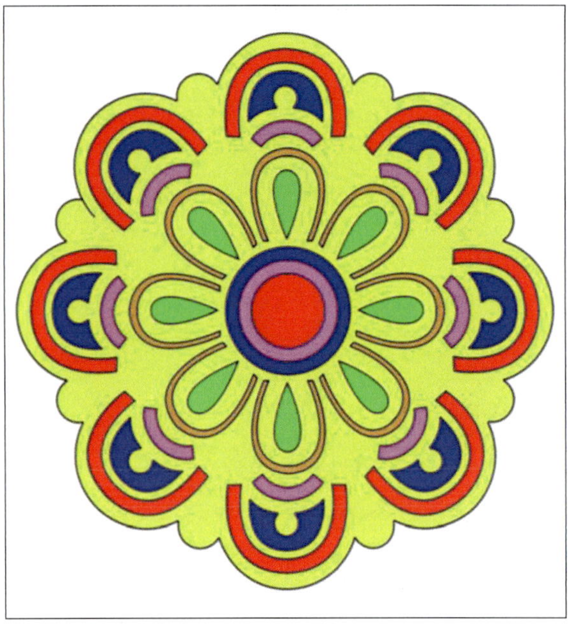

여러 사람이 둘러앉아 놀이를 합니다.
수건을 든 술래가 앉아 있는 사람 뒤를 빠르게 돌아가며 살짝 수건을 놓아둡니다.
다들 똑같은 데 한 사람만 뒤에 수건이 놓이게 됩니다.
색을 칠하면서 한 사람만 다르게 칠해보시는 것도 재밌습니다.

❻ 4개의 방

큰 원형 속에 마치 방을 4등분한 것처럼 보이네요. 사람들이 팔을 뻗어 쉬고 있는 듯한 모습입니다.

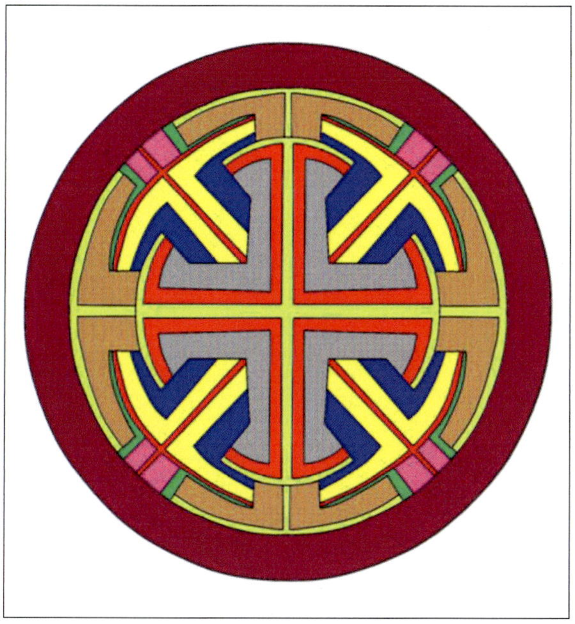

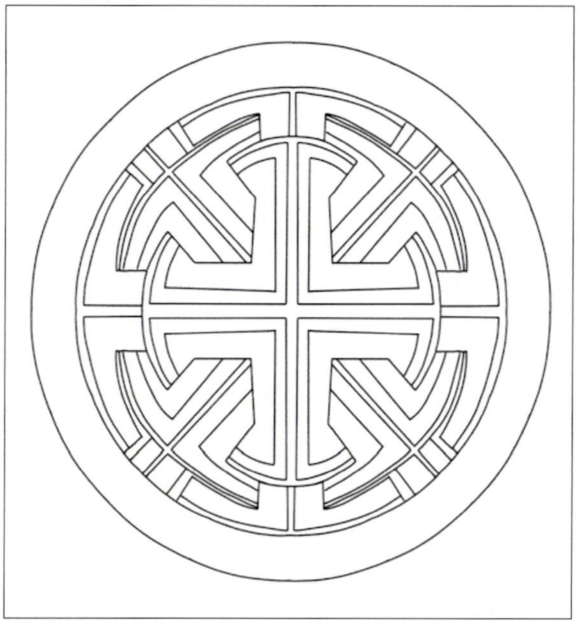

큰 둥근 통속에 네 개의 칸이 있습니다.
네 개 중에 모두 똑같이 칠하셔도 되고 각각 다르게 칠하셔도 됩니다.

❼ 우주여행

우주선을 타고 우주여행을 합니다. 환상적인 은하수가 어지럽습니다.
선들을 대칭이 되게 그려보세요.
약한 선들이 보입니다. 따라서 그리면 대칭의 그림이 됩니다.
그림이 그려진 뒤 색칠해 보세요.

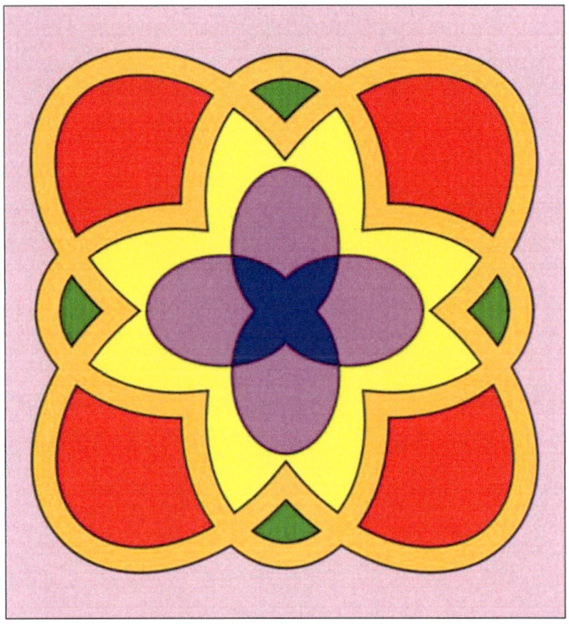

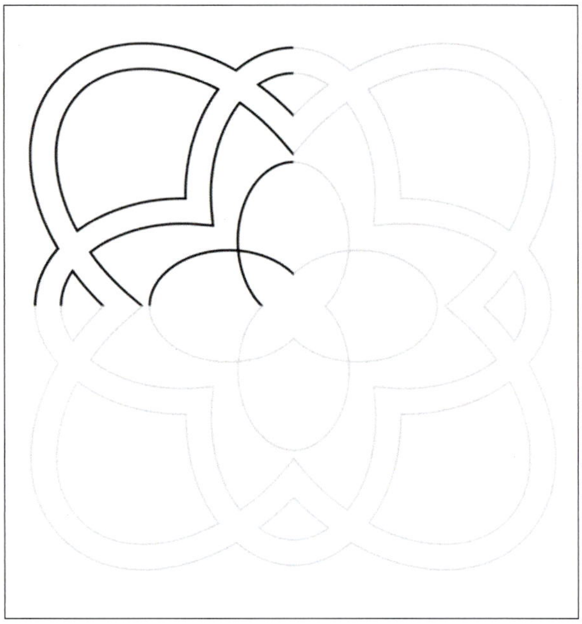

우주선을 타고 별나라로 갑니다. 앞에 펼쳐지는 우주의 다양한 별들을 빠르게 지나치니 환상적인 그림이 만들어집니다.

- 우주하면 생각나는 것이 있나요?

  예시 : 해, 달, 별, 은하수 등

❽ 초록이

초록잎이 하나씩 자라나 색이 짙어집니다.
선들을 대칭이 되게 그려보세요.
약한 선들이 보입니다. 따라서 그리면 대칭의 그림이 됩니다.
그림이 그려진 뒤 색칠해 보세요.

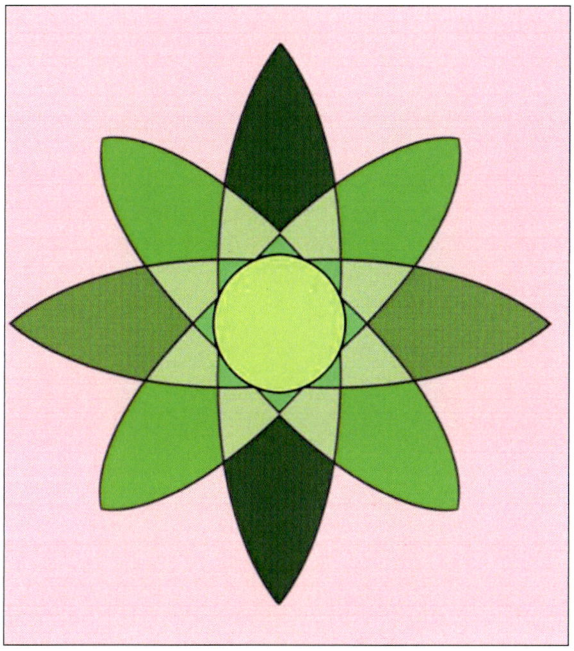

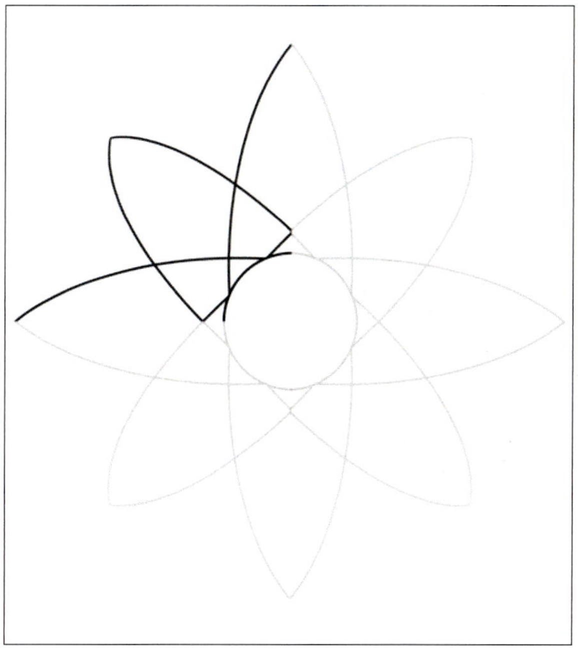

나무를 위에서 내려 보니 똑같은 나뭇잎이 사방으로 펼쳐지네요.

• 위의 그림을 보면 무엇이 생각날까요?

예시 : 바람개비, 물레방아, 국화 꽃잎 등

❾ 다이아몬드

동글이와 길쭉이가 다양한 색을 내는 것이 다이아몬드 같네요.
선들을 대칭이 되게 그려보세요.
약한 선들이 보입니다. 따라서 그리면 대칭의 그림이 됩니다.
그림이 그려진 뒤 색칠해 보세요.

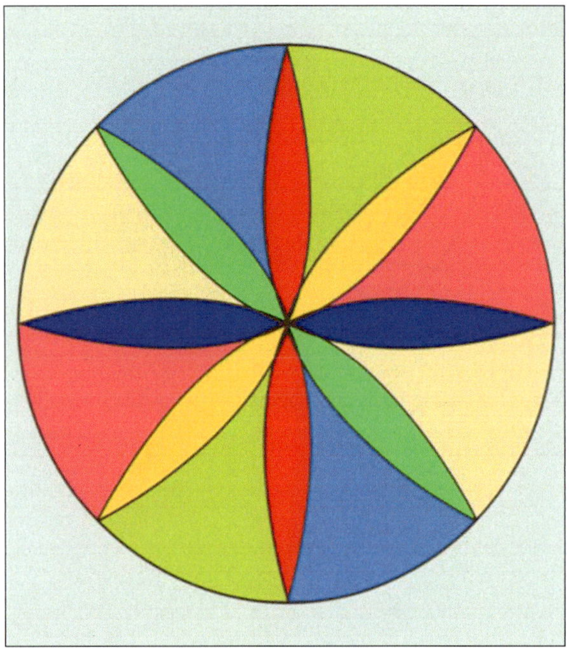

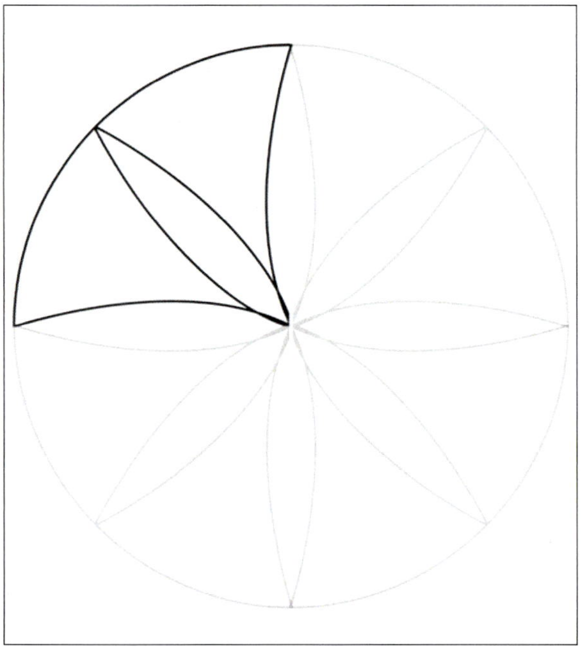

둥근 다이아몬드 반지를 불빛에 비추니 빨갛고 노란 색들이 나타납니다.
예쁘게 색칠해 보세요.

• 다이아몬드는 주로 어디에 사용할까요?

예시 : 결혼할 때 예물 반지로 많이 사용합니다.

⑩ 꽃밭 속의 빨간 보석

둥근 꽃밭에 많은 꽃들이 피었습니다. 빨간 보석은 누가 놓고 갔을까요?
선들을 대칭이 되게 그려보세요.
약한 선들이 보입니다. 따라서 그리면 대칭의 그림이 됩니다.
그림이 그려진 뒤 색칠해 보세요.

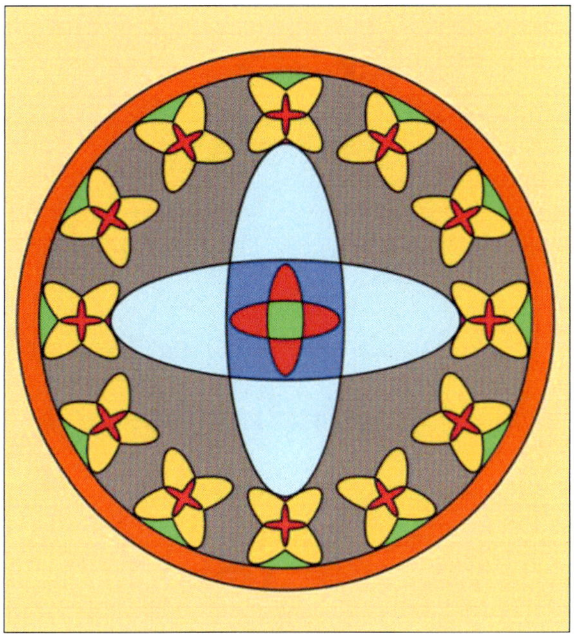

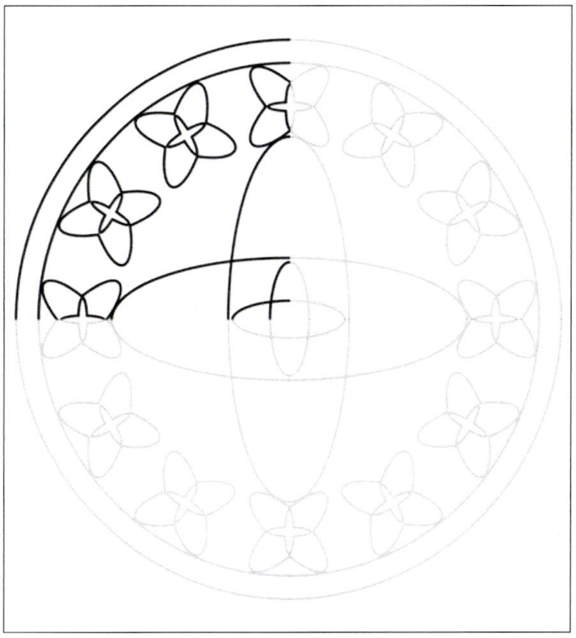

둥근 꽃밭을 생각하며 색칠해 보세요.

- 둥근 꽃밭의 가장자리에 있는 꽃은 무엇일까요?
  예시 : 팬지, 제비꽃, 개나리 등등
- 예 맞습니다. 그럼 가운데는 무슨 꽃일까요?
  예시 : 보석처럼 예쁜 장미가 피었네요.

2. 꽃 그림 색칠하기

⑪ 무궁화 한사랑

무궁화는 우리나라 국화입니다. '섬세한 아름다움'이란 꽃말을 가지고 있습니다.
무궁화에는 많은 종류가 있습니다. 우리나라를 사랑하는 '한사랑'이란 이름을 가진 무궁화입니다.

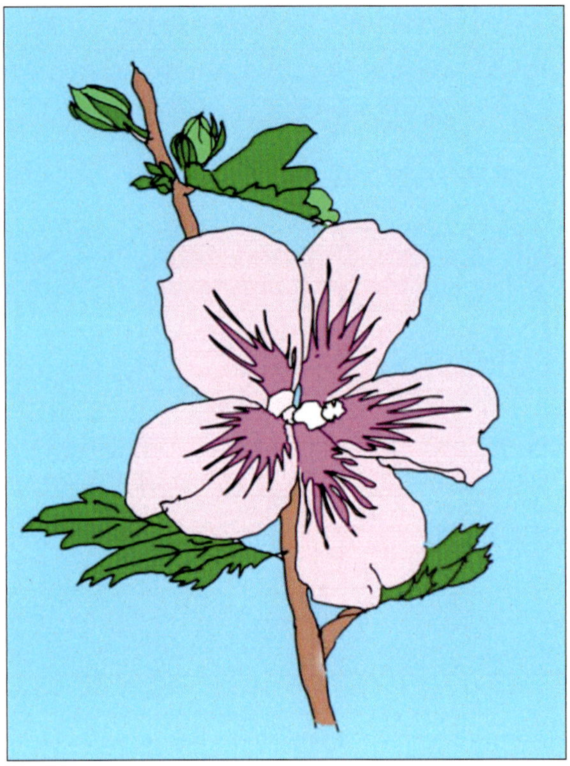

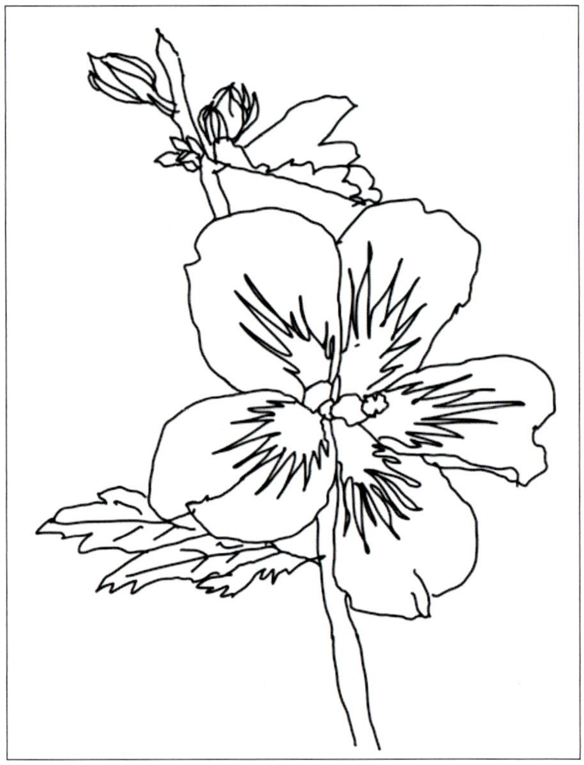

우리나라 꽃(무궁화) 노래를 부르며 색칠해 보세요.
이 노래는 초등학교 다닐 때 많이 부르셨죠?
다 함께 한번 불러 봐요.

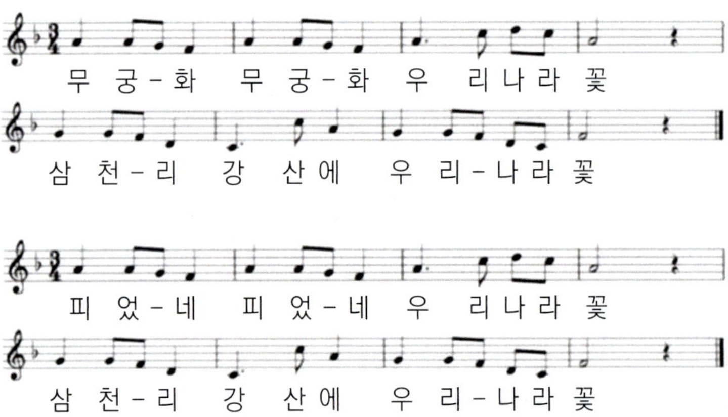
무 궁 - 화 무 궁 - 화 우 리 나 라 꽃
삼 천 - 리 강 산 에 우 리 - 나 라 꽃
피 었 - 네 피 었 - 네 우 리 나 라 꽃
삼 천 - 리 강 산 에 우 리 - 나 라 꽃

⑫ 무궁화 화합

우리 민족을 하얀 흰옷을 입는다고 백의민족이라 부릅니다.
꽃잎이 하얀 이 무궁화는 우리민족의 화합을 바라듯이 '화합'이라고 부릅니다.

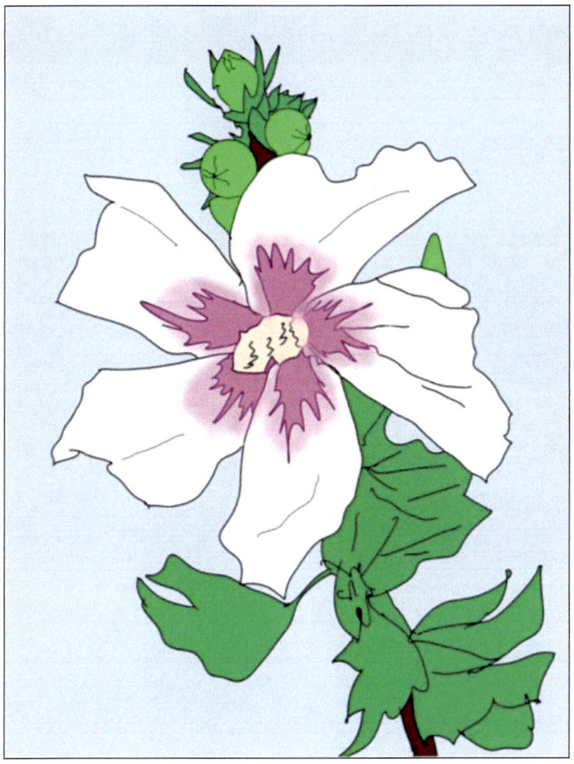

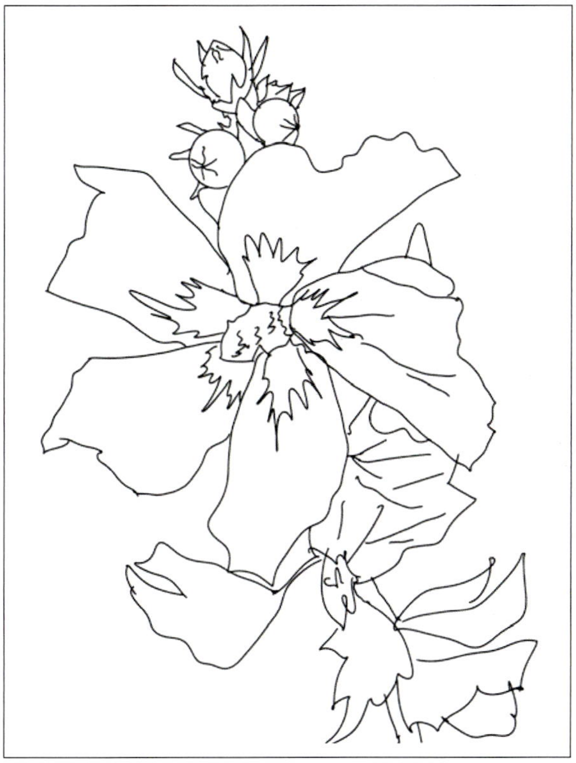

무궁화에는 종류가 200여 가지가 있습니다.
오늘은 꽃잎이 하얀색이고 안이 붉은 무궁화 '화합'을 색칠해 보겠습니다.

• 보통 무궁화는 꽃잎이 몇 개일까요?
  예시 : 다섯 개입니다. 종류에 따라 다양합니다.

부산에는 6.25전쟁에 참전했다 전사한 외국 군인들이 묻혀 있는 유엔공원이 있습니다. 그 공원을 둘러싸고 평화공원이 있습니다. 평화공원에는 남북의 평화를 기원하는 수백 종의 무궁화가 자라고 있습니다. 6월에 가면 모든 무궁화가 활짝 피어 다양한 무궁화를 볼 수 있답니다.

⑬ 민들레

민들레는 우리 주변에서 흔히 볼 수 있는 꽃입니다.
'민들레 홀씨 되어~'란 노래가 흥얼거려집니다. 색을 칠하며 노래를 찾아 불러가며 색칠해 보세요. '행복', '감사의 마음'이란 꽃말이 있습니다.

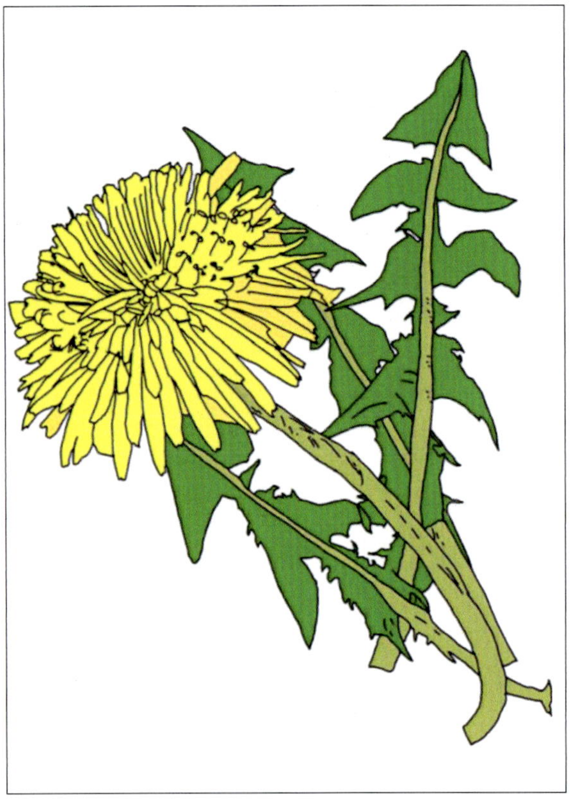

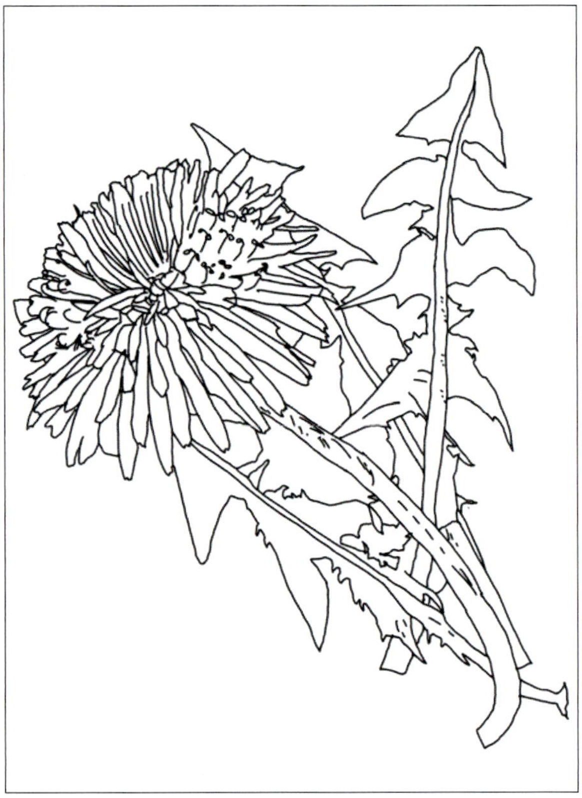

민들레는 초봄에 피는 꽃입니다.
우리가 살고 있는 집 주변 어디에도 쉽게 볼 수 있는 꽃이지요.

- 민들레를 우리나라에서는 반찬으로도 이용합니다. 어떻게 하는지 아시나요?

  예시 : 살짝 데쳐서 물기를 빼고 된장이 들어간 여러 양념으로 버무리면 됩니다.

- 또 어디에 사용할까요?

  예시 : 한약재로도 사용합니다.

⑭ 개나리

우리나라는 봄이 되면 '희망' 이란 꽃말을 가진 개나리가 온 나라를 노랗게 물들입니다. 앙상한 가지에서 노랗게 핀 개나리는 막 잠에서 깨어난 것처럼 말똥말똥 꽃잎이 활짝 핍니다.

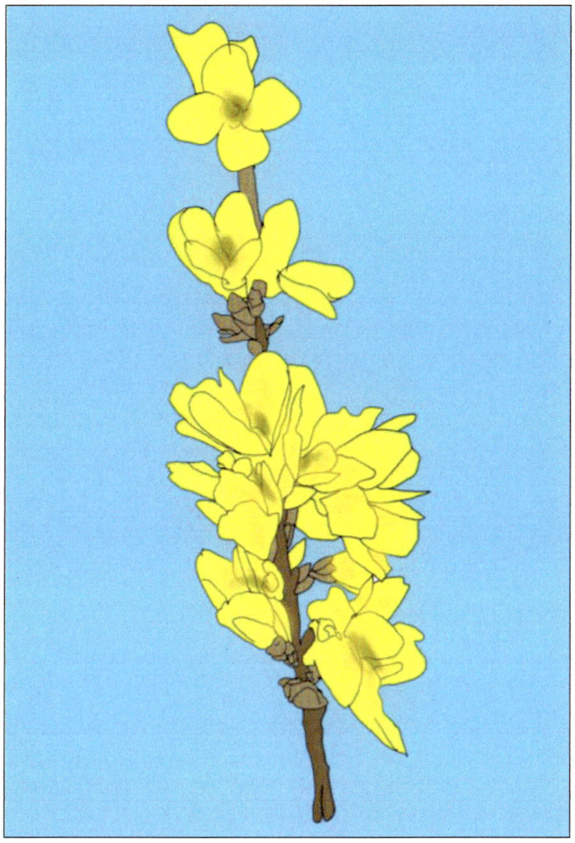

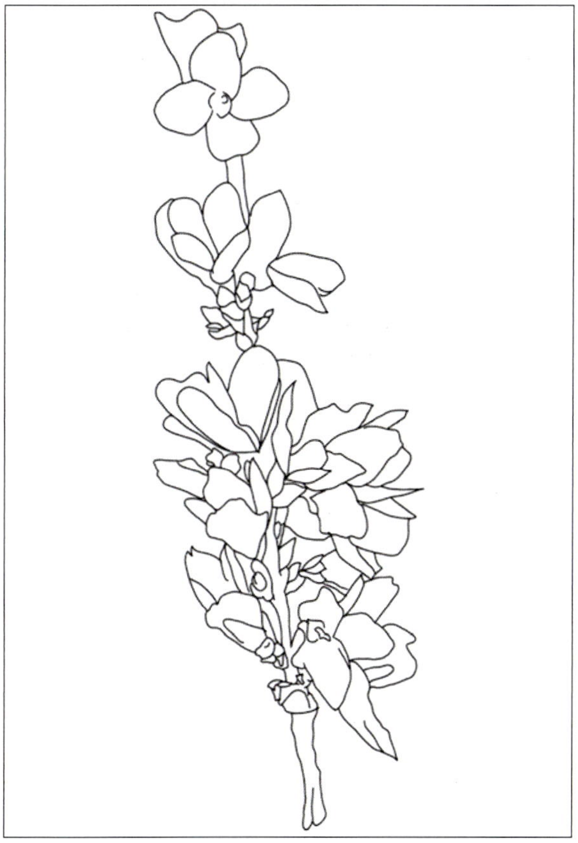

노란 꽃잎의 개나리를 생각하며 색칠해 보세요.
개나리는 봄이 온 것을 알려주는 대표적인 꽃이지만, 피고는 4~5일을 못 넘기고 바람에 쓸려 떨어져, 보는 사람을 안타깝게 하지요.
노란 꽃이 먼저 피고 이후에 잎이 나옵니다.
개나리는 나리꽃처럼 생겼는데 봄을 연다고 해서 한자 열 개 자를 앞에 붙여 개나리라고 불렀다고 합니다. 개나리에는 '희망', '정' 등의 꽃말이 있답니다.

• 할머님은 노랑 저고리를 입어보셨나요?

⑮ 목련

목련은 '고귀함'이란 꽃말을 가지고 있습니다. 하얀 꽃잎이 4~5일을 견디다 떨어질 때엔 하늘의 온갖 때를 다 닦아 낸 듯 새하얀 꽃잎이 흑갈색의 짙은 색으로 바뀝니다.
어느 시인이 '하늘에 걸레질을 한다'고 표현을 한 적이 있습니다.

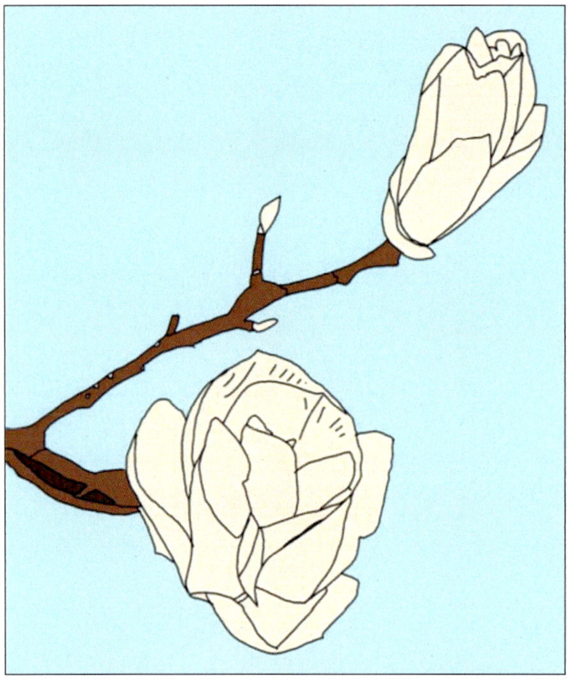
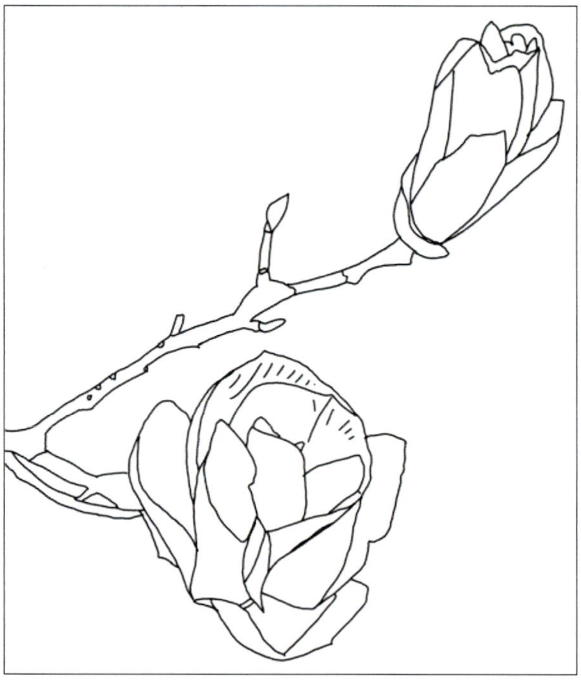

목련도 겨울이 가고 봄이 올 때 진달래, 개나리처럼 꽃이 먼저 피고 잎이 납니다.
깨끗한 하얀 목련을 예쁘게 색칠해 보세요.
목련에는 백목련과 붉은 자색의 자목련이 있습니다.
옛날이야기에 옥황상제가 딸을 시집보내려는데 공주는 북쪽 바다의 신을 흠모해 궁을 빠져 나와 북쪽 바다의 신께 갔는데 이미 북쪽 바다의 신은 결혼한 아내가 있어, 공주는 충격에 스스로 바다에 몸을 던져 자결을 했답니다. 이를 알게 된 북쪽 바다의 신은 부인을 독을 먹여 죽이고 둘을 성대하게 장례를 치러주고 평생을 혼자 살았답니다. 이후 공주의 무덤에선 하얀 백목련이 부인의 무덤에서는 자색의 자목련이 피었답니다.

⑯ 제비꽃

제비꽃은 '사랑' 이란 꽃말을 가지고 있는 4~5월에 피는 꽃입니다. 키도 크지 않고 잡초 같은 느낌이라 잘 챙겨보지 않는데, 꽃모양이 제비를 닮았다고도 하고 제비가 돌아올 때 핀다고 해서 제비꽃이랍니다.

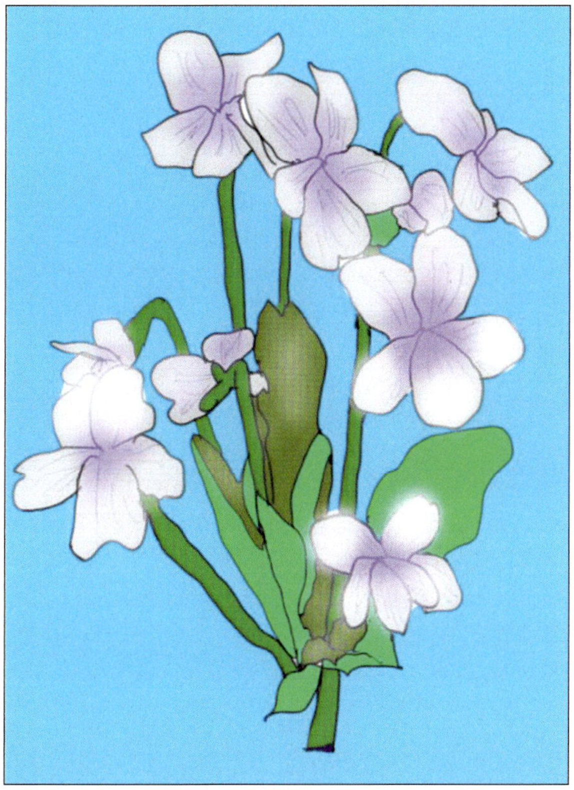

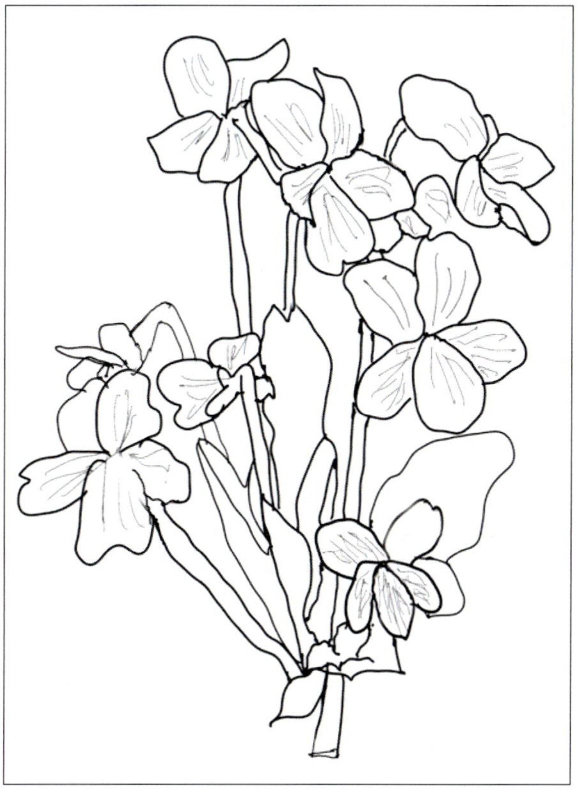

집주변이나 논두렁 주변에 많이 피어 있어 이게 무슨 꽃인가 궁금했는데, '사랑', '성실', '겸손'이란 꽃말을 가진 제비꽃이라고 하네요.
제비 날개를 생각하면서 색칠해 보세요.

• 어르신 제비꽃 많이 보셨지요? 내년 봄엔 같이 제비꽃을 보도록 해요.

⑰ 카네이션

어버이날 부모님의 가슴에 달아드리는 카네이션은 대표적인 5월의 꽃입니다.
'어머니의 사랑' 이라는 꽃말을 가지고 있습니다.

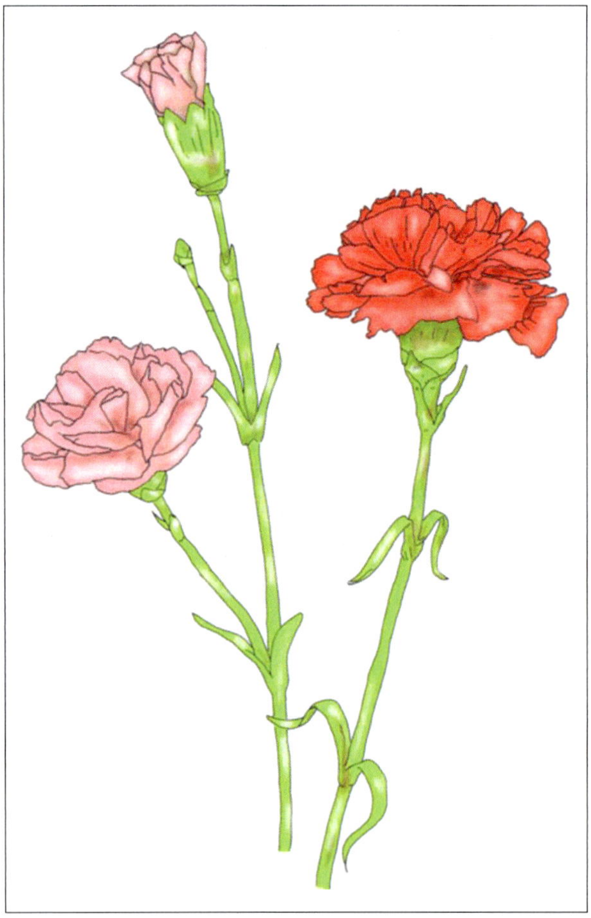

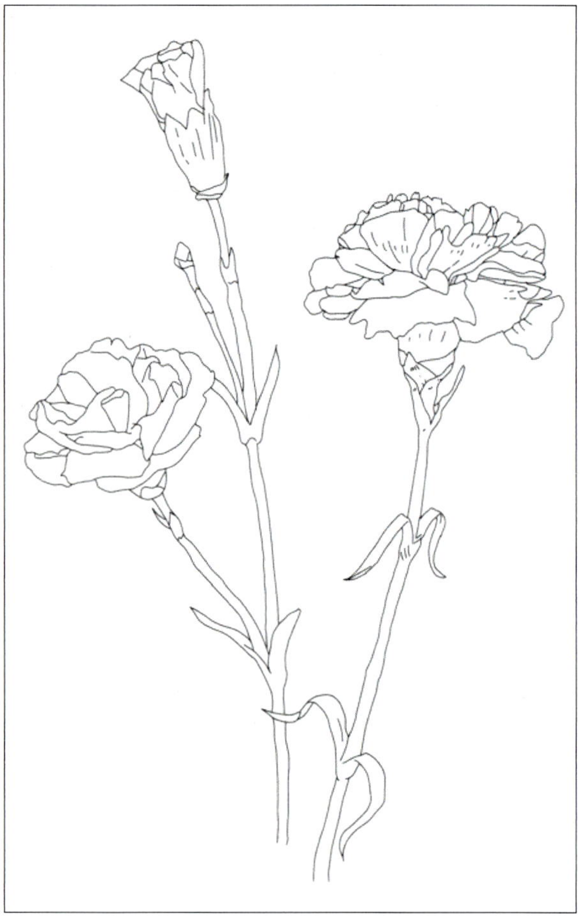

• 어르신도 어릴 때 부모님 가슴에 카네이션 꽂아드리셨나요?

• 매년 어버이날 부모님께 카네이션을 선물하는데 몇 월 며칠인지 아시나요?
  정답 : 5월 8일

카네이션은 여러 가지 색이 있는데 색만큼 뜻하는 꽃말이 따로 있답니다.
붉은색 카네이션은 건강을 비는 사랑, 존경을 뜻하고, 분홍색 카네이션은 감사와 아름다움을 의미한답니다. 주황색 카네이션은 순수한 사랑, 파랑색 카네이션은 행복을 뜻한답니다.
흰색은 주로 죽은 이를 대상으로 '아직 당신을 사랑합니다'라는 뜻으로 쓰이고, 노란색 카네이션은 경멸, 거절, 실망 등을 의미한답니다. 흰색과 노란색 카네이션은 선물하면 안 되겠습니다.

⑱ 수국

수국은 일본이 원산지로 6월에 피는 꽃입니다.
'변덕스러움' 이란 꽃말을 가지고 있습니다.

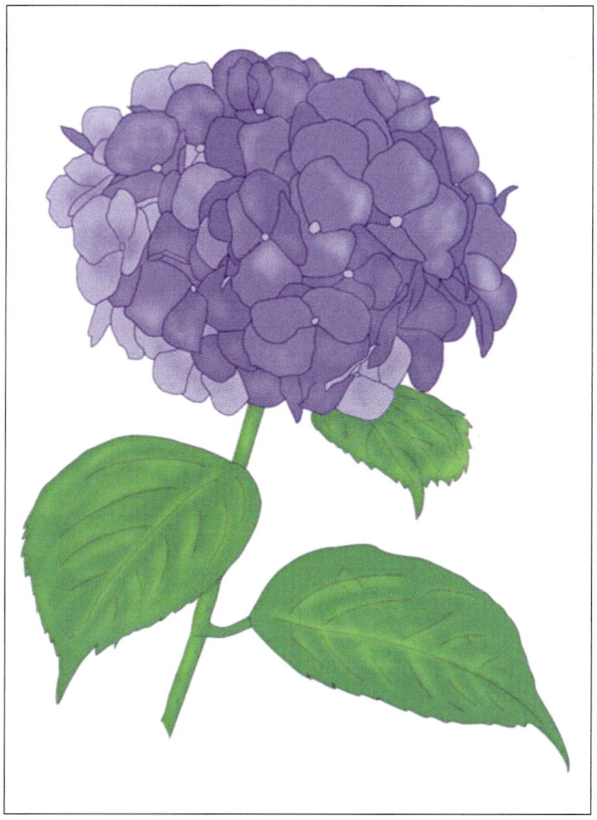

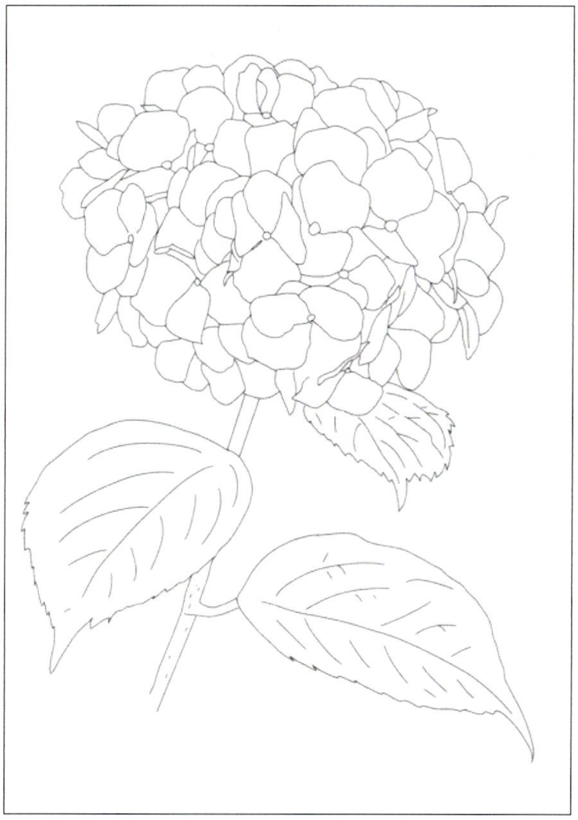

수국도 자주 볼 수 있는 꽃이지요.
예쁜 수국을 생각하며 색칠해 보세요.

- **우리나라 전국 방방곡곡에서 수국 축제를 많이 하고 있습니다. 수국 축제 가보신적 있으세요?**

수국은 다양한 색의 수국이 있고 색마다 꽃말도 다양합니다.
붉은색, 분홍색 수국은 소녀의 꿈, 처녀의 꿈이란 뜻이 있답니다.
하얀 수국은 변덕, 변심, 넓고 상냥한 마음, 관용이라고 하네요. 하얀 수국은 결혼식 부케에 많이 사용합니다.
파란수국은 냉정, 무정이란 조금은 차가운 느낌의 뜻입니다.
보라색 수국은 진심이란 뜻을 가지고 있답니다.

⑲ 백합

6월쯤에 피는 꽃으로 '순결', '변함없는 사랑'을 뜻하는 꽃말을 가지고 있습니다.

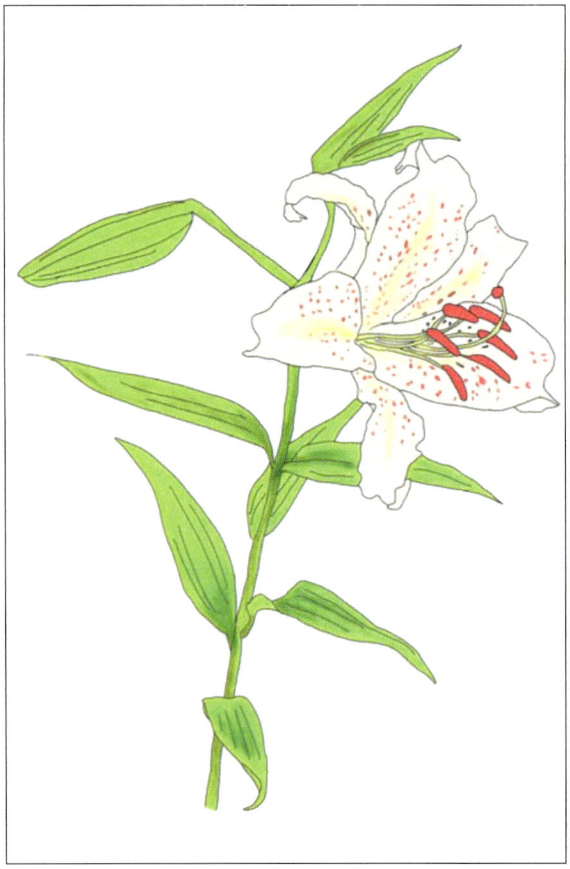

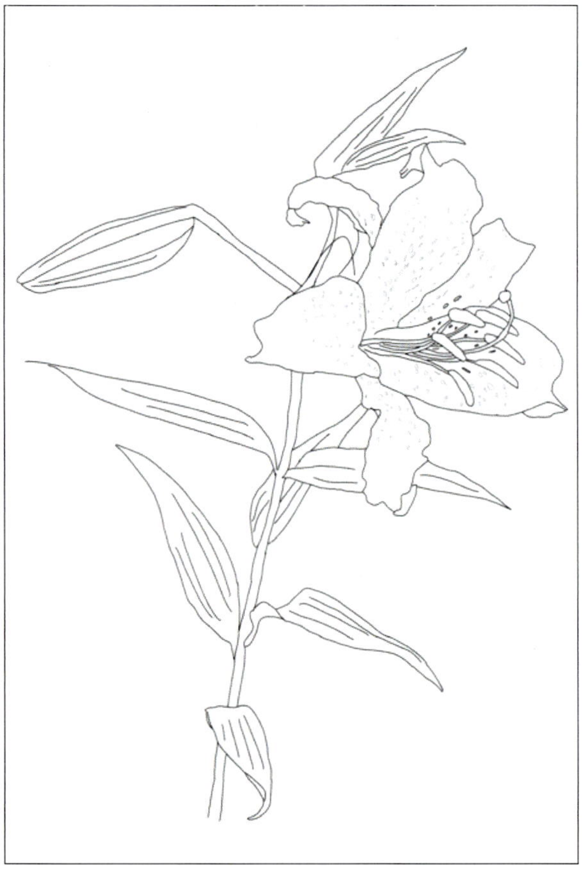

사랑하는 사람에게 백합을 선물하는데 꽃말이 "당신과 함께 있으니 꿈만 같아요"라고 합니다.
백합도 꽃의 색이 다양합니다. 여러 색상으로 색칠해 보세요.
꽃말도 다 다르답니다.
하얀 백합은 순결, 깨끗한 사랑이란 꽃말을 가지고 있어요, 주황 백합은 '명랑한 사랑', 노란 백합은 '유쾌', 분홍 백합은 '핑크빛 사랑', 빨간 백합은 '열정적이고 깨끗함'이라고 하네요.

⑳ 장미

꽃의 여왕이라는 장미입니다. 빨강 장미는 '열렬한 사랑'을 뜻하는 꽃말을 가지고 있습니다. 가시가 있어 잘못 만지면 가시에 찔리기도 합니다.

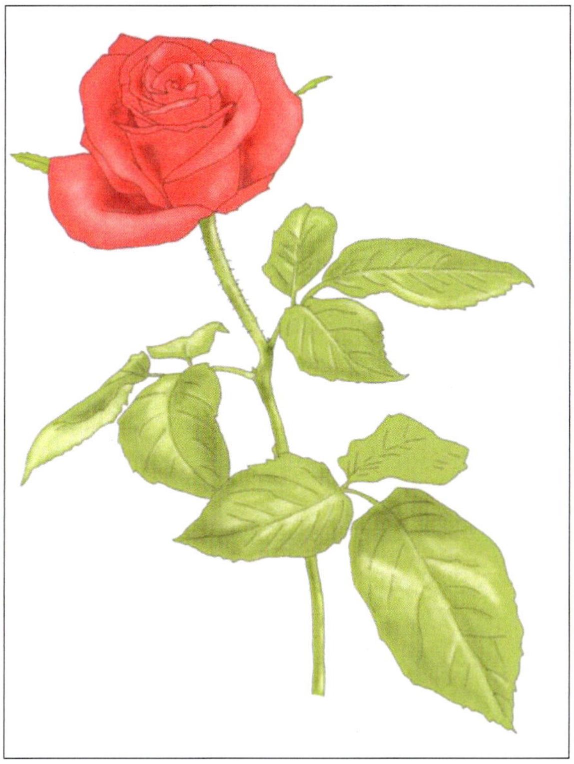

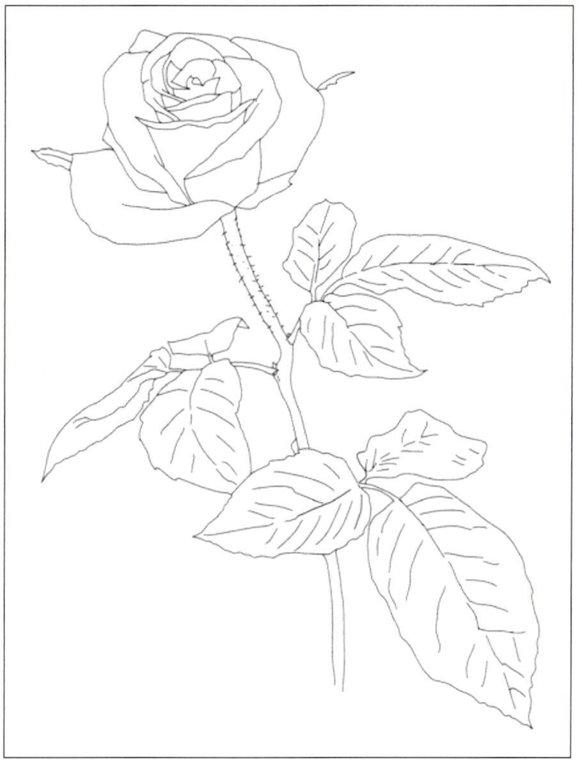

장미 가시에 찔리면 많이 아픕니다.
사랑하는 사람과 이별을 하면 장미 가시에 찔린 만큼 아프다고 하지요.
어르신 가시에 찔린 아픔만큼 마음 아팠던 일이 있을까요?
빨간 장미를 색칠해 보세요.

장미도 다양한 색이 많이 있지만 빨간 장미가 워낙 많이 퍼져있지요.
고양시 호수공원에는 장미만 모아 꾸며놓는 장미정원이 있는데 수십 종의 장미가 예쁘게 피어 있답니다.

㉑ 나팔꽃

아침이슬을 머금고 해를 보며 활짝 핀 나팔꽃은 모양이 나팔을 닮아 붙여진 이름입니다. '기쁨', '기쁜 소식'이란 꽃말이 있습니다.

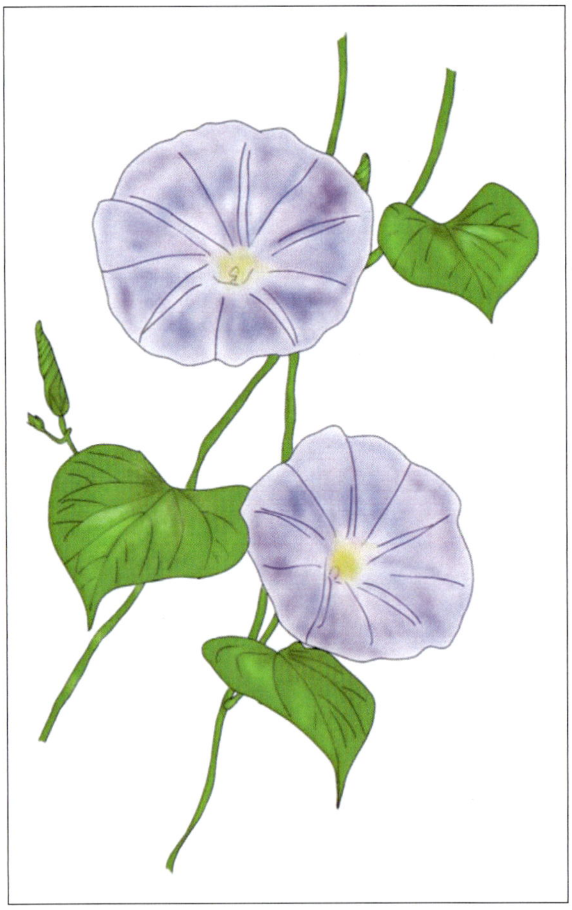

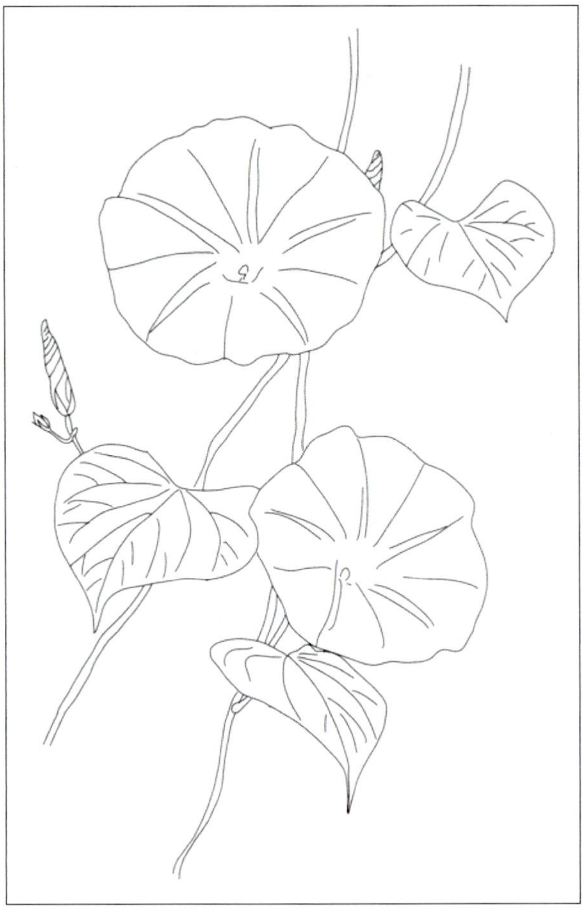

우리나라 대표적인 문구회사 가운데 나팔꽃 이름을 회사 이름으로 하는 회사가 있습니다. 나팔꽃처럼 아침의 맑고 깨끗한 이미지의 문구용품을 만드나 봅니다.
나팔꽃은 덩굴식물이라 주변의 물체에 지탱하며 크는 꽃입니다.
아침을 여는 꽃이라 한낮이 되면 빨리 시들어버리지요.

- **나팔꽃에 관련된 추억이 있는 분 계신가요?**

㉒ 해바라기

해를 바라보며 활짝 핀 해바라기는 '숭배', '기다림'이란 꽃말을 가지고 있습니다. 열매는 기름을 짜서 식용으로도 사용합니다.

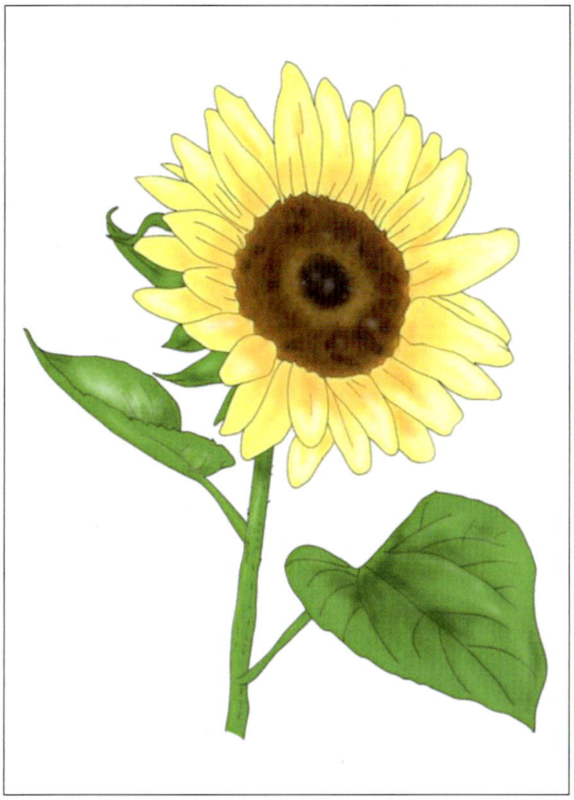

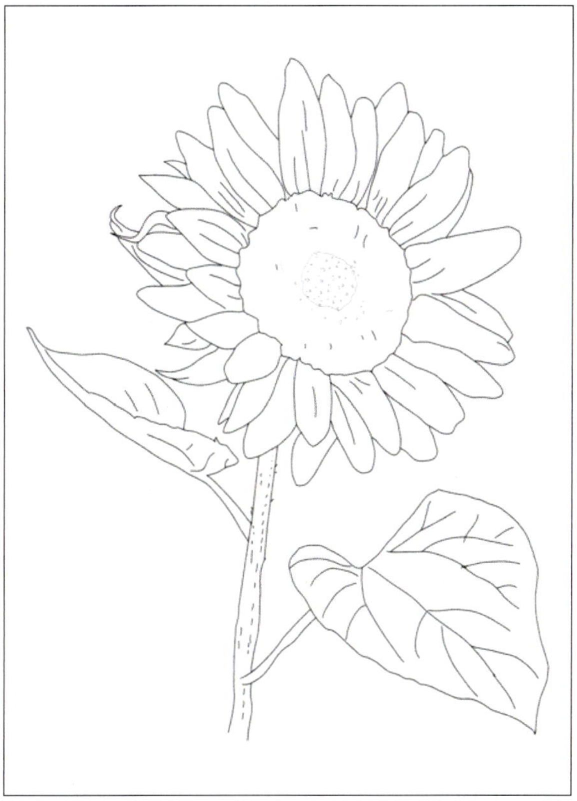

해바라기는 해를 따라 머리를 옮기는 특이한 꽃이지요.

해바라기 씨를 하나하나 생각하며 색칠해 보세요.

해바라기 씨에는 기름이 있어 세계적으로도 많이 재배합니다.
우리나라도 전라도 장성, 경상도 함안, 강원도 태백, 경기도 파주 등에서 해바라기 축제를 할 만큼 많이 키우는 꽃입니다. 해바라기 씨는 식용유가 되기 때문에 농가의 소득이 되기도 합니다.

㉓ 코스모스

외국에서 들어온 가을을 대표하는 꽃으로 '순정'이란 꽃말을 가지고 있습니다.
'코스모스 한들한들 피어 있는 길~' 꽃만 보면 이 노래가 흥얼거려지네요.

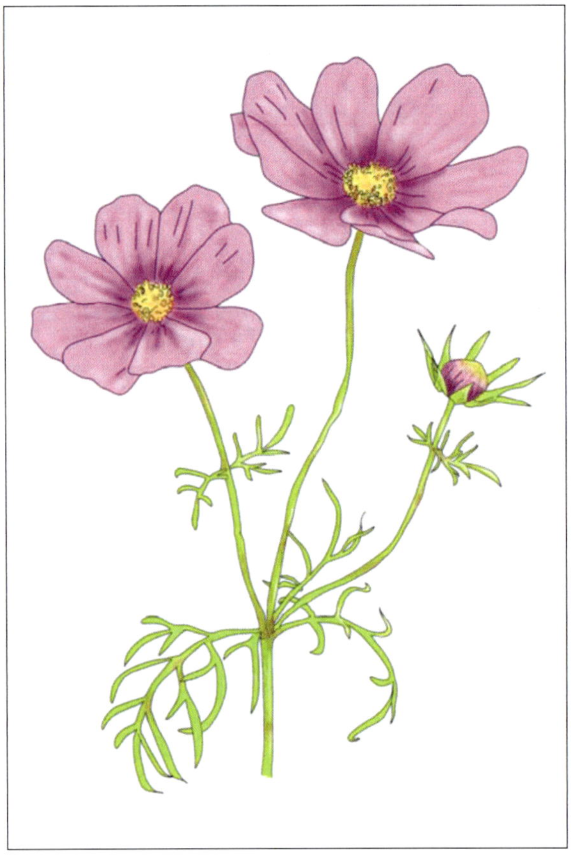

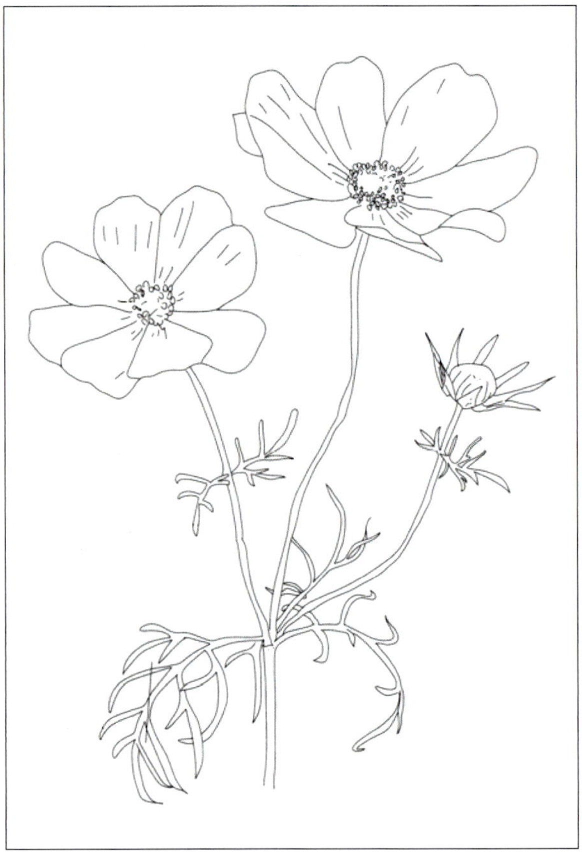

코스모스는 가을에 피는 꽃으로 한여름이 지나가면 어느새 가을을 알리듯이 피어 있습니다. 우리나라 하동, 구미, 고양 등등 전역에서 바람에 하늘거리는 울긋불긋한 코스모스 축제를 개최합니다.

김상희의 코스모스 노래를 부르며 색칠해 보겠습니다.

코스모스 한들한들 피어 있는 길
향기로운 가을 길을 걸어갑니다.
기다리는 마음같이 초조하여라.
단풍 같은 마음으로 노래합니다.

길어진 한숨이 이슬에 맺혀서
찬바람 미워서 꽃 속에 숨었나.
코스모스 한들한들 피어 있는 길
향기로운 가을 길을 걸어갑니다.

㉔ 동백꽃

우리나라 남해안에 한겨울을 보내며 피는 대표적인 꽃으로 붉은 꽃잎이 떨어지면 바닥에 붉은 천을 깐 듯 온통 붉은 색입니다. 동백꽃은 '자랑'이라는 꽃말을 가지고 있습니다.

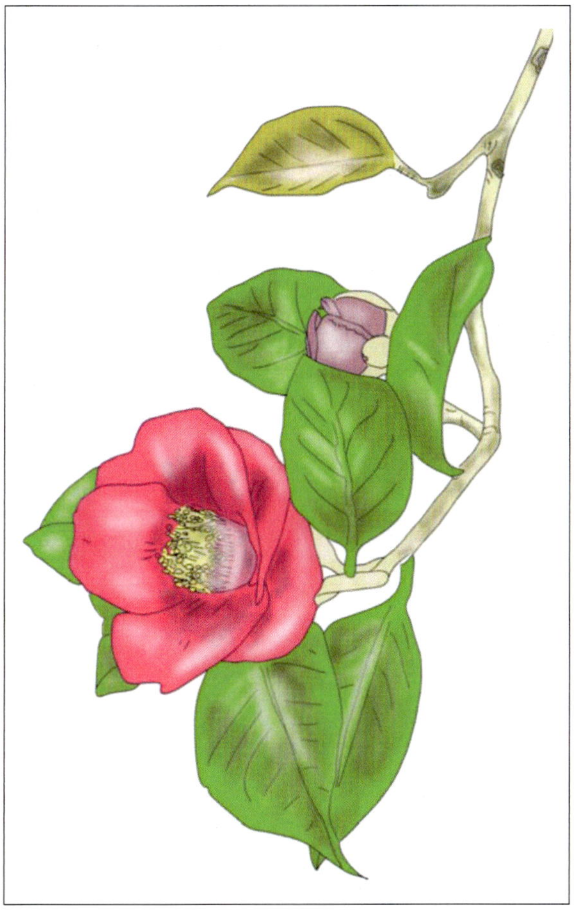

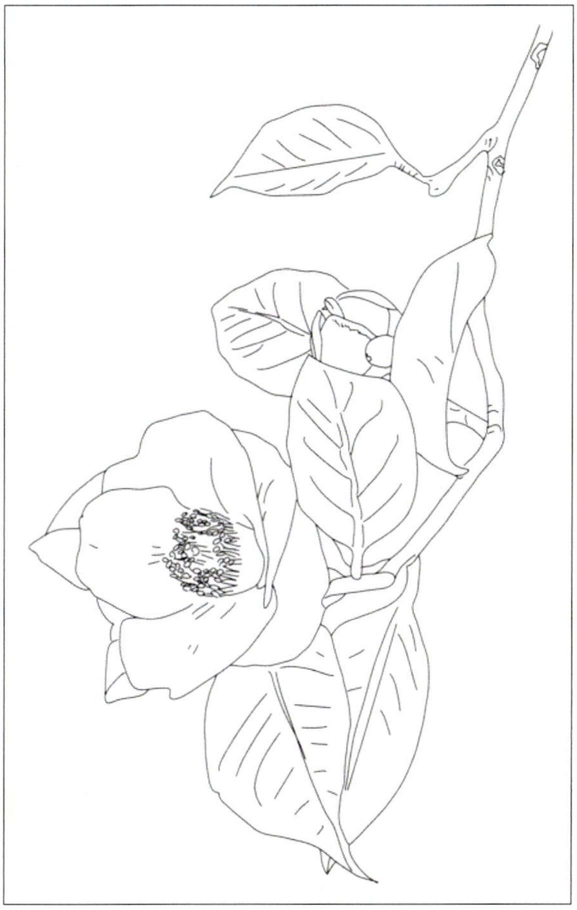

'동백' 의 '동(冬)' 자가 겨울을 뜻하는 글자입니다.

동백의 잎은 다른 꽃들의 잎보다는 두껍고 윤기가 흐릅니다.

동백꽃에서 짜낸 기름으로 머리에 기름을 바르기도 하고 재봉틀로 돌리는 윤활유 기름으로도 사용했습니다.

• 이미자의 동백아가씨 노래를 부를 수 있으신가요? 다 함께 부르면서 색칠해 보겠습니다.

헤일 수 없이 수많은 밤을
내 가슴 도려내는 아픔에 겨워
얼마나 울었던가 동백아가씨
그리움에 지쳐서 울다지쳐서
꽃잎은 빨갛게 멍이 들었소

동백꽃잎에 새겨진 사연
말 못할 그 사연을 가슴에 안고
오늘도 기다리는 동백아가씨
가신님은 그 언제 그 어느날에
외로운 동백꽃 찾아오려나

㉕ 튤립

4~5월에 꽃이 피는 튤립은 튀르키예가 원산지입니다. 우리나라에도 튤립축제가 지역마다 많이 개최되고 있습니다. 튤립은 비슷한 모양에 꽃 색깔이 너무 달라 꽃말도 많이 다릅니다. 빨간 색은 '사랑의 고백', 노란 색은 '희망', 분홍색은 '애정과 배려', 보라색은 '영원한 사랑', 하얀 색은 '실연'이란 꽃말을 가지고 있습니다.

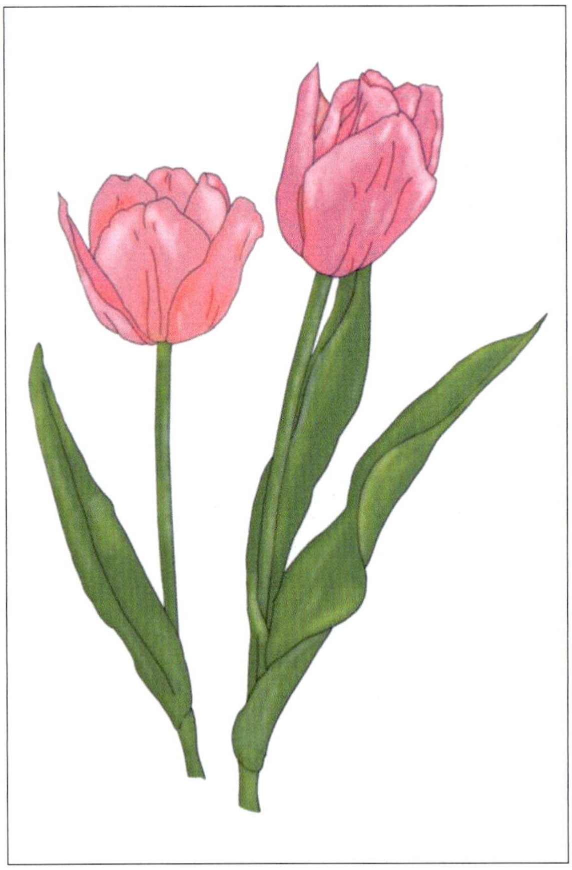

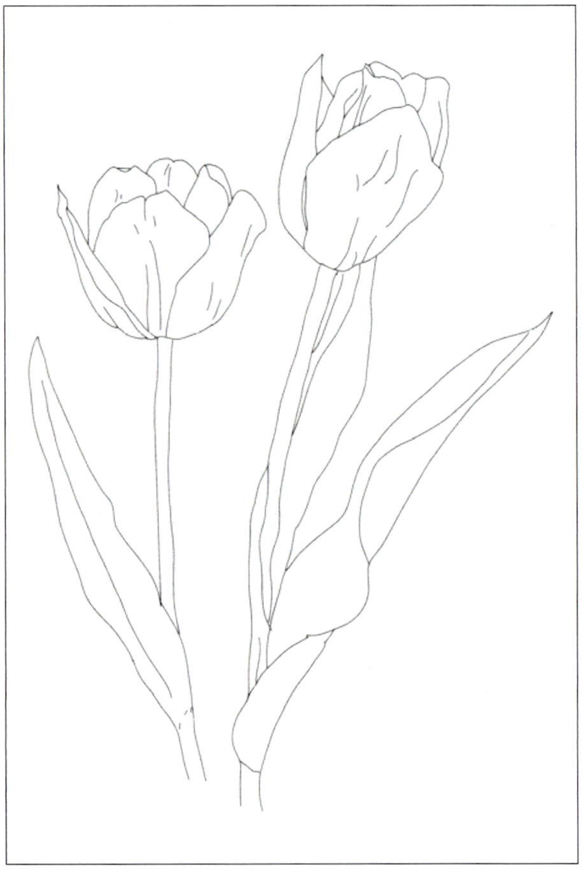

튤립 속에서 태어난 엄지공주 동화가 생각나세요.

엄지공주가 들어 있다고 생각하고 튤립 꽃잎을 색칠해 보세요.

덴마크의 동화작가 안데르센의 동화에 어떤 부인이 마법사에게 받은 씨앗을 심었는데 며칠 뒤 튤립이 자라났고 그 속에서 엄지공주가 태어났답니다.
엄지공주는 두꺼비에게 납치를 당하는 등 여러 가지 어려움을 겪다가 두더지 집에서 다친 제비를 치료해줍니다. 봄이 되자 제비는 엄지공주를 등에 태우고 꽃의 나라로 가고 그곳에서 엄지공주는 왕자님을 만나 결혼해서 행복하게 살았답니다.

3. 화투 색칠하기

㉖ 1월 솔(송학):광

붉은 태양은 새해 일출을, 학은 무병장수와 가족의 건강에 대한 염원을 나타냅니다. 일본에서는 정월 초에 집 앞 대문에 소나무를 세워두는 풍습이 있답니다. 따라서 1월 화투에는 가족의 복과 건강을 비는 마음이 담겨 있습니다.

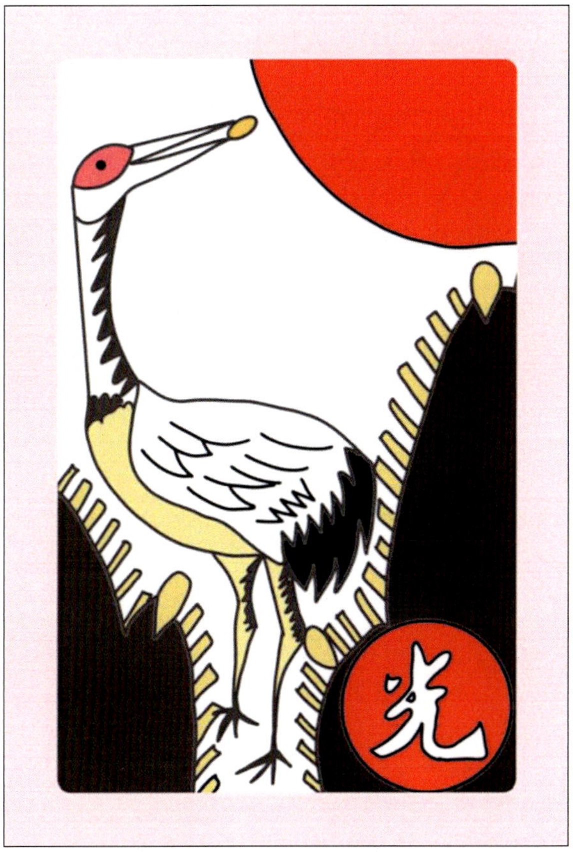

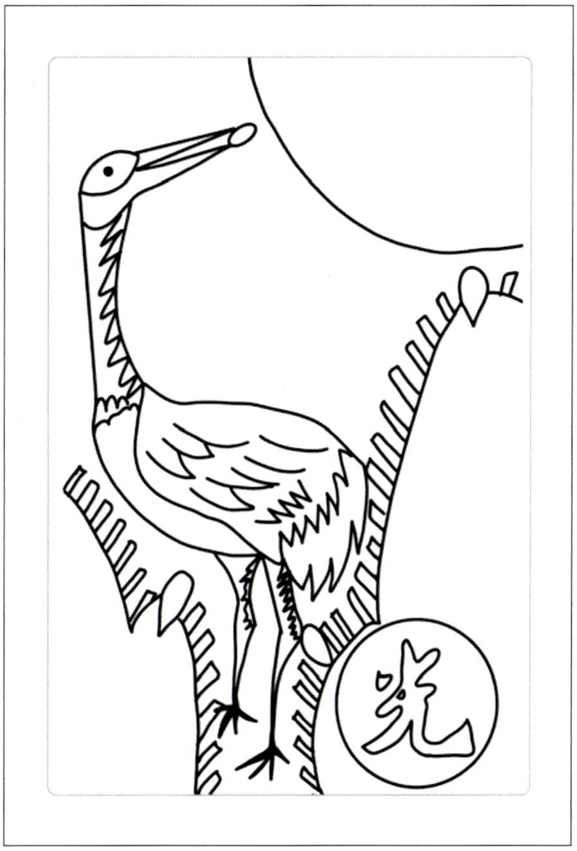

대문 앞에 소나무를 세워두는 것은 조상신과 복을 맞이하며 소나무처럼 번성하라는 뜻이랍니다.

화투에는 1월부터 12월까지 일 년 열두 달을 표시하고 있습니다. 우리나라에서 아이가 태어난 연월일시를 '사주팔자'라고 합니다. 이 책에서는 화투에서 다루는 달의 상징물과 12지신으로 내가 태어난 달의 동물은 어떤 것인지 알아보도록 하겠습니다.

음력 1월은 봄을 시작하는 달이며, 1월의 동물은 **호랑이**입니다.

㉗ 2월 매화(매조)

2월, 일본에서는 매화축제가 열린답니다. 꽃도 꽃이지만, 열매 또한 입맛을 돋우기 위해 절여서 많이 먹는다고 합니다.
매화나무에 앉아 있는 꾀꼬리 역시 일본에서 초봄을 상징하는 새랍니다.

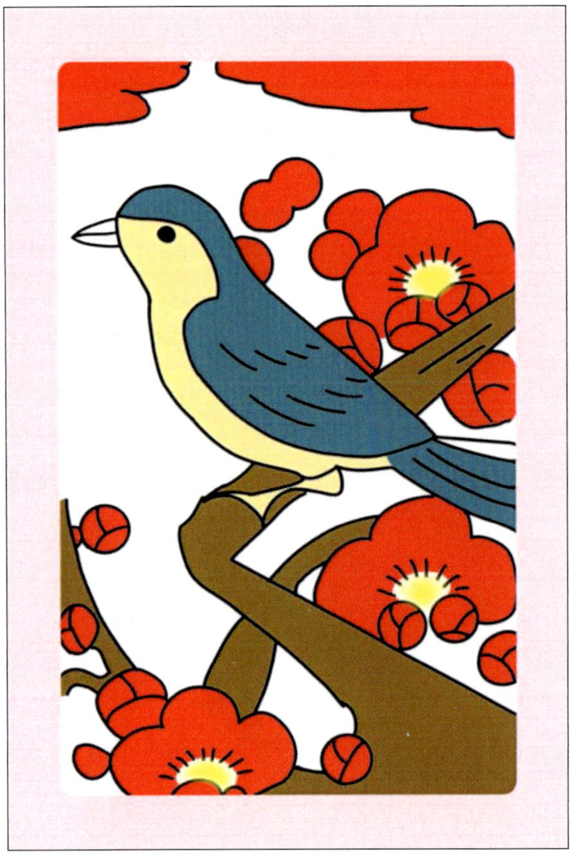

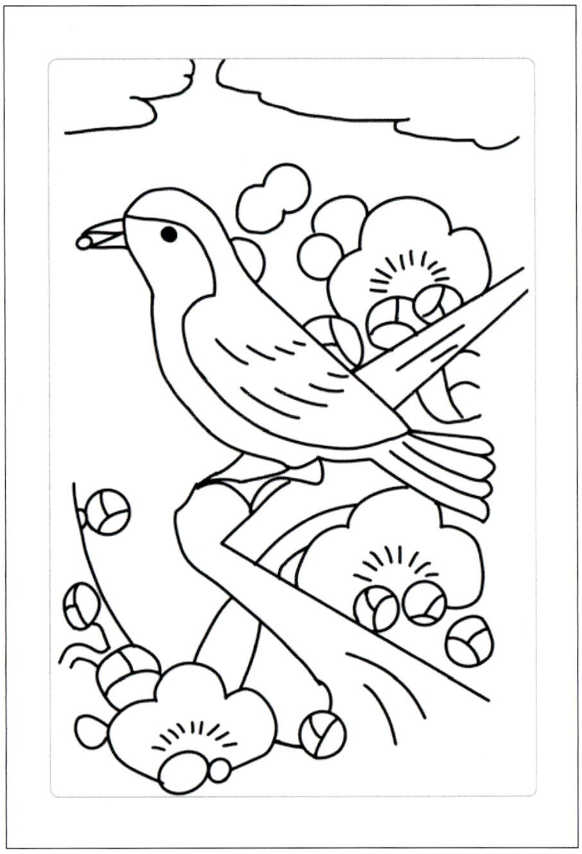

매화에서 열리는 매실은 배가 아플 때 먹으면 아픔이 가신답니다.
요리할 때도 많이 사용하는 유용한 열매입니다.

음력 2월의 동물로, 12지신에서 범 다음에 오는 동물은 무엇일까요?

음력 2월의 동물은 **토끼**입니다.

- 12지신을 이야기해 보세요.

  정답 : 자축인묘 진사오미 신유술해

  → 12지신 : 쥐, 소, 범(호랑이), 토끼, 용, 뱀, 말, 양(염소), 원숭이, 닭, 개, 돼지

㉘ 3월 벚꽃: 광

3월에는 벚꽃이 만발합니다. 벚꽃축제 또한 3월에 최고 절정에 이르고 있지요. 그래서 3월 화투에는 벚꽃이 가득합니다.

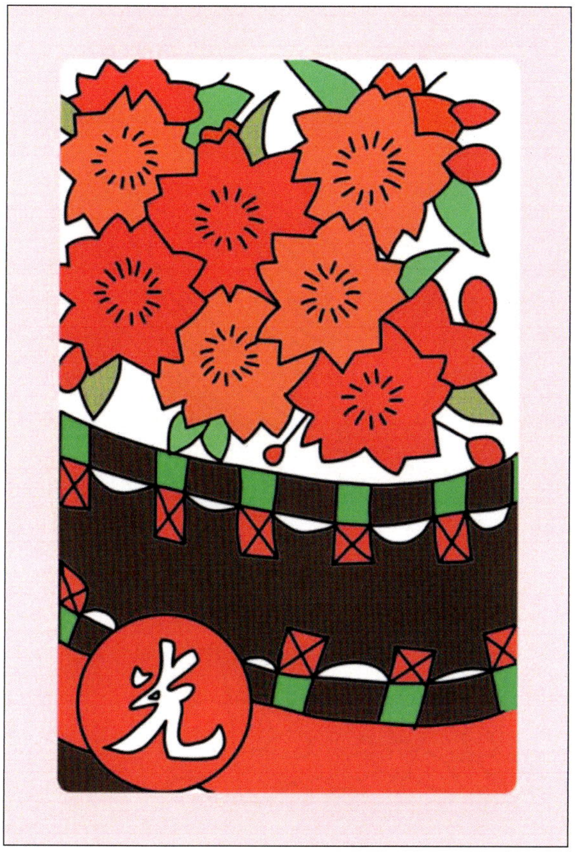

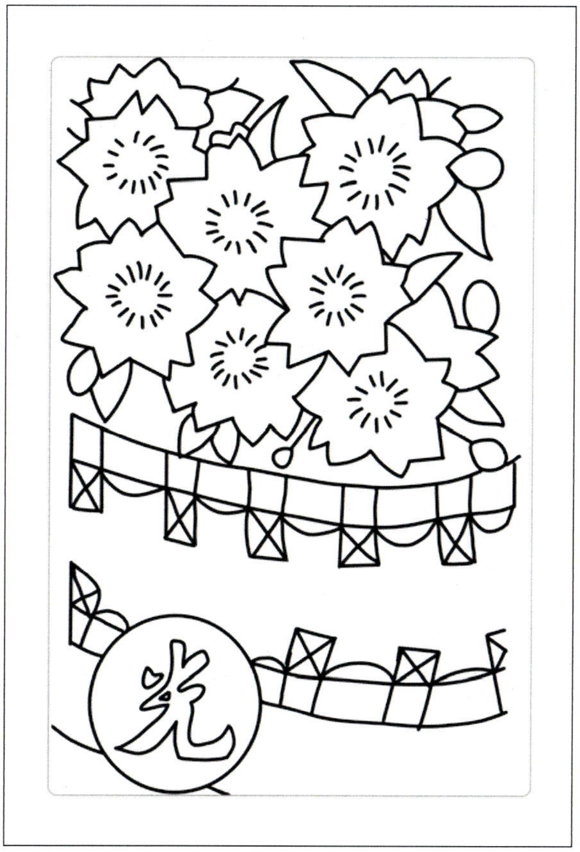

음력 3월은 양력으로 4월에 가깝습니다.
우리나라 4월은 전국에서 벚꽃 축제가 열려 많은 관광객들로 들썩거립니다.

음력 3월의 동물로, 12지신에서 토끼 다음에 오는 동물은 무엇일까요?

음력 3월의 동물은 **용**입니다.

- 우리나라 벚꽃 축제 중 알고 있는 축제를 이야기해 보세요.

  예시 : 진해 군항제, 여의도 벚꽃 축제

㉙ 4월 등나무

이 문양을 흑싸리로 알고 있는 사람들이 많지만, 정확하게 말하자면 등나무의 줄기와 잎을 그린 것입니다.

일본에서 등나무는 가문의 문장으로도 자주 사용되는 매우 친숙한 나무랍니다.

새는 두견새입니다.

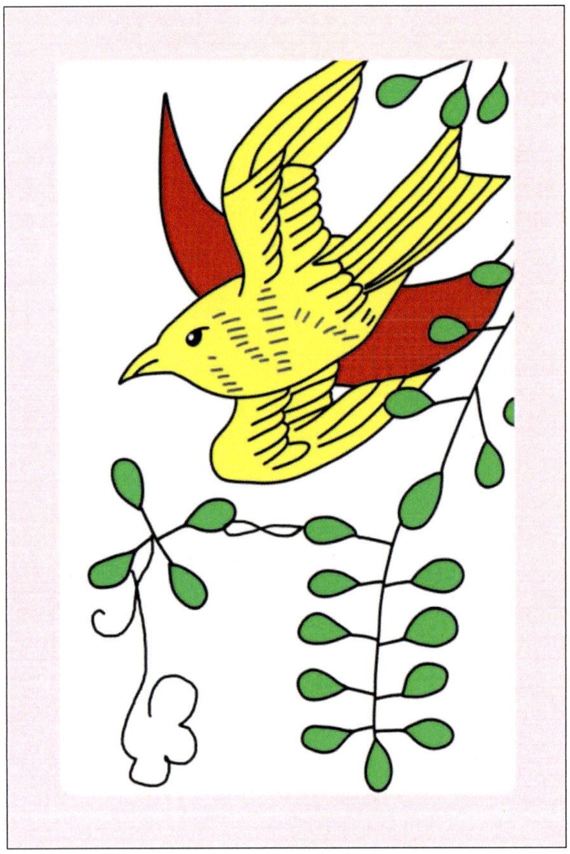

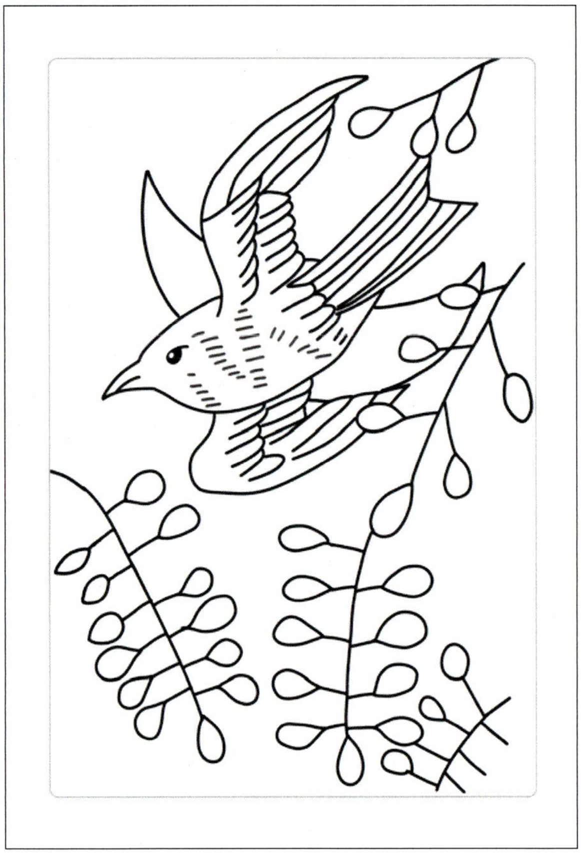

일본에서 4월에는 등나무 꽃 축제가 열리고, 등나무와 두견새는 일본에서 시를 쓰는데 소재로 많이 쓰인답니다.

음력 4월의 동물로, 12지신에서 용 다음에 오는 동물은 무엇일까요?

음력 4월의 동물은 **뱀**입니다.

• 음력 4월은 여름의 시작으로 땅이 따뜻해 모내기가 시작됩니다.

㉚ 5월 꽃창포: 띠

5월의 화초는 꽃창포입니다. 많은 사람이 난초로 알고 있는데 꽃창포가 맞습니다.
창포는 잎 모양이 칼 모양과 비슷하며, 뿌리를 삶은 물로 머리를 감으면 이가 죽습니다. 그래서 우리나라에서는 단옷날 창포물에 머리를 감는 풍습이 있습니다.

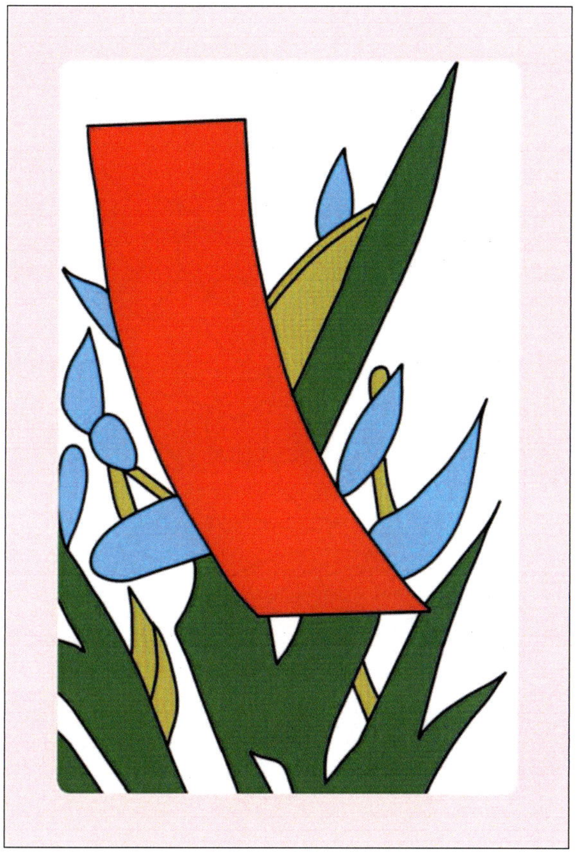

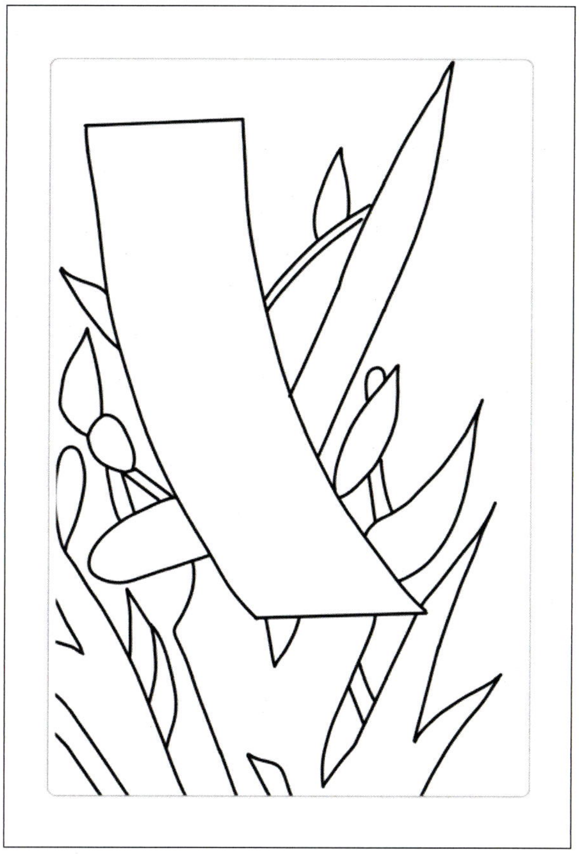

단옷날 창포물에 머리를 감아본 적이 있으신가요?
단오는 5월 며칠일까요?
정답 : 음력 5월 5일

음력 5월의 동물로, 12지신에서 뱀 다음에 오는 동물은 무엇일까요?

음력 5월의 동물은 **말**입니다.

• 말은 크고 아주 빠른 동물로 옛날부터 아주 중요하게 기르고 관리했습니다. 우리나라에서 말을 많이 키우는 곳은 어디일까요? 정답 : 제주도

㉛ 6월 목단: 열

6월은 모란꽃입니다. 모란꽃은 고귀한 이미지를 가지고 있고, 한국에서는 모란꽃이 향기가 없어서 오래전부터 벌이나 나비를 그리지 않지만, 일본에서는 모란과 나비가 함께 등장하고 있습니다.

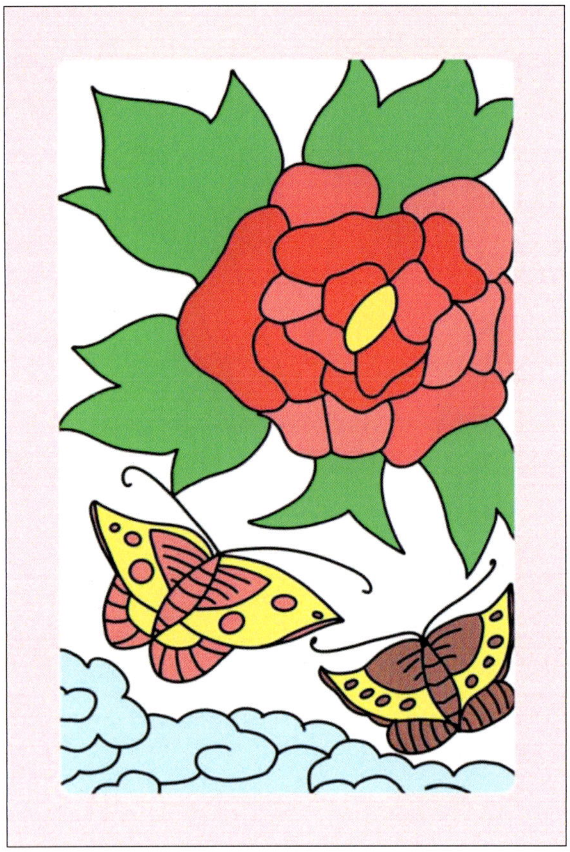

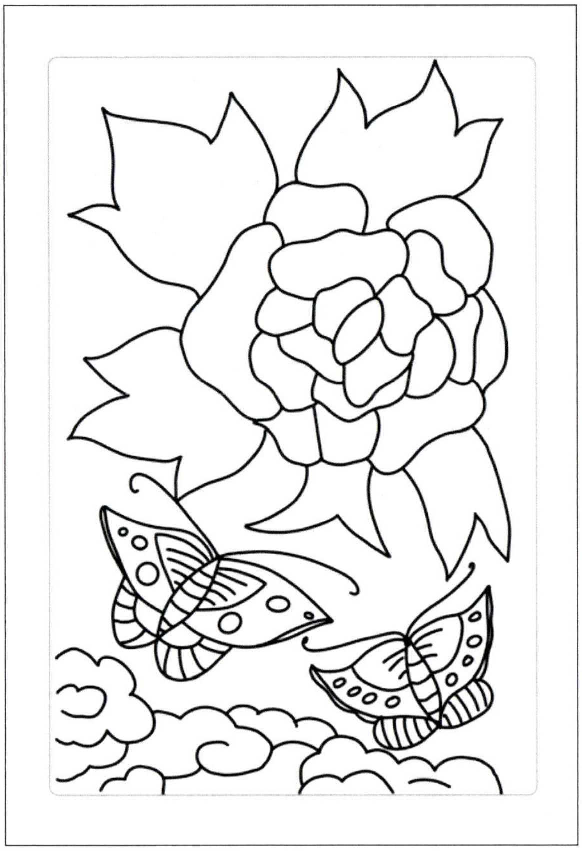

모란은 우리나라에서는 꽃 중의 왕이라고 부르기도 했고, 옛날 왕비나 공주같은 고귀한 신분의 여인들의 옷에 모란무늬를 넣었습니다.

음력 6월의 동물로, 12지신에서 말 다음에 오는 동물은 무엇일까요?

음력 6월의 동물은 **양**입니다.

• 우리나라에는 양이 많지 않은데, 양과 비슷한 동물은 어떤 동물일까요?

정답 : 염소

㉜ 7월 홍싸리: 열

7월 화투의 문양은 싸리나무입니다. 일본에서 싸리나무는 가을을 대표하는 일곱 가지 꽃 중 하나입니다. 함께 그린 동물은 멧돼지인데, 일본에서는 멧돼지 사냥을 7월에 많이 했답니다.

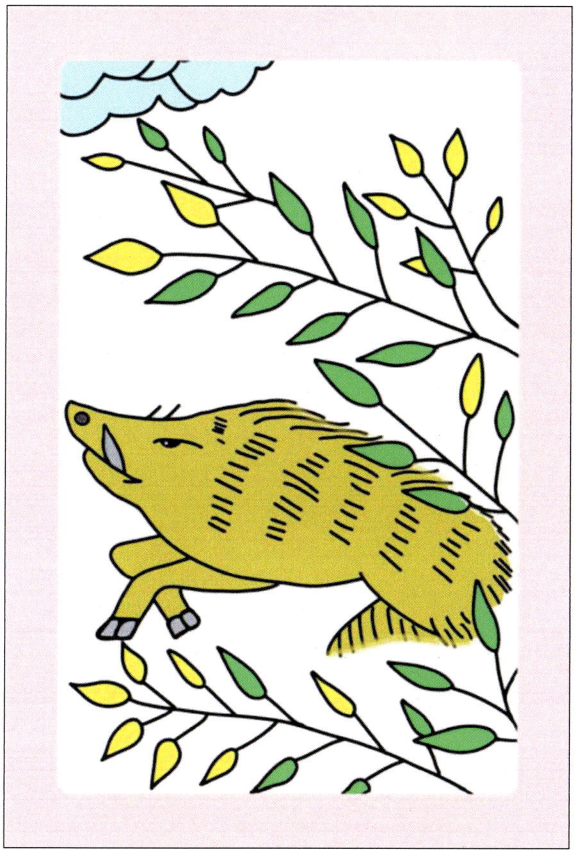

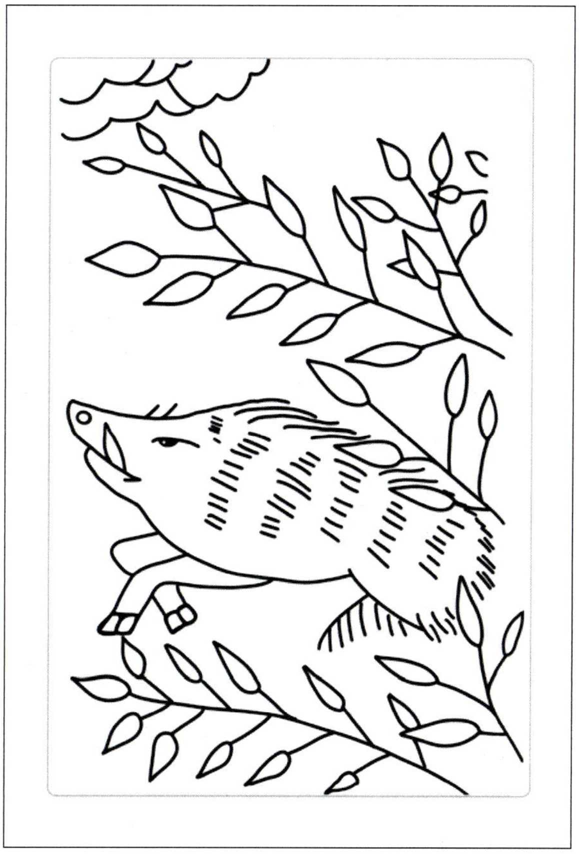

우리나라에는 멧돼지를 먹이로 하는 호랑이와 표범이 사라져 멧돼지가 너무 많아 농가에 피해를 주어 아주 힘들어합니다.

음력 7월의 동물로, 12지신에서 양 다음에 오는 동물은 무엇일까요?

음력 7월의 동물은 **원숭이**입니다.

• 원숭이는 우리나라 동물은 아닙니다. 주로 어디에서 볼 수 있을까요?
예시 : 동물원, 아프리카, 동남아, 인도, 일본 등

㉝ 8월 공산(공산명월): 광

8월은 산과 보름달, 기러기 세 마리를 볼 수 있습니다. 일본에서는 8월이 '달맞이'의 계절이며, 기러기가 대이동을 시작하는 시기입니다. 이 8월의 문양은 한국과 일본이 조금 다르답니다.

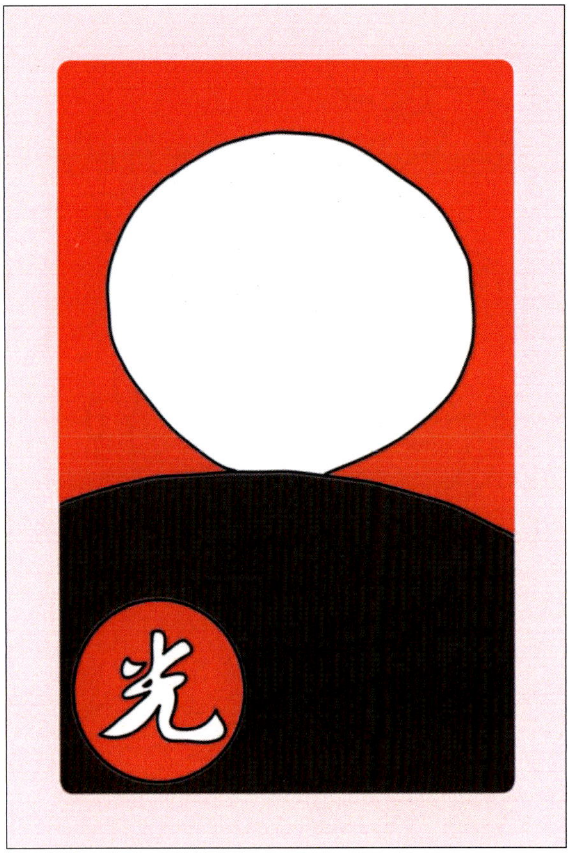

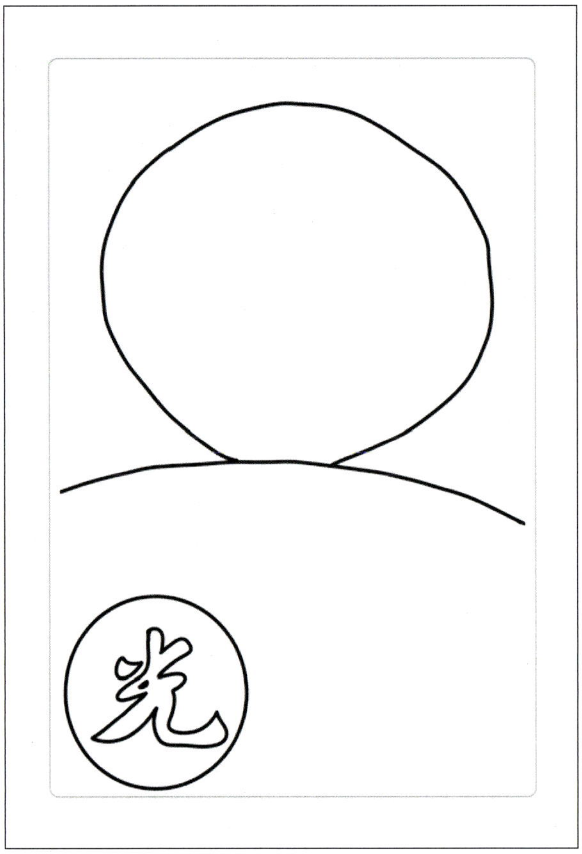

일본 화투의 8월은 가을을 나타내는 억새, 도라지, 칡 등이 그려져 있습니다.
음력 8월 보름은 우리나라에서는 '추석'이라고 합니다. 추석날에는 모두들 보름달을 보고 소원을 비는데 어르신은 어떤 소원을 빌어 보셨어요?

음력 8월의 동물로, 12지신에서 원숭이 다음에 오는 동물은 무엇일까요?

음력 8월의 동물은 **닭**입니다.

- 닭은 우리나라 사람들이 가장 많이 먹는 음식 재료 중 하나입니다. 닭으로 만든 음식은 무엇이 있을까요?
  예시 : 삼계탕, 백숙, 양념치킨 등

34 9월 국화: 열(쌍피)

9월에 일본에서는 국화축제가 열린답니다. 특히, 음력 9월 9일은 중양절(中陽節)로 예로부터 일본에서는 이날 국화주를 마시며, 무병장수를 기원했다고 합니다.
열 끝자리인 쌍피에는 목숨 수(壽)자가 새겨진 비단 꾸러미가 물과 함께 그려져 있습니다.

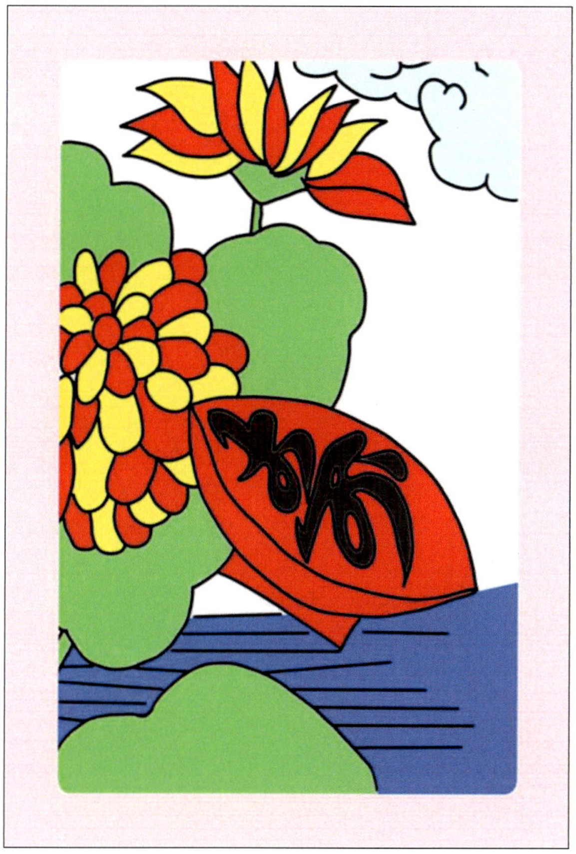

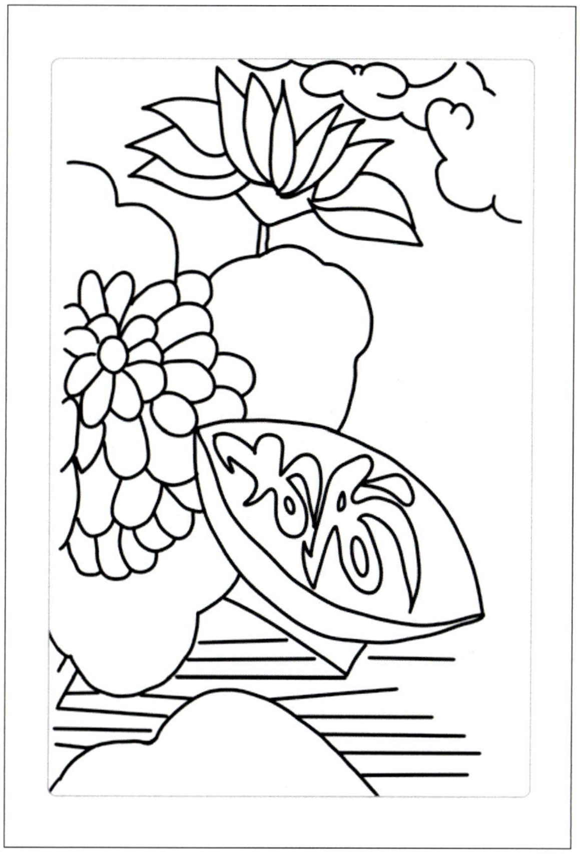

음력 9월의 동물로, 12지신에서 닭 다음에 오는 동물은 무엇일까요?

음력 9월의 동물은 **개**입니다.

- 음력 9월은 양력으로는 11월정도로, 가을걷이도 끝나고 이제 겨울을 준비하는 시기입니다. 우리나라 사람들이 이 시기에 가장 많이 하는 겨울준비 중 대표적인 것은 무엇일까요?
  정답 : 김장

㉟ 10월 단풍: 띠

10월은 단풍의 계절입니다. 단풍이 물들기 시작할 무렵, 일본인들은 단풍나무의 색채 변화를 즐긴다고 합니다. 10자리에 함께 그려진 사슴은 일본의 근대에 유행했던 사슴사냥을 의미합니다.

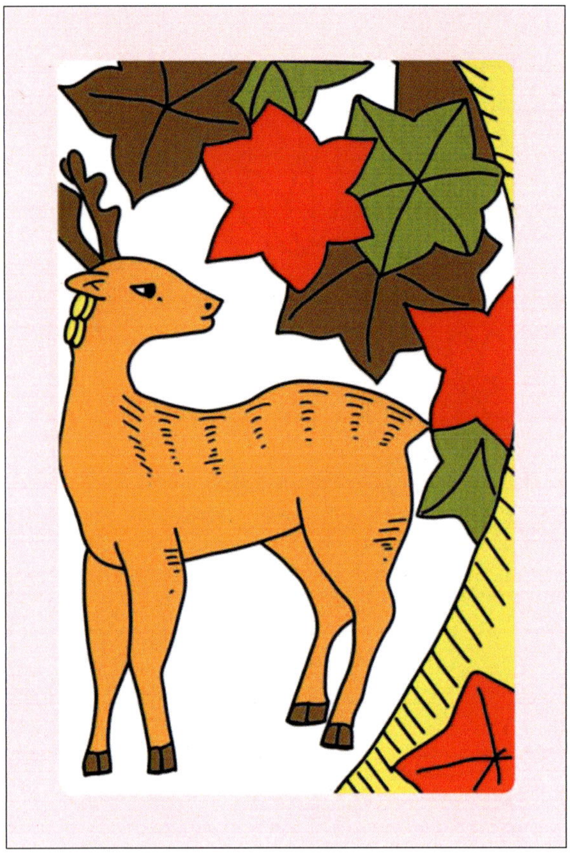

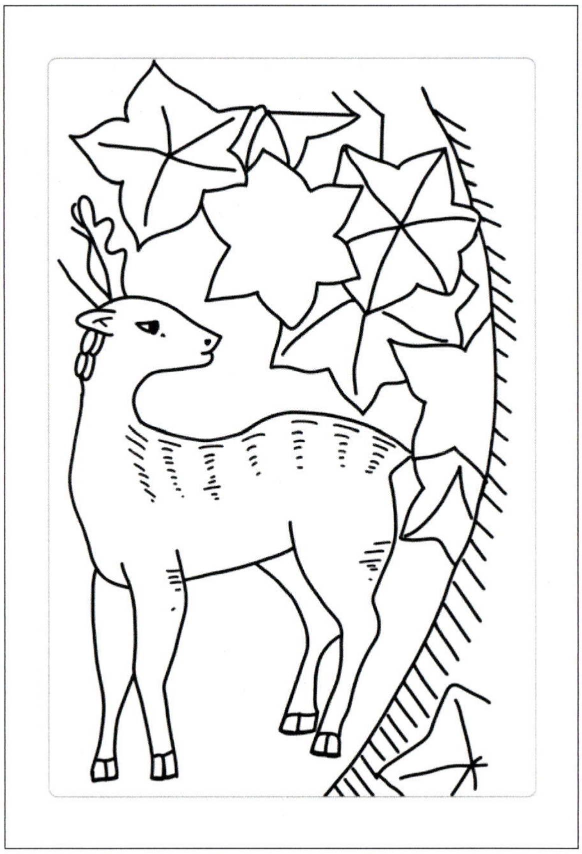

음력 10월의 동물로, 12지신에서 개 다음에 오는 동물은 무엇일까요?

음력 10월의 동물은 **돼지**입니다.

- 돼지가 12지신에서는 마지막이지만 계절로는 겨울의 시작을 상징하며, 돼지는 많이 먹어 몸집도 크고 복을 상징하는 동물입니다. 돼지 달에 태어나신 분이 계시나요?

㊱ 11월 오동

11월 오동은 가장 사랑을 받는 화투랍니다. 오동의 '동'을 강하게 발음해서 '똥'이라고도 합니다. 오동의 광 봉황의 머리는 막부시대 최고 권력자였던 쇼군의 지위와 품격을 상징하는 것이며 검은색 오동잎 또한 쇼군을 상징하는 문양이랍니다.

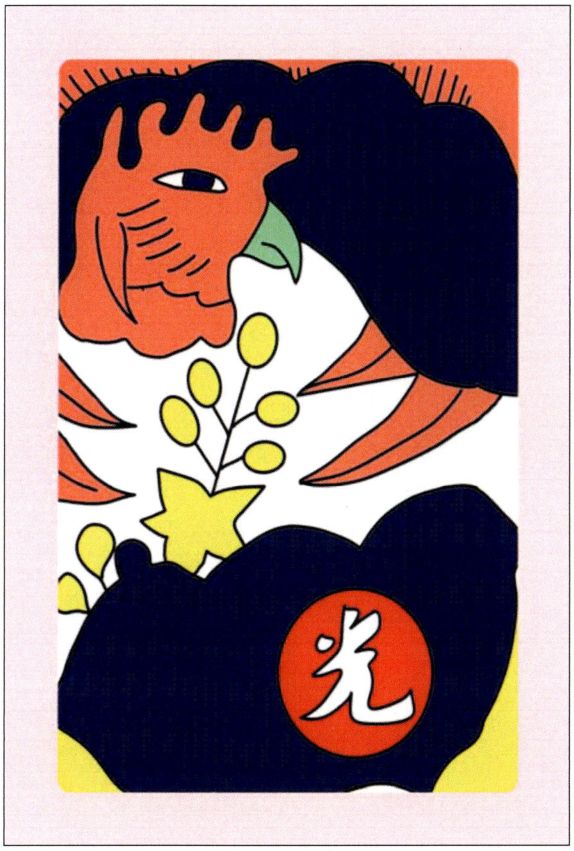

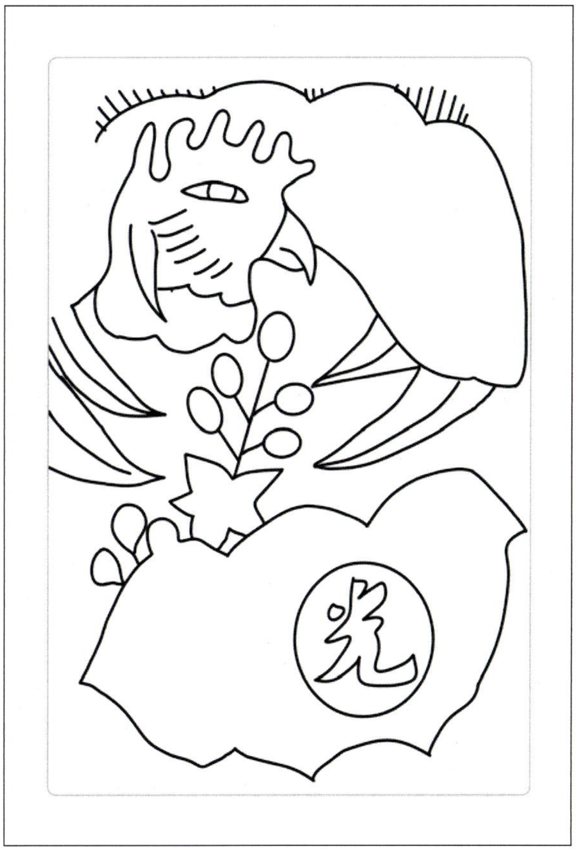

우리나라에서는 임금님이 최고 권력자였지만 일본에서는 쇼군(장군)이 최고 권력자였답니다. 화투의 오동나무는 우리나라에서는 시집가는 딸의 혼수품 목재로도 사용되었습니다.

음력 11월의 동물로, 12지신에서 돼지 다음에 오는 동물은 무엇일까요?

음력 11월의 동물은 **쥐**입니다.

- 쥐는 12지신 중 가장 먼저 나오는 동물이지만 음력의 달에는 한겨울을 상징하는 11월의 동물입니다.

㊲ 12월 비(雨): 광

12월의 문양 비(雨)는 일본에서는 11월 문양입니다. 한국으로 건너오면서 11월과 12월의 순서가 서로 바뀌었다고 하네요. 비광을 보면 한 사람이 우산을 쓰고 있습니다. 그리고 다른 달의 광은 광(光) 자가 아래쪽에 있는 데 반해, 이 비광은 광(光) 자가 위쪽에 있습니다.

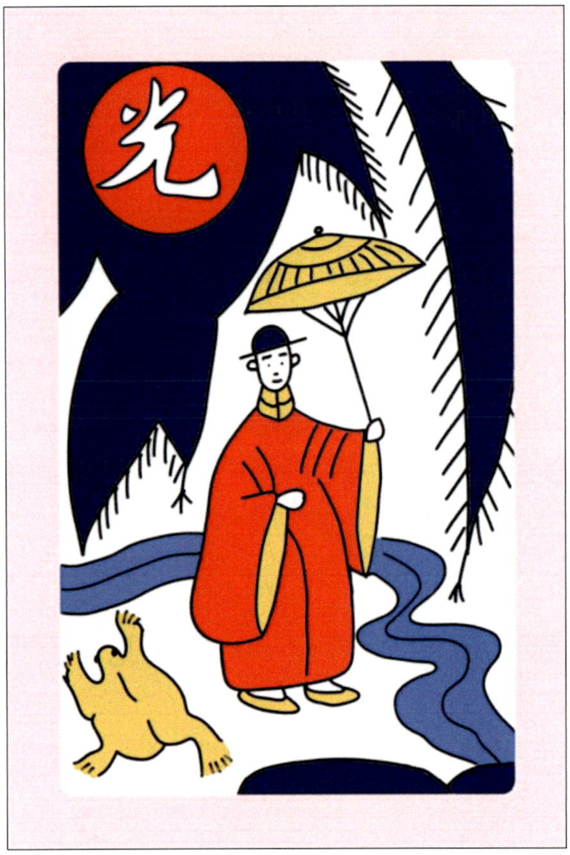

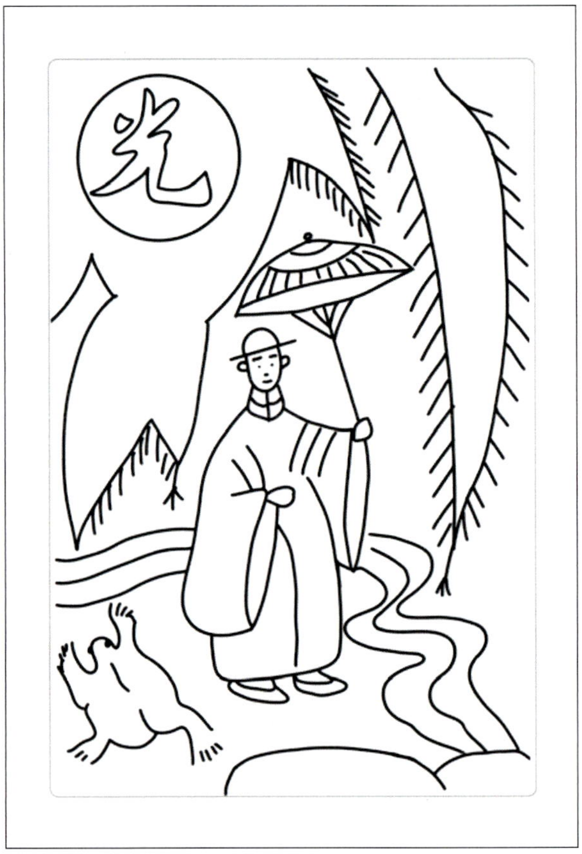

화투에서 우산을 쓰고 있는 사람은 일본의 유명한 서예가 '오노도후'라고 합니다. 우리나라에도 끊임없는 노력으로 명필이 된 서예가가 많습니다. 그중 이름이 생각나는 분 말씀해 보세요.
예시 : 한석봉, 추사 김정희 등

음력 12월의 동물로, 12지신에서 쥐 다음에 오는 동물은 무엇일까요?

음력 12월의 동물은 **소**입니다.

- 소는 우리나라 농사에서 가장 중요한 동물로, 소가 없으면 농사를 짓기 어렵습니다. 소는 한겨울 편하게 쉬었지만 겨울이 끝나고 봄이 시작되면 농사일을 시작하게 됩니다.

4. 미로찾기 색칠하기

㊳ 달님에게 가는 길

햇님이 달님을 찾아갑니다. 파란 구름을 피해 달님에게 가는 길을 찾아보세요.

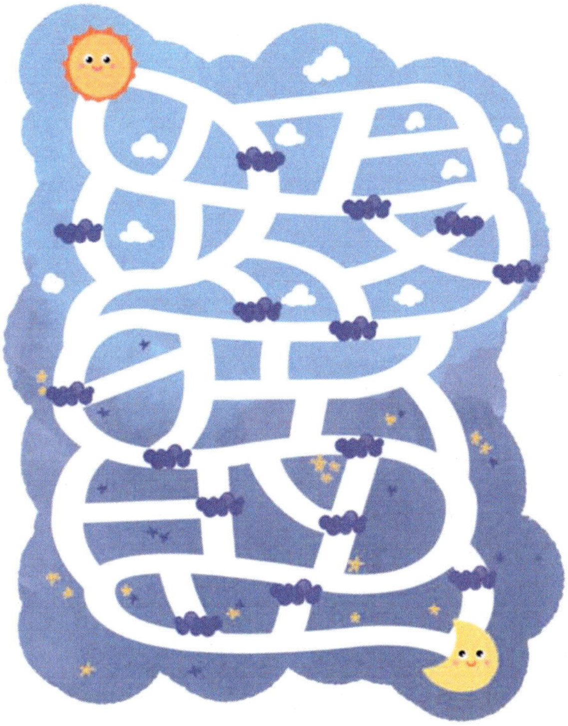

햇님이 달님에게 가는 길을 찾는데 구름을 피해서 가야 합니다.
호랑이에게 쫒긴 오누이가 동아줄을 잡고 하늘로 올라가 해와 달이 되었다는 이야기입니다.
햇님이 된 오빠가 달님이 된 여동생이 잘 지내는지 궁금해서 찾아간답니다.
구름을 피해서 길을 찾아보세요. 막다른 길이 나오면 처음으로 돌아가서 다시 시작해 보세요.

39 토끼의 미로

토끼가 맛있는 당근을 먹으려고 합니다.
출발에서 시작하여 도착지까지 길을 찾아보세요.

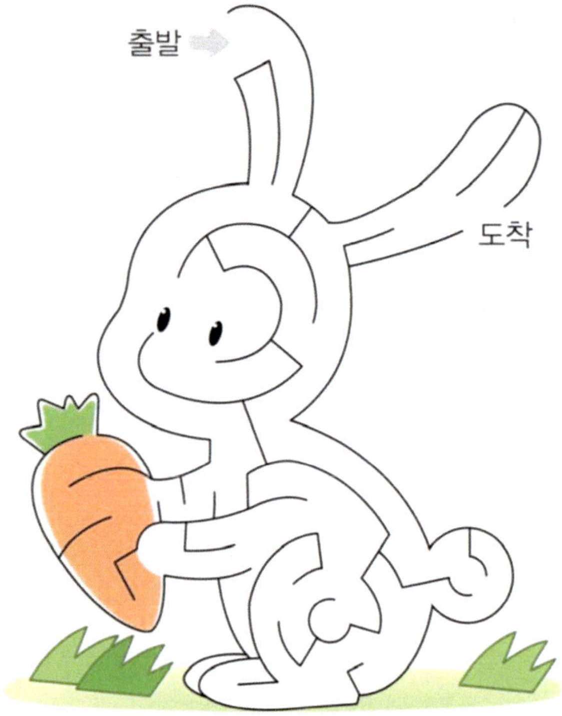

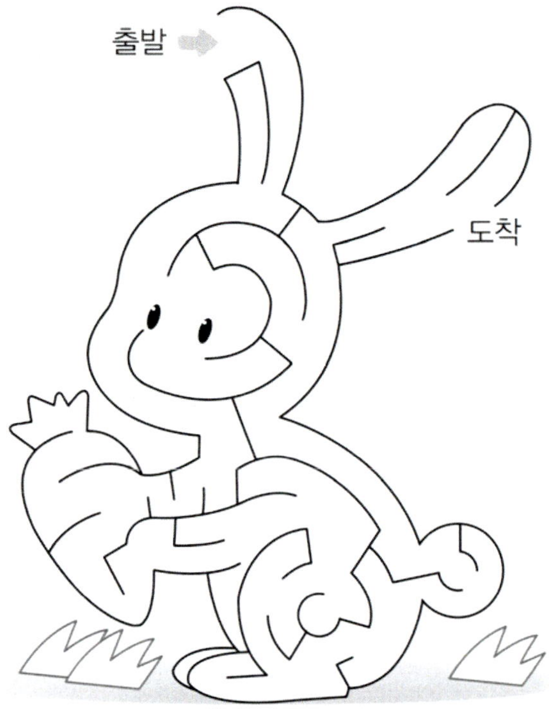

출발에서 도착까지 미로 속에서 길을 먼저 찾아보고 색칠하기를 하겠습니다.

- 당근은 토끼가 좋아하는 먹이입니다. 또 무엇을 좋아할까요?

  예시 : 토끼풀, 과일, 고구마 등

⓸⓪ 이글루로 가는 펭귄

남극에서 사는 펭귄이 이글루를 찾아갑니다. 이글루는 북극 쪽의 에스키모인들이 사는 얼음집으로 펭귄이 절대 볼 수 없는 것입니다. 펭귄이 이글루에 도착할 수 있나 길을 찾아보세요.

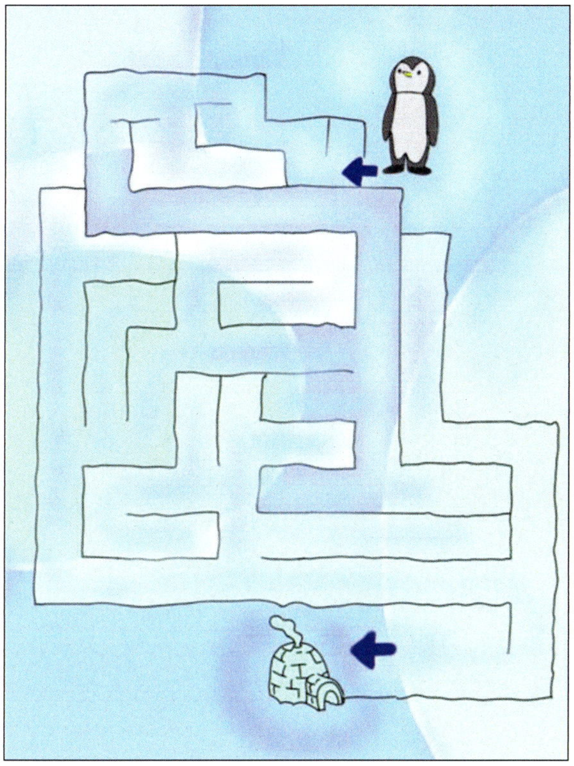

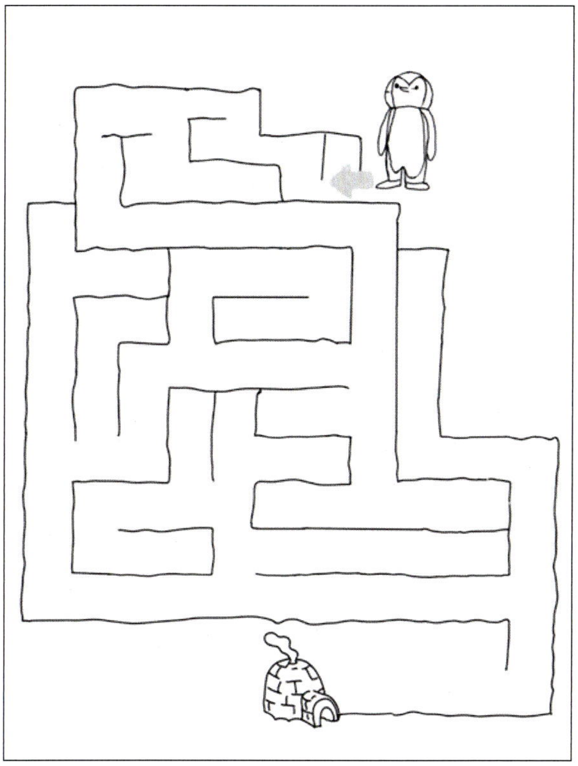

꼬불꼬불 미로 속에서 펭귄이 이글루에 도착하는 길을 먼저 찾고 색칠해 보겠습니다.
이글루는 북극의 에스키모인들이 사는 집이랍니다.
얼음집 안에서 연기가 피어오르고 있습니다.

- 펭귄은 어느 대륙에 살까요?

  예시 : 남극대륙, 남미(아메리카) 남쪽 끝

- 새끼를 알에서 낳는다, 맞는다고 생각하면 오른손, 아니다 하면 왼손을 들어보세요.

  정답 : 오른손(알을 낳는다)

❹❶ 제비 흥부집 찾기

제비가 흥부집을 찾아갑니다. 지난해 가져다준 박씨로 열린 박이 아직도 흥부집 지붕에 남아 있습니다. 박을 보면 흥부집을 찾을 수 있습니다.

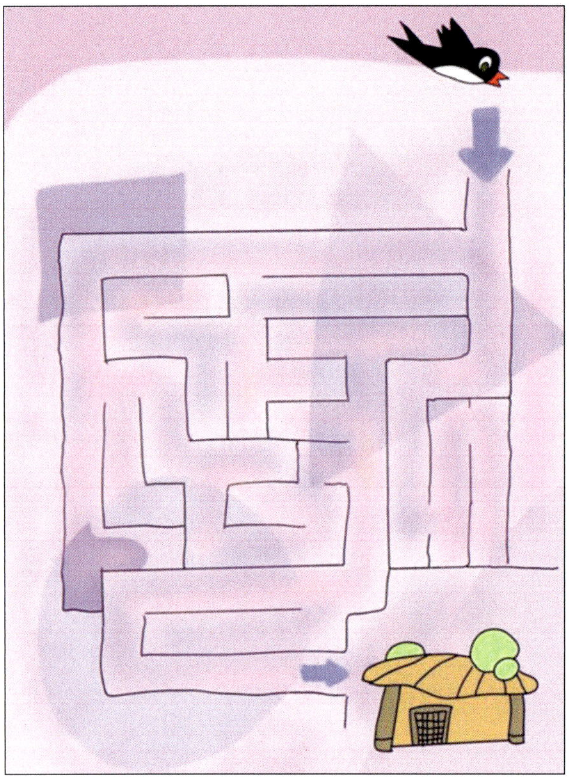

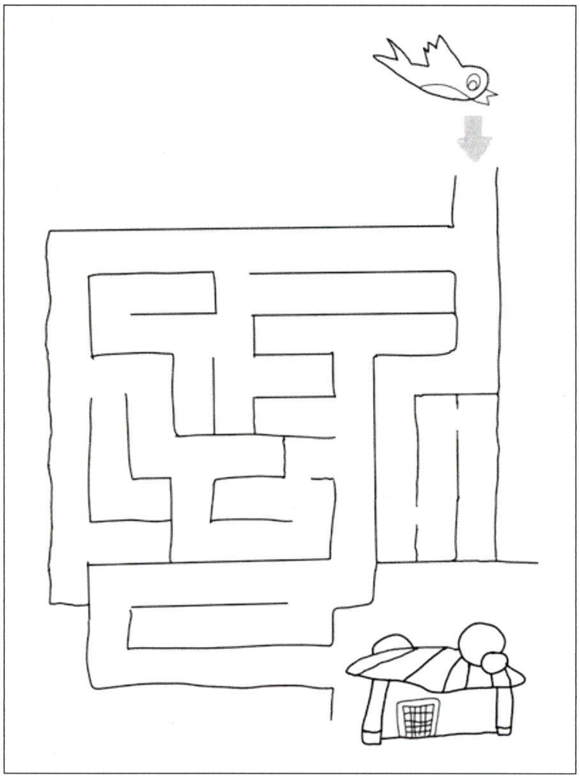

제비가 흥부의 집을 찾아가는 길을 미로에서 찾고 색칠해 보세요.

• 흥부의 형님 이름이 무엇인가요?

정답 : 놀부

• 제비가 박씨를 물어다 주어 흥부는 부자가 되었지요? 박에서는 무엇이 나왔을까요?

예시 : 금은보화와 많은 재물 등

• 다음 해 놀부도 제비에게 박씨를 받고 박을 잘 키웠는데 그 박에서는 무엇이 나왔을까요?

예시 : 무서운 도깨비, 귀신, 괴물 등등

• 박 속에서 나온 도깨비로 인해 놀부는 어떻게 되었을까요?

예시 : 재산을 모두 뺏기고 거지가 되었다

㊷ 꽃밭을 찾아서

나비가 꽃밭을 찾아갑니다. 꽃과 나비는 참 잘 어울리는 예쁜 남녀를 이야기하죠. 나비가 예쁜 꽃을 잘 찾을 수 있을까요?

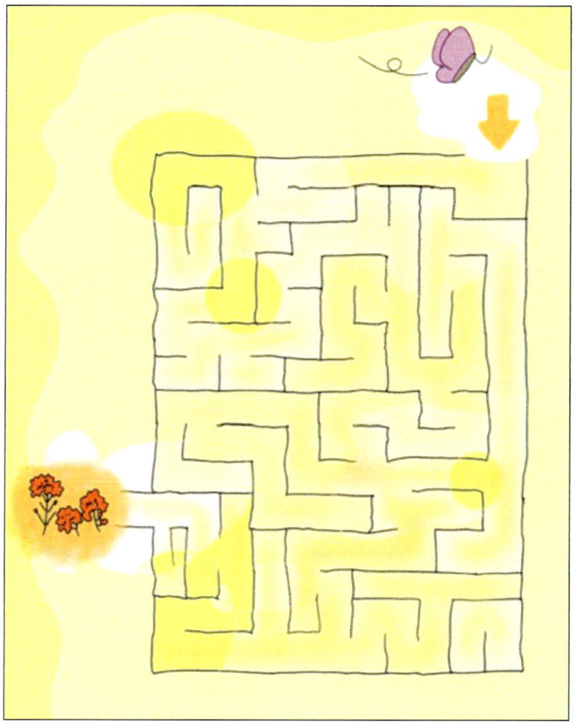

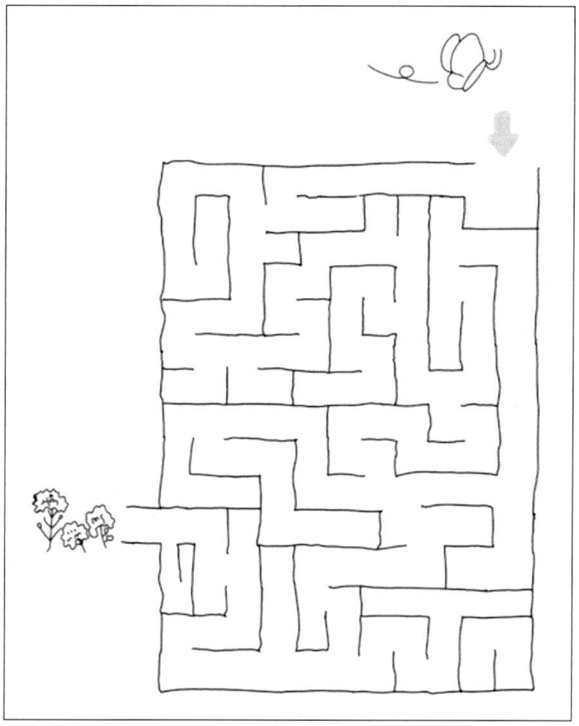

남자를 나비 여자를 꽃이라 비유하는데 나비가 꽃을 찾아 미로에 들어갑니다. 미로에서 길을 잃지 않고 꽃밭으로 갈 수 있게 길을 찾아보고 색칠해 보세요.

- 어르신 중 어릴 때 사귀었던 남자 친구나 여자 친구 자랑해보실 분 계세요?
- 생각나는 드라마 중에 남녀의 사랑 이야기로 재미있었던 드라마 제목을 말씀해 보세요.
  예시 : 겨울연가, 가을동화, 꽃보다 남자 등
- 겨울연가 남녀 주인공과 출연진 이름 기억나세요?
  예시 ; 배용준, 최지우, 박용하, 박솔미, 김해숙 등
- 겨울연가 줄거리 이야기해 보세요, 어르신 이야기가 너무 재미있어요.

㊸ 달려라 거북이

토끼는 달리기 도중 낮잠을 자다 결국 거북이에게 졌지요. 이번 경기엔 마음을 다잡은 토끼가 너무 열심히 뛰어 거북이가 겨우 출발선 들어가고 있는데 토끼는 이미 목적지에 들어가고 있네요. 토끼가 참 빠릅니다. 먼저 달리기도 낮잠을 자지 않았으면 토끼가 이겼을 겁니다.

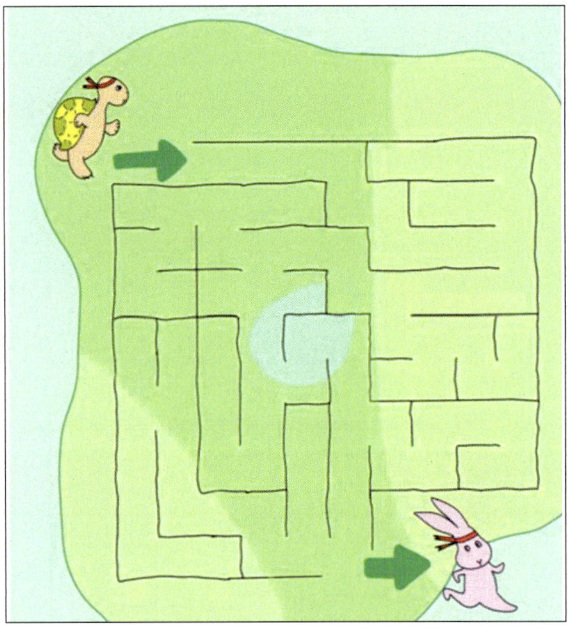

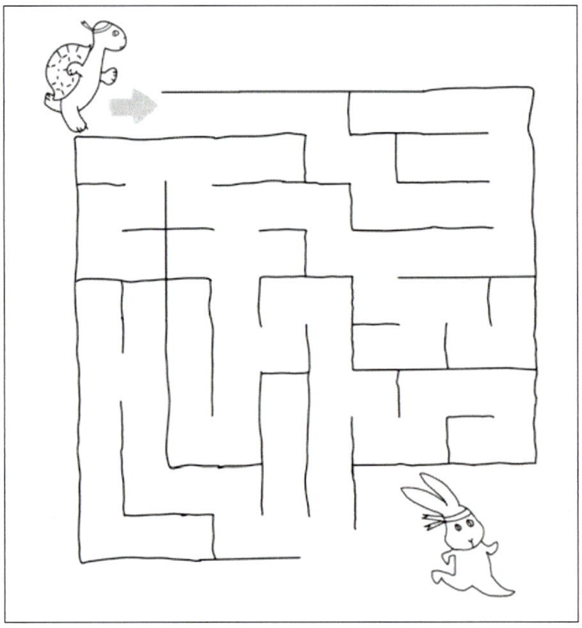

토끼가 이미 결승선을 지났지만 거북이는 포기하지 않고 결승선까지 달려갑니다. 미로 속에서 거북이가 길을 잊지 않고 결승선까지 가는 길을 찾고 색칠해 보세요.

토끼가 이번 경기에는 방심하지 않고 이기기 위해 열심히 달렸습니다.

- 토끼와 거북이의 달리기는 너무 차이가 났지만 철인 3종 경기를 한다면 어떨까요?
- 철인 3종 경기가 어떤 경기들을 하는 것인지 아시나요?
  정답 : 달리기, 수영, 사이클(자전거)
- 수영은 물에서 헤엄을 치기 때문에 거북이가 이길 것 같은데 자전거는 누가 이길까요?
  예시 : 토끼가 이겨요. 자전거 페달을 다리가 길어 밟기 쉽기 때문에 …

㊹ 개구리 마실

연못 속에 참게는 보통 짙은 흑갈색인데 빨간 참게가 있다고 해서 개구리가 만나러 갑니다. 연못 속에서 길을 잘 찾아 빨간 참게를 만날 수 있을까요. 누군가 연못 속을 흙탕물로 만들어 길 찾기가 어려울 것 같습니다.

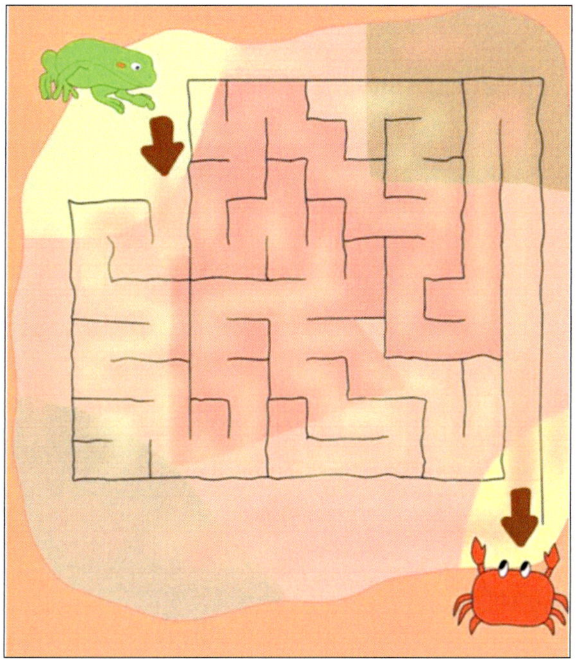

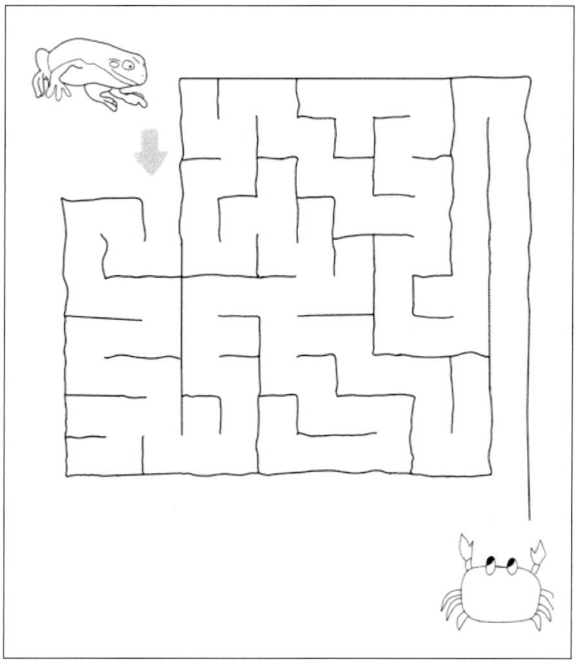

개구리가 참게를 찾아가는 길을 찾아보고 색칠해 보세요.

• 개구리가 많이 사는 곳은 어디일까요?

예시 : 연못, 계곡, 물웅덩이

• 참게는 어디에 많이 살까요?

예시 : 개천, 강, 연못

• 참게로 만들 수 있는 반찬이 있을까요?

예시 : 참게 매운탕, 참게장

㊺ 올챙이 술래잡기

올챙이 두 마리가 술래잡기를 합니다.
쫓아오는 올챙이가 멀리 도망간 올챙이를 잡을 수가 있을까요?
목적지에 도착하면 올챙이 뒷다리가 나옵니다.

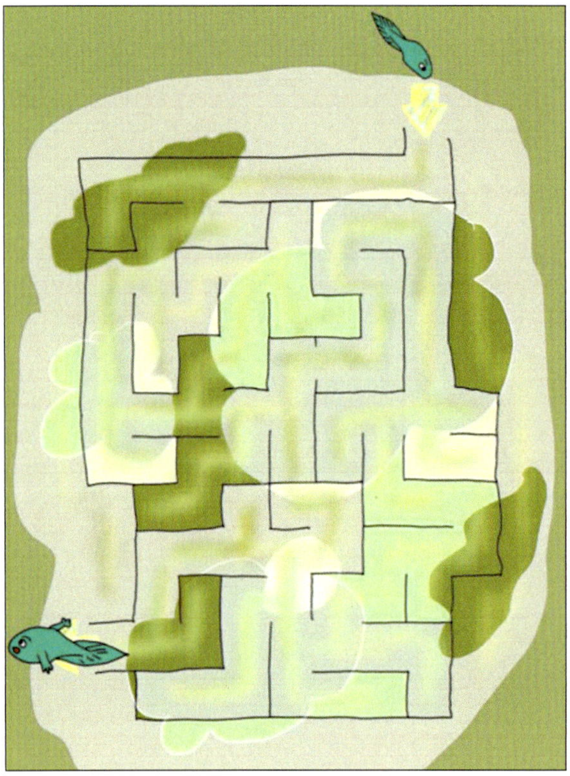

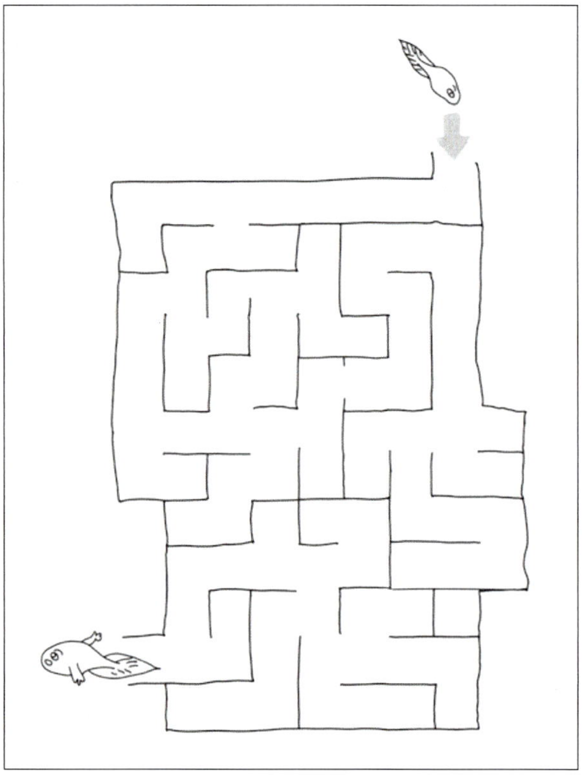

• 겨울잠을 자든 개구리가 겨울잠에서 깨어나는 것을 절기로 무엇이라 하나요?

정답 : 경칩

• 계곡이나 연못에 개구리가 알을 놓으면 얼마 뒤 알에서 무엇이 나오나요?

정답 : 올챙이

올챙이도 알에서 먼저 변한 것과 뒤에 변한 것의 차이가 꼬리만 있다가 먼저 변한 것은 시간이 지나며 뒷다리가 나온답니다.
미로 속에서 이미 도착지를 벗어나는 올챙이는 뒷다리가 나왔네요.
뒤에 따라오는 올챙이도 미로를 벗어나면 뒷다리가 나올 것입니다.

• 개구리는 뒷다리가 먼저 나올까요, 앞다리가 먼저 나올까요?

정답 : 뒷다리기 먼저 나옵니다.

㊻ 야옹아 놀~자

개와 고양이는 할머니가 도둑맞은 구슬을 찾아왔습니다. 그 뒤 고양이는 늘 방안에서만 살았습니다. 개는 고양이가 보고 싶고 같이 놀고 싶어도 만나기가 어려웠습니다.
오늘도 고양이는 집안에서 안 나오려하는데 개는 고양이에게 같이 놀자고 뛰어갑니다.

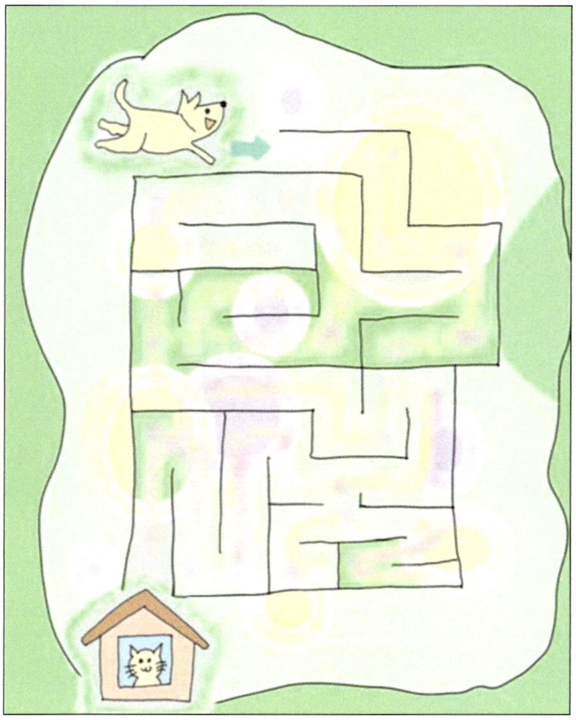

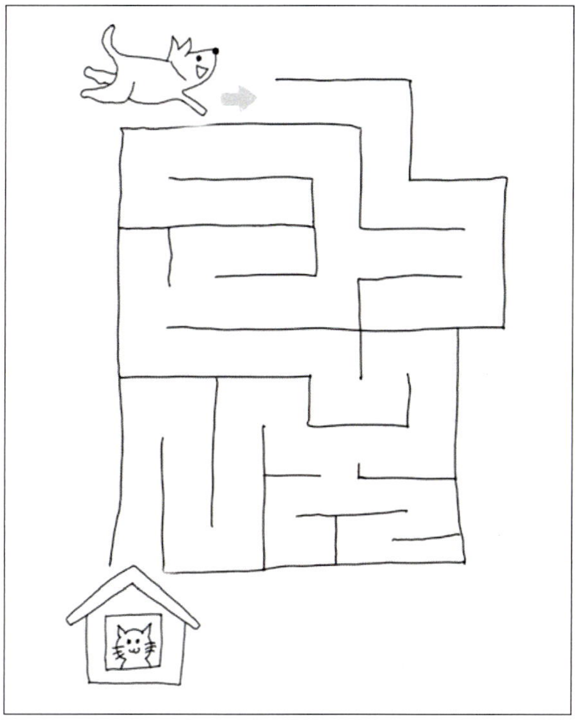

개가 고양이가 있는 집으로 갈 수 있는 길을 찾아보세요.
길을 찾고 색칠해 보세요.

개와 고양이 이야기는 다들 아시죠.
심술궂은 노파가 훔쳐간 구슬을 찾아 집으로 돌아오다 강을 건너게 되었습니다. 개는 등에 고양이를 태우고 건너다, "구슬 잘 물고 있지?" 하고 자꾸 묻자, 고양이가 "그래" 하고 답을 하다 그만 강에 구슬을 빠뜨렸습니다. 둘은 서로 책임을 지우며 싸우다 개는 그냥 집으로 돌아왔는데, 고양이는 어부 옆에서 물고기를 얻어먹다 물고기 뱃속에서 구슬을 찾아 집으로 옵니다. 그 때부터 고양이는 방안에서 귀한 대접을 받고 개는 밖에서 생활하며 둘은 서로 싸우는 앙숙이 되었답니다.

- 구슬이 왜 강에 떨어졌을까요?

예시 : 개의 물음에 답을 하기 위해선 입을 열어야 하기 때문에 입을 여는 순간 구슬은 강에 빠졌습니다.

5. 기억회상 색칠하기

47 뻥이요!

요즘도 시골 오일장엘 가면 볼 수 있는 뻥튀기 아저씨입니다.
옥수수를 넣어 뻥 튀기면 뻥튀기가 만들어지는데 배고플 때 정말 맛있습니다.

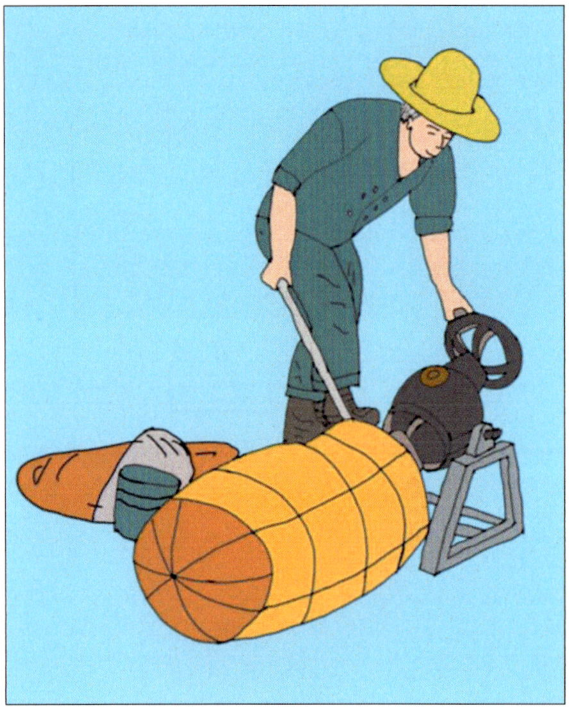

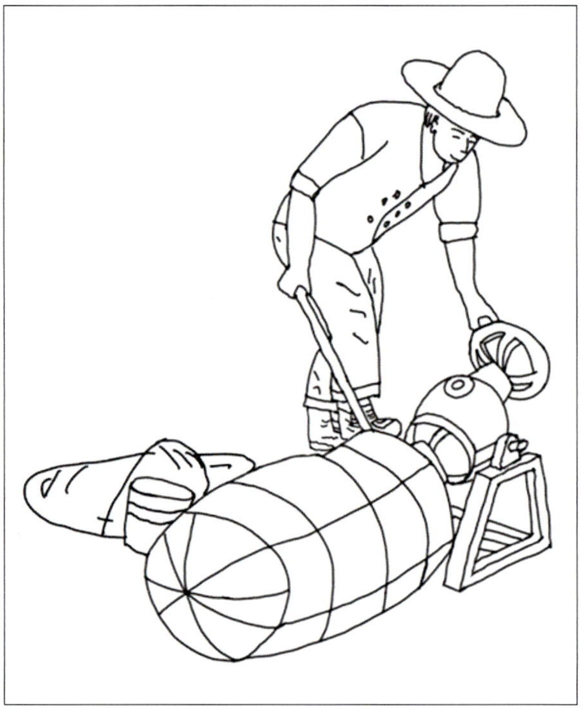

뻥튀기 기구에서 망으로 기구 안의 쌀이나 옥수수를 꺼내기 위해선 입구를 열어야 하는데 기구 안에 꽉 차 있던 수증기와 압력이 폭발하며 '뻥' 하고 굉음을 내죠, 이때 뻥튀기 아저씨가 주위에 사람들에게 미리 조심하라고 큰 소리로 알려줍니다.

- 뭐라고 고함을 칠까요?
  정답 : 뻥이요
- 옥수수와 쌀을 튀기면 엄청 양이 많아지죠. 쌀을 튀긴 것을 무엇이라 부를까요?
  예시 : 튀밥
- 옥수수를 튀긴 것은 무엇이라 부르나요?
  예시 ; 강냉이, 옥수수 뻥튀기

㊽ 물 긷기

옛날에는 사람이 먹을 수 있는 우물이 생명줄이었습니다. 늘 우물에서 물을 길어와 밥도 하고 세수도 하였습니다. 물을 길어보신 기억이 있으신가요? 남자들이 없는 집엔 언니와 동생이 물지게와 물동이를 이고 지고 물을 길었습니다.

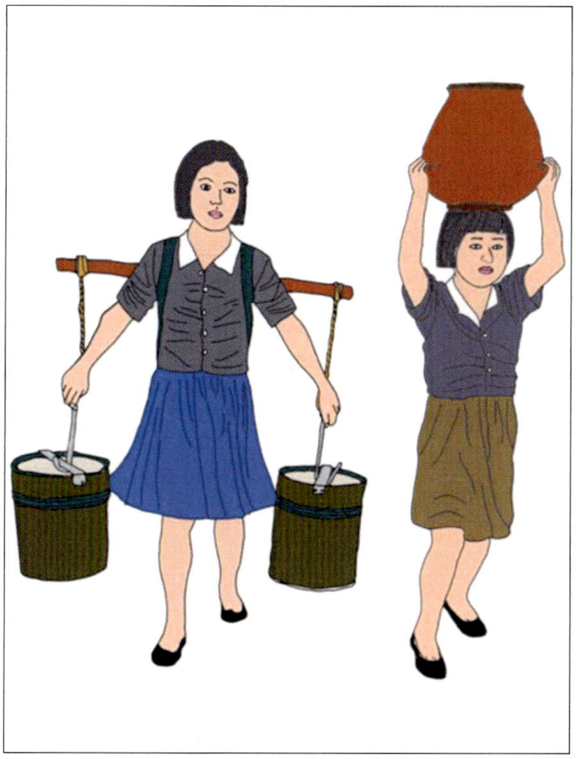

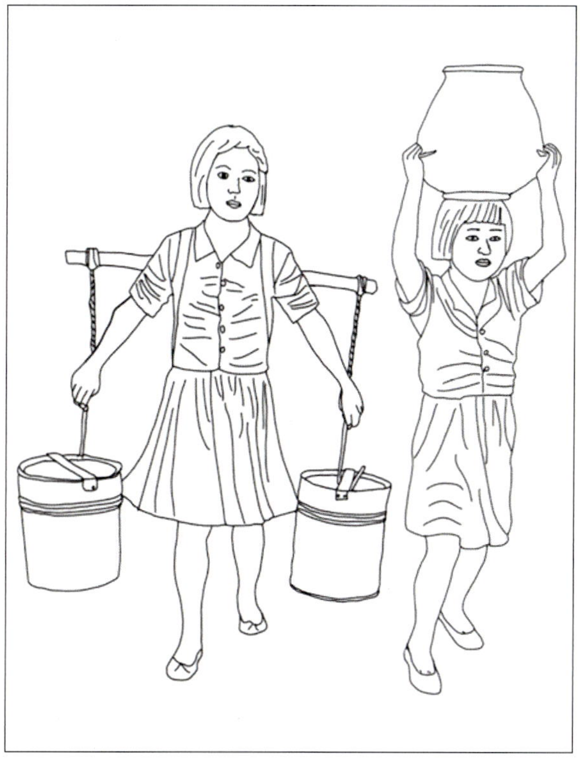

요즘은 수도만 틀면 물이 쏟아지니 물에 대한 고마움과 물을 구하기 위한 어려움을 잘 모릅니다.

- 우리가 사용하는 물은 어디에서 올까요?

  예시: 정수장, 댐, 연못 등등

요즘은 시골에서도 수돗물이 공급되지만, 아직도 섬이나 깊은 산골 같은 곳에서는 빗물이나 우물물을 식수로 사용하는 곳이 있답니다.

- 물을 길어보신 적 있으신가요?

  예시 : 네 있습니다. 어릴 때 시골에서 물동이로 하루에 두세 번 길었어요.

- 물 한 동이는 어느 정도 무게일까요?

  예시 : 10킬로, 5킬로, 쌀 한 포대 등

㊾ 섬마섬마(단동십훈)

섬마섬마는 '서다'의 준말로 아이가 혼자 설 수 있는 힘을 키우라는 뜻입니다.
섬마 섬마 섬마 섬마 오른발 왼발
섬마 섬마 섬마 섬마 우리 아이 일어선다.
섬마 섬마 섬마 섬마 오른발 왼발
섬마 섬마 섬마 섬마 혼자서도 잘한다.

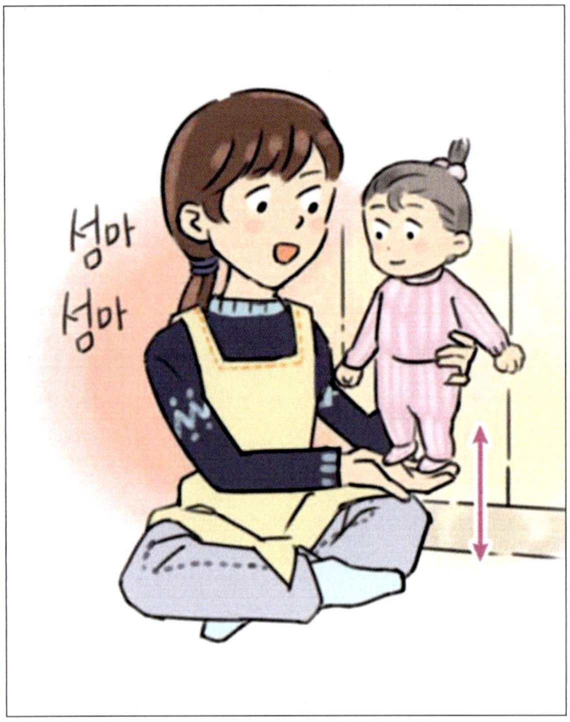

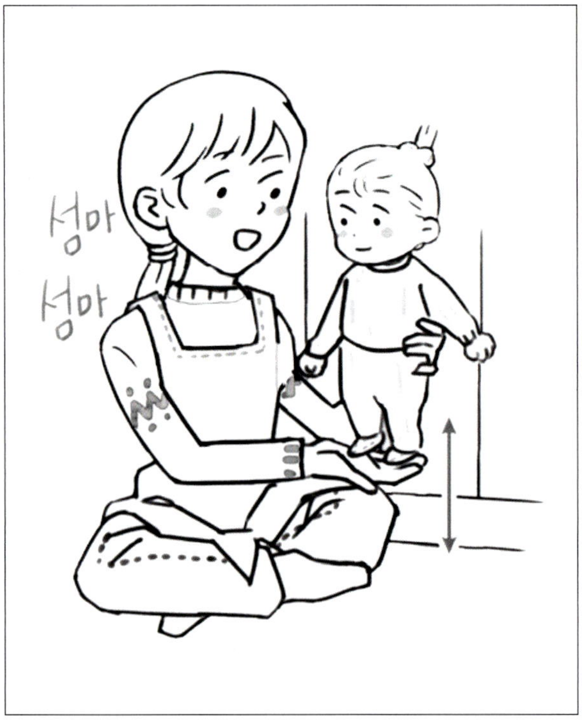

단동십훈은 어르신들이 자녀가 돌 되기 전에 많이 하셨죠?
그때를 생각하며 섬마섬마를 해보겠어요.

그리고 그림에 색칠해 보세요.

애기가 엄마 손바닥에 서 있네요.
애기가 곧 일어설 것 같지요?

㊿ 짝짜꿍 짝짜꿍(단동십훈)

짝짜꿍 짝짜꿍 아이가 삶의 이치를 깨달았으니 손뼉 치며 노래하고 춤추자는 뜻의 놀이입니다.

짝짜꿍 짝짜꿍 하늘 땅 짝짜꿍

짝짜꿍 짝짜꿍 남자 여자 짝짜꿍

짝짜꿍 짝짜꿍 왼손 오른손 짝짜꿍

짝짜꿍 짝짜꿍 엄마 아빠 짝짜꿍

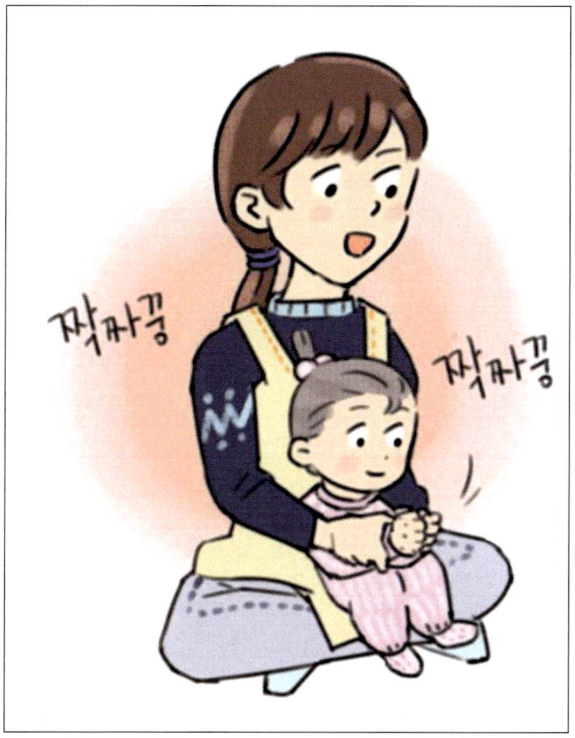

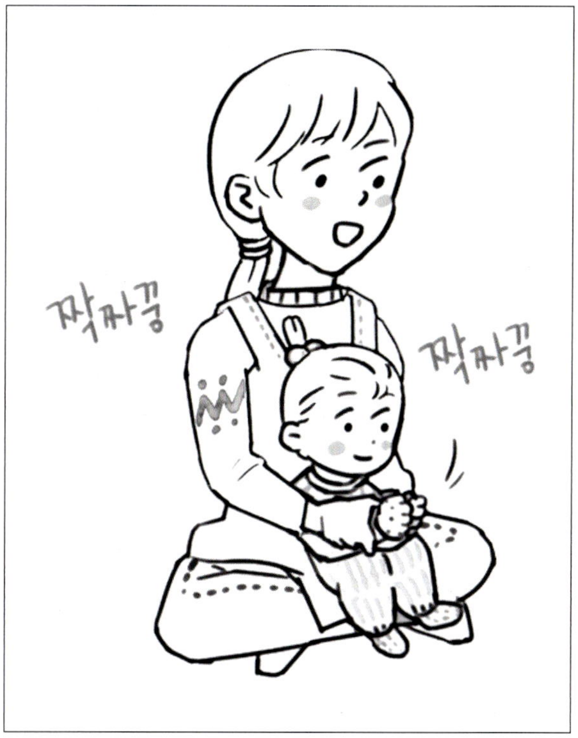

아기를 엄마 무릎에 앉히고 엄마가 아기의 손목을 잡고 짝짜꿍 짝짜꿍을 가르칩니다.

'하늘과 땅', '남자와 여자', '왼손과 오른손', '엄마와 아빠'만 알면 우선 세상의 이치를 알게 된답니다.

옛날부터 내려오는 우리 선조님들의 지혜랍니다.

51 불아불아(단동십훈)

불아불아는 세상을 밝히는 큰 사람이 되라는 뜻입니다.
불아불아 부랴부랴 태양같이 밝은 아이
불아불아 부랴부랴 환한 마음 가져라
불아불아 부랴부랴 하늘같이 귀한 아이
불아불아 부랴부랴 하늘같이 자라라

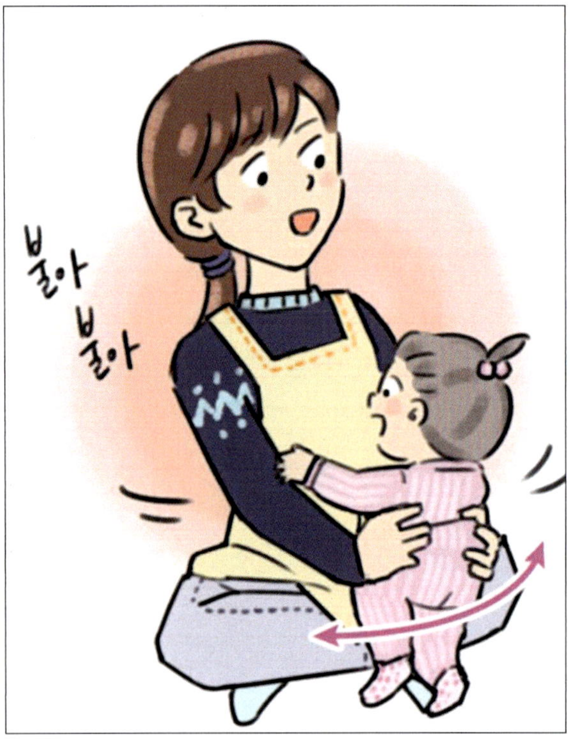

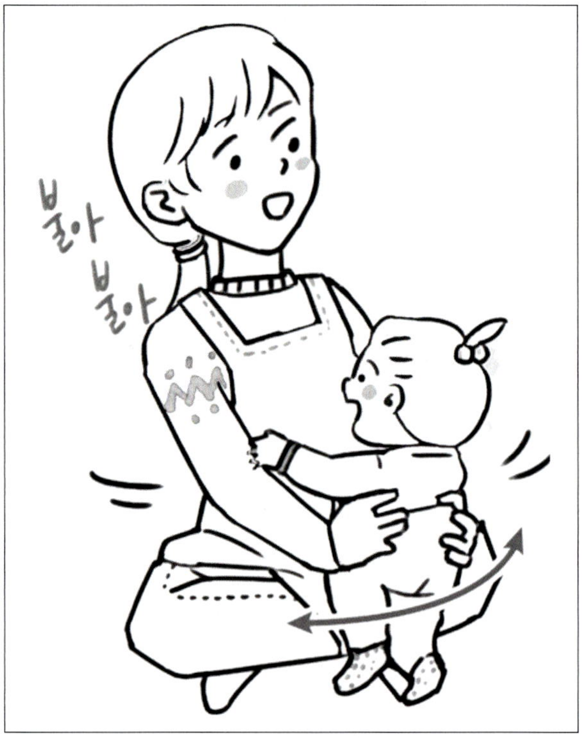

세상의 이치를 깨달은 아이가 세상에서 많은 사람을 위하는 큰 사람이 되라고 '불아불아' 노래를 부르며 좌우로 몸을 흔들어줍니다.
태양, 환한 마음, 하늘같이 귀한 아이로 성장할 것입니다.

(52) 곤지곤지(단동십훈)

곤지곤지는 하늘과 땅에 담긴 음양의 조화를 알고 덕을 쌓으라는 뜻입니다.

곤지곤지 짝짝궁 하늘땅 별땅
곤지곤지 짝짝궁 지혜로운 우리아이
곤지곤지 짝짝궁 하늘기운 땅기운
곤지곤지 짝짝궁 조화로운 우리아이

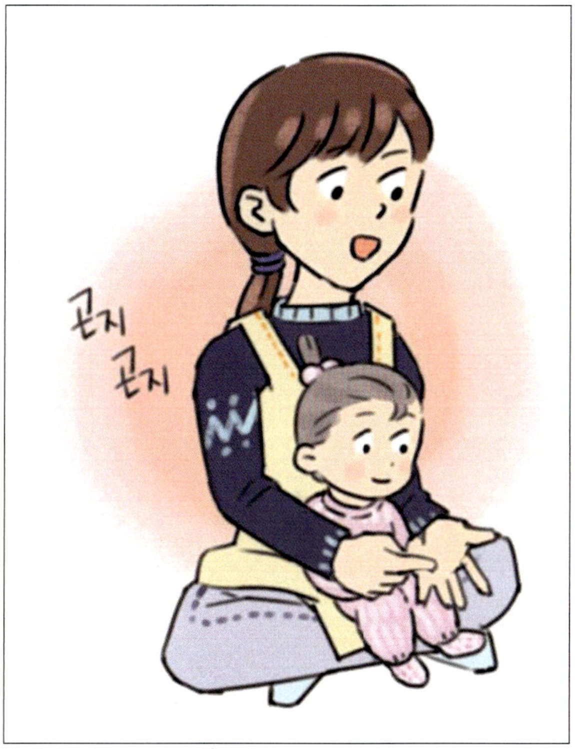

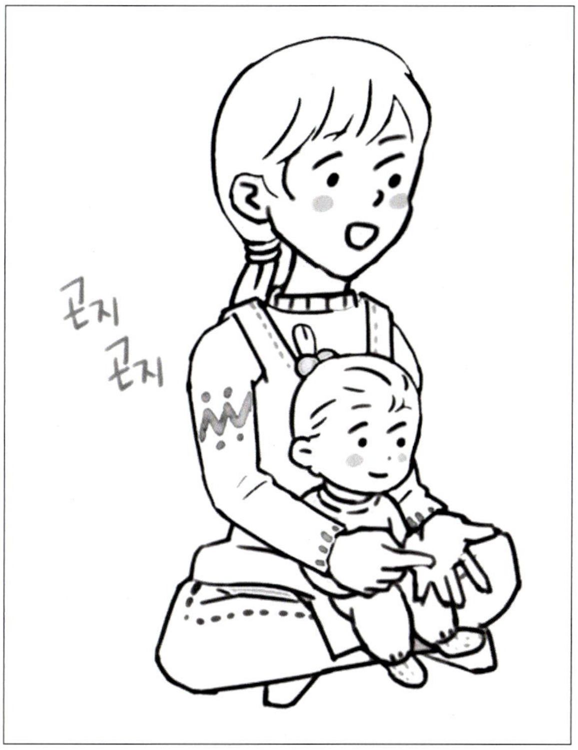

엄마가 손바닥을 손가락으로 꼭꼭 누르며 곤지곤지를 합니다.
아기도 따라서 곤지곤지를 합니다.
곤지곤지는 하늘과 별과 땅의 기운을 조화롭게 하는 아이로 키웁니다.

53 도리도리(단동십훈)

도리도리는 천지만물이 하늘의 도리로 생겨났으니 사람 역시 도리를 다하며 살아야 한다는 뜻입니다.

도리도리 짝짝궁 이리보고 까~궁
도리도리 짝짝궁 저리보고 까~궁
도리도리 짝짝궁 넓은 마음 바른 마음
도리도리 짝짝궁 우리 아이 잘한다.

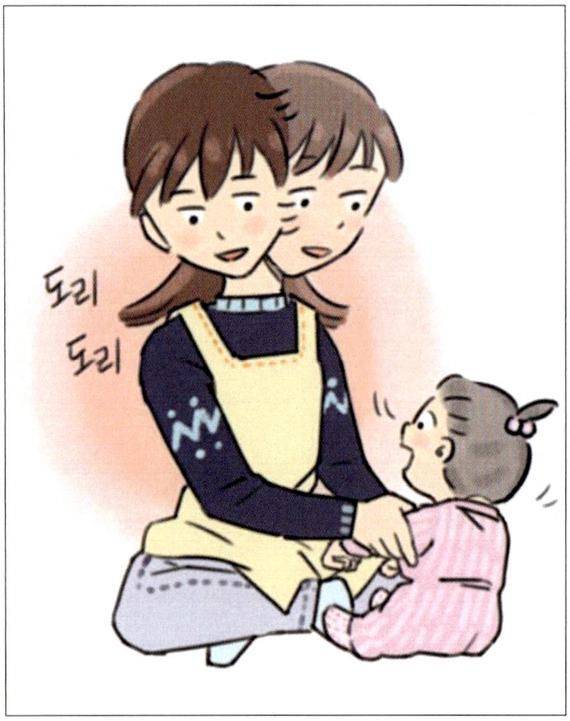

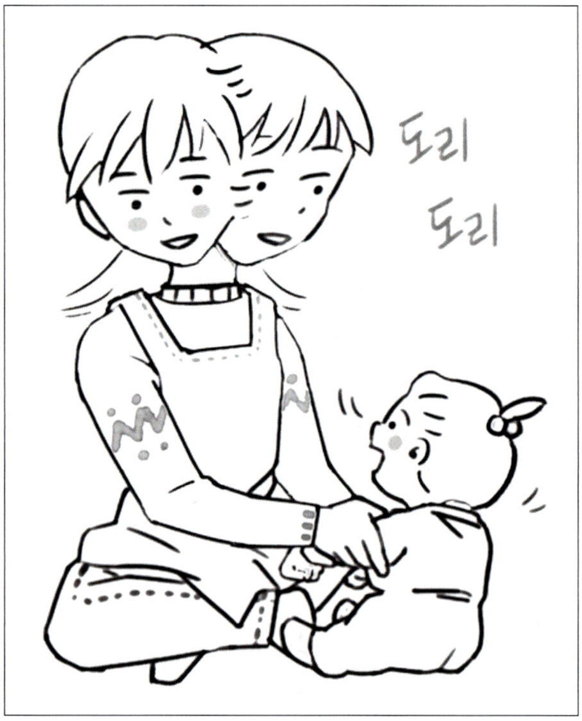

도리도리는 세상의 이치를 제대로 알고 도리 있게 살라고 엄마가 머리를 좌우로 흔들며 '도리도리'라며 말을 합니다.

애기도 엄마를 따라 머리를 좌우로 돌리며 도리도리를 하며 '도리도리' 말을 따라 합니다.

54 코코코 놀이

아기가 보는 앞에서 엄마가 동작을 하면 아기는 따라합니다.
오늘도 엄마랑 코코코 놀이 재밌게 하네요.
코코코 ~ 코, 코코코 ~ 눈, 코코코 ~ 입,
코코코 ~ 귀, 코코코 ~ 이마, 코코코 ~ 머리

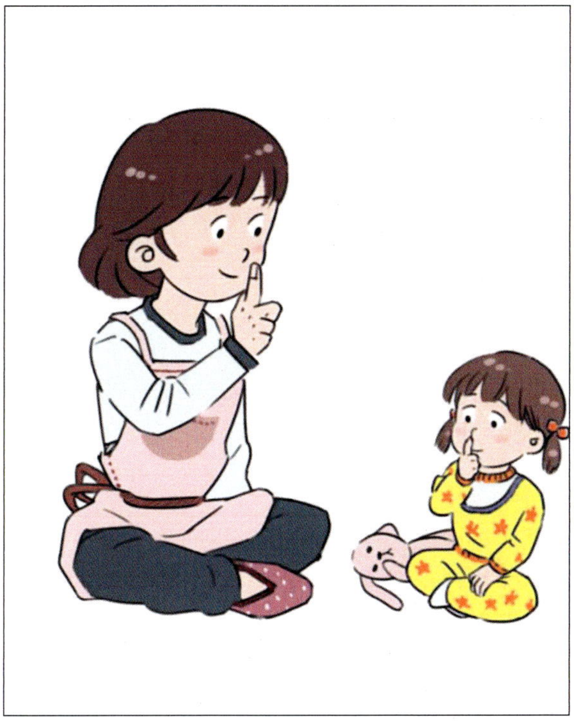

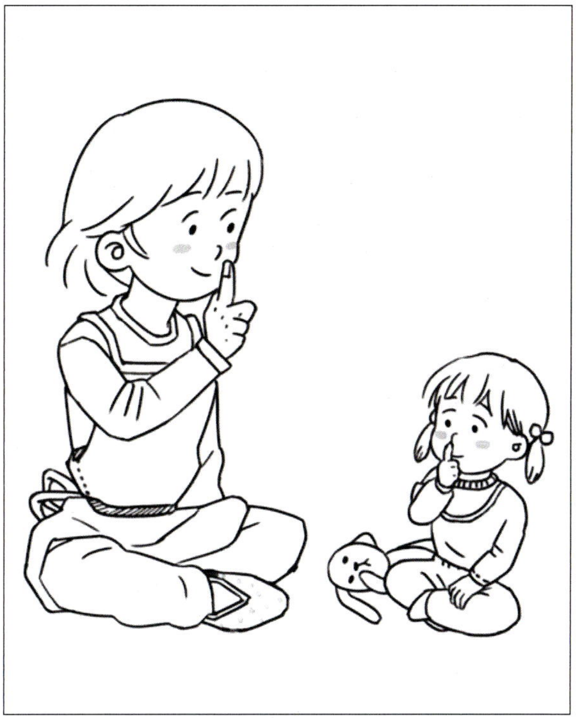

아기가 재미있게 손가락 감각을 익히고 신체의 이름을 익히는 놀이입니다.
어르신들 다 같이 코코코 놀이 한번하고 그림에 색칠해 보겠습니다.

55 제기차기

제기만 있으면 남녀노소 누구나 즐길 수 있는 우리나라 전통놀이입니다.
결혼한 지 얼마 안 된 새신랑이 제기를 찹니다.
몇 개나 찰 수 있을까요?

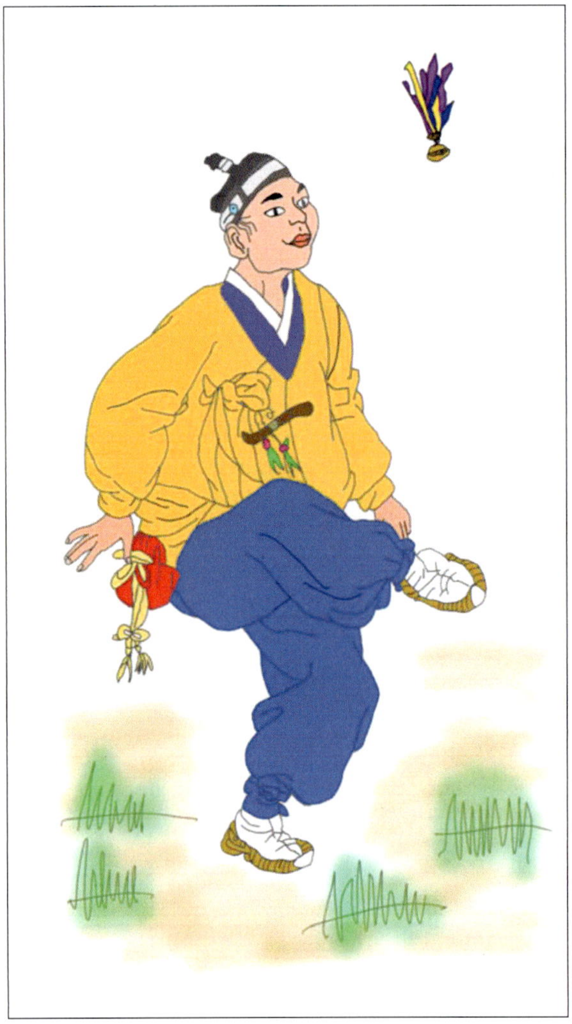

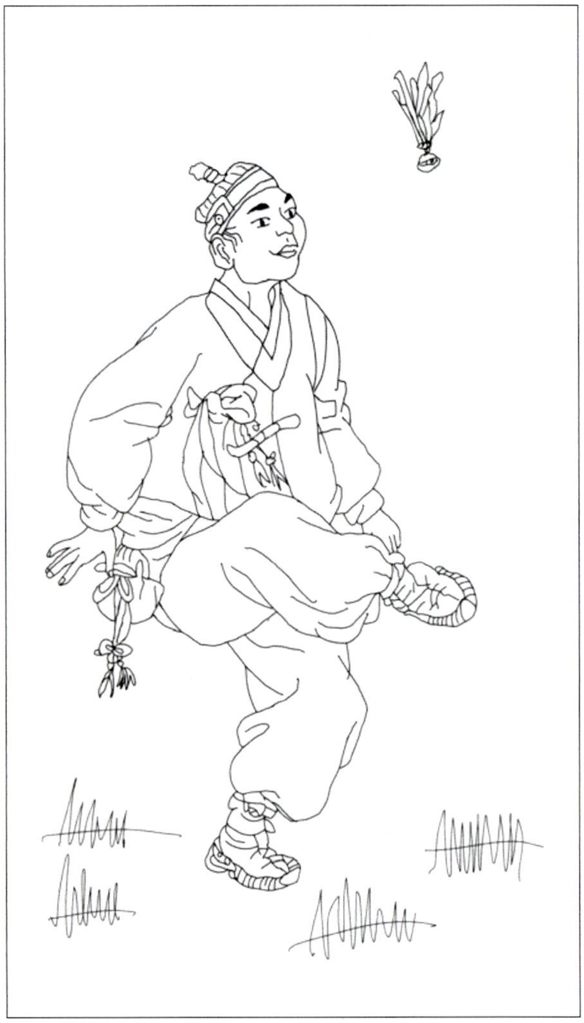

• 제기를 만들어 보신 적 있으신가요?
  예시 : 예 있어요.

• 무엇으로 만드나요?
  예시 : 종이나 천의 가운데 작은 돌이나 쇠붙이를 놓고 그 부분을 머리로 빠지지 않게 묶은 다음 꼬리부분은 얇게 가위로 잘라주면 됩니다.

• 제기를 몇 개까지 차보셨어요?
  예시 : 50개까지 차봤어요.

56 팽이치기

얼음판에서 팽이를 돌리면 넘어지지 않고 잘 돌아갔습니다.
도련님이 마당쇠가 만들어준 팽이로 재밌게 놀고 있습니다.

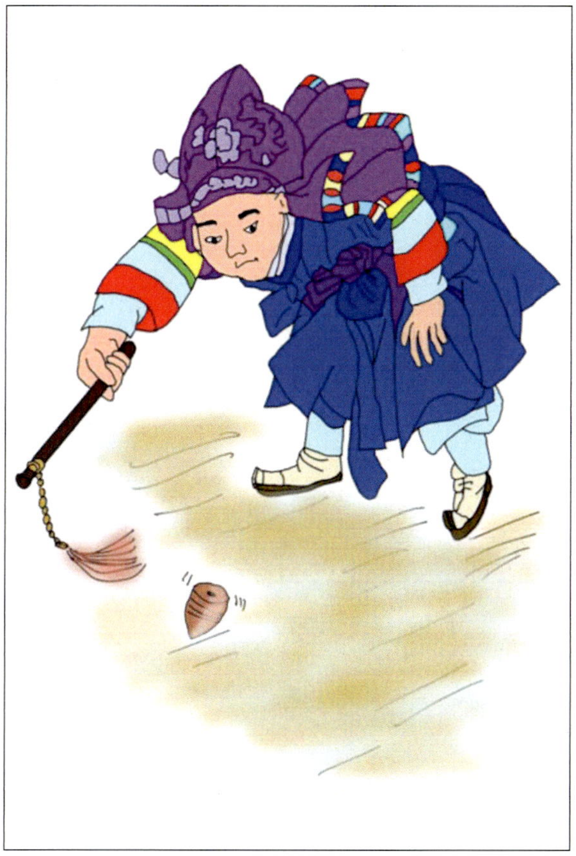

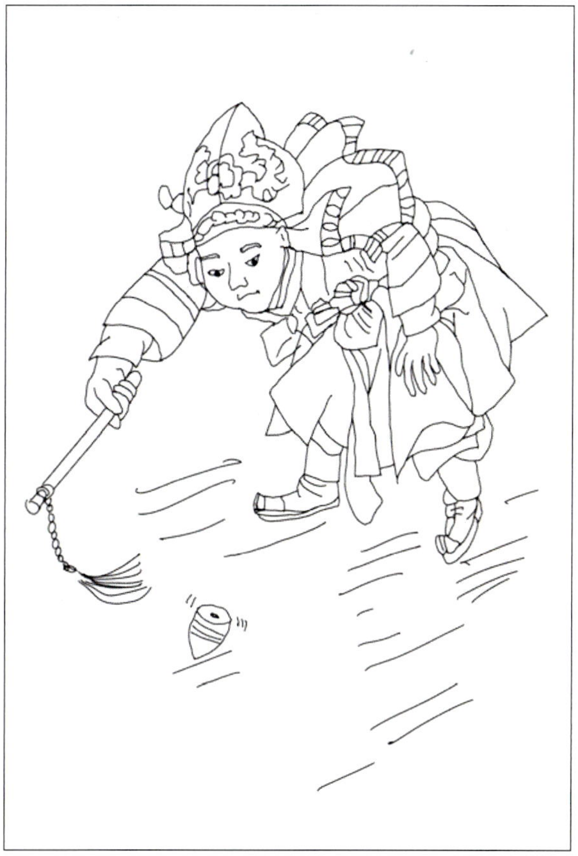

팽이는 둥근 나무 아래를 동그랗게 깎아 내고 그 가운데 못을 박아 그 부분이 얼음이나 흙 위에서 돌아가게 합니다.
넘어지지 않게 하기 위해선 자주 팽이채로 때려줘야 합니다.
어린 시절을 생각해 보세요.

- 할머니께서는 주로 어떤 놀이를 하셨나요?
  예시 : 공기놀이, 풀각시놀이, 그네뛰기, 고무줄 놀아, 숨바꼭질 등
- 할아버지께서는 주로 어떤 놀이를 하셨나요?
  예시 : 팽이치기, 제기차지, 비사치기, 말뚝박기, 술래잡기, 자치기 등

57 바느질

어머니는 하루 종일 집안 일로 바쁘셨는데 밤엔 시집가는 옆집 새색시 저고리도 만드셨습니다. 바느질을 잘 하신 어머니는 눈이 좋으시고 손이 빠르셨습니다.

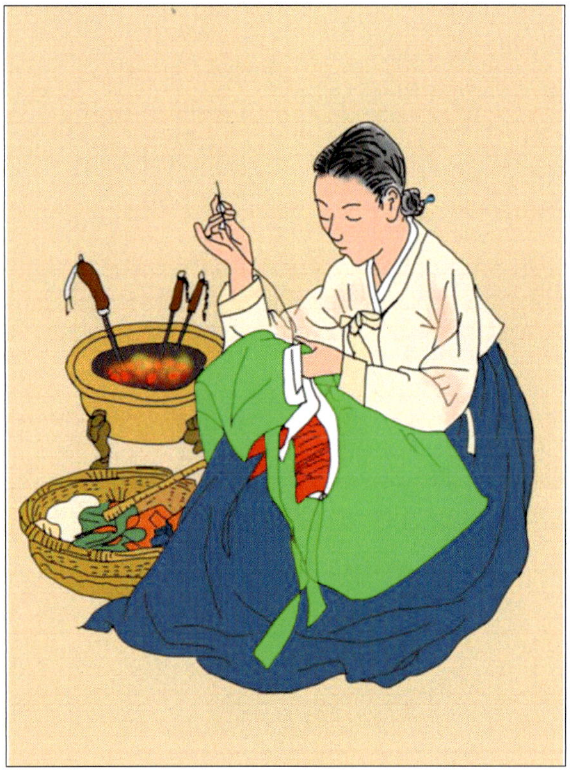

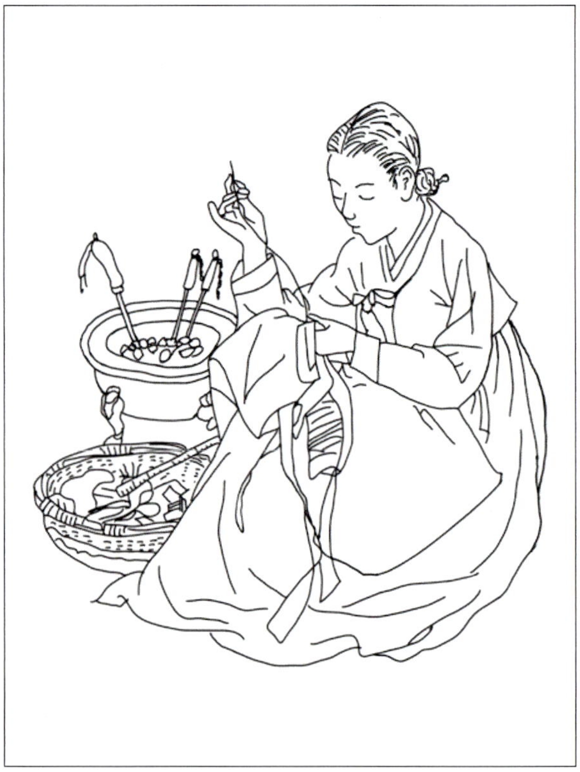

요즘은 옷을 백화점이나 시장에서 사 입지 만들어 입지는 않으시죠.

• 할머님은 바느질 잘 하셨나요? 위 그림에 반짓고리와 화로에 옷을 만드는데 필요한 물건들이 많네요. 무엇이 있는지 말씀해 보세요.
  예시 : 인두, 화로, 자, 실, 바늘

58 살풀이춤

우리 민족은 춤으로 많은 한을 풀었습니다.
살풀이는 살을 푸는 춤이지만 춤의 동작과 은율이 애잔하고 아름답습니다. 요즘 젊은이들은 너무 큰 동작과 빠른 춤을 추는데 그 젊은이들이 보기엔 따분할 수도 있겠습니다.

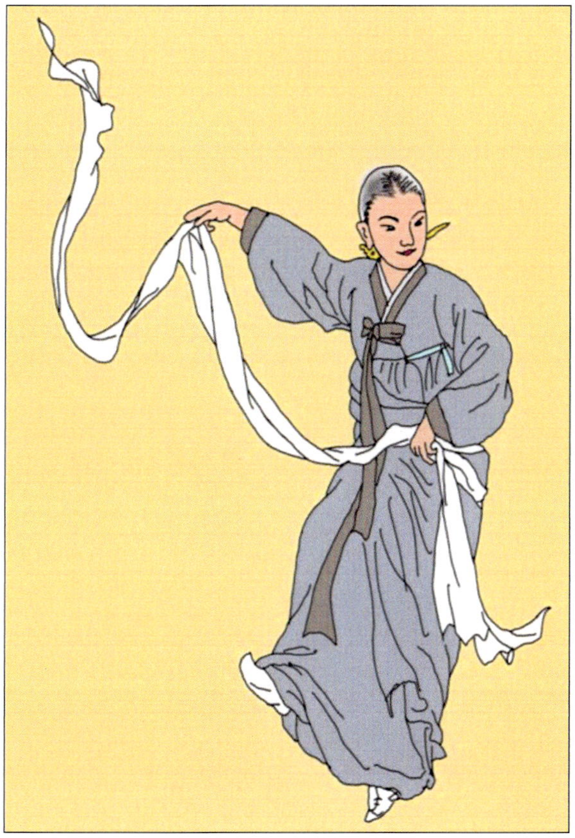

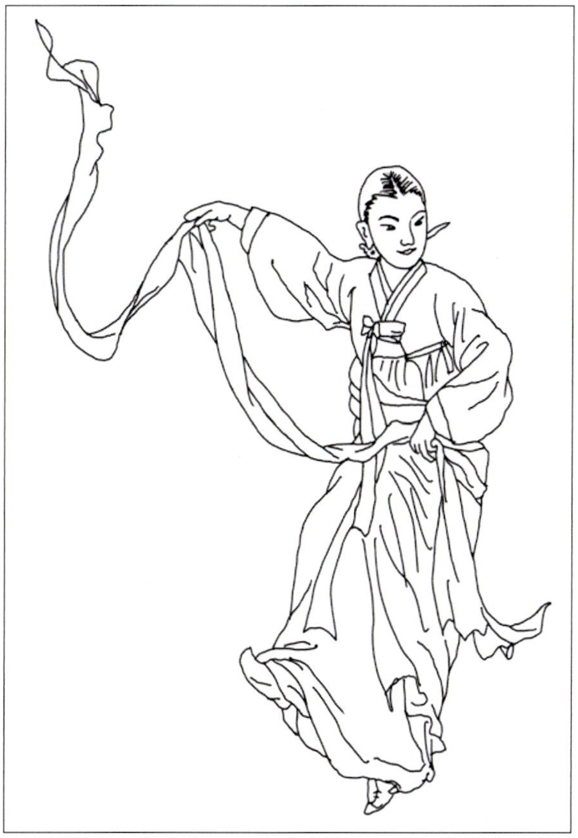

→ 질문을 만들어 활용해 보세요.

- 살풀이춤을 보신 적 있으신가요?
  예시 : 명절에 TV에서 봤어요.
- 우리나라는 춤과 노래를 좋아하고 잘해서 세계에서도 인정받는 사람들이 많지요. 어르신 세계적인 우리나라 가수나 탤런트 중에 좋아하거나 생각나는 사람 이름 이야기해 보실래요?
  예시 : 조수미, 이미자 등

6. 언어프로그램 색칠하기

59 딸기와 참외

다음 과일의 이름을 따라 적어보세요.
과일의 이름을 완성하고 과일을 색칠해 보세요.

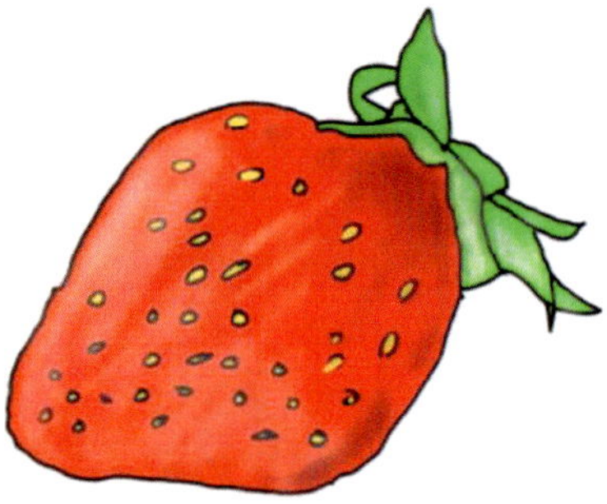

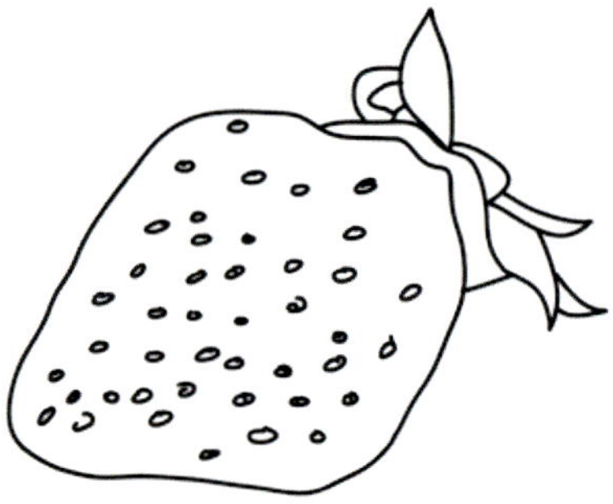

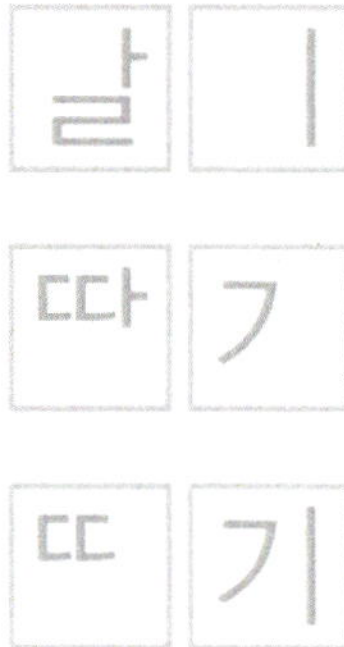

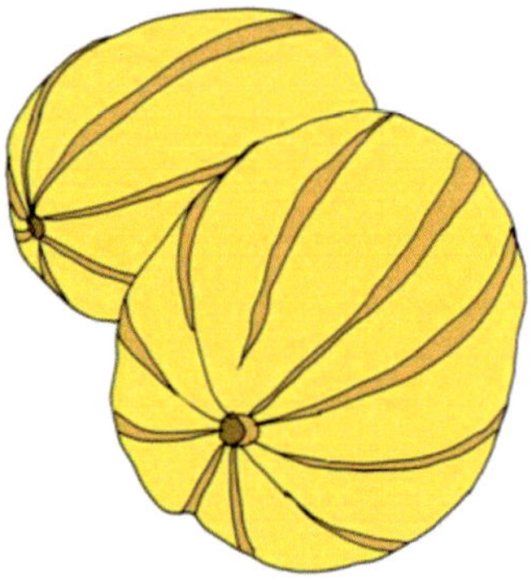

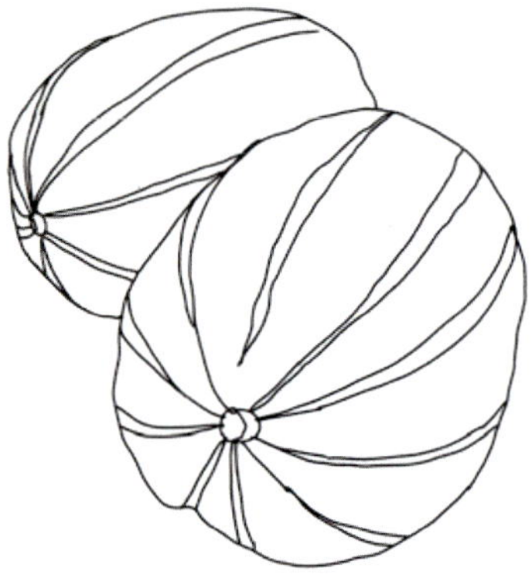

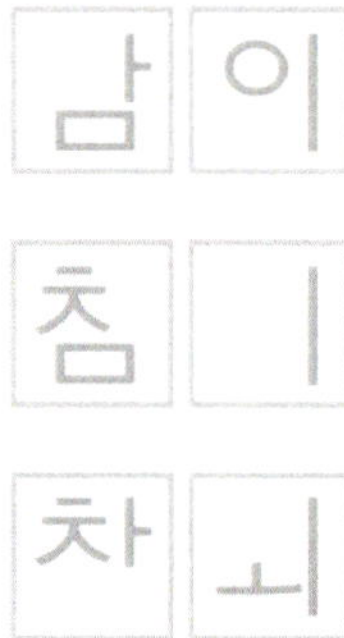

딸기와 참외에 자음과 모음이 빠진 것을 채워주세요.
그리고 그림에 색을 칠해보세요.

- 어느 과일 좋아하세요?

  예시 : 딸기, 달콤한 맛이 좋아요

→ 그림에 없는 과일을 말씀하셔도 됩니다.

  예시 : 귤을 좋아합니다. 약간 새콤하고 단맛을 좋아해요

- 과일 이름 말하기 놀이를 할까요? 과일이름을 하나씩 말씀하시는 데 이미 말한 과일을 이야기하면 지는 것입니다.

  예시 : 사과, 참외, 딸기, 복숭아, 매실, 포도, 수박, 배, 감, 귤, 밤, 대추, 바나나, 오렌지, 멜론, 자몽, 파인애플, 달래(키위)

⑥⓪ 사과와 바나나

다음 과일의 이름을 적어보세요

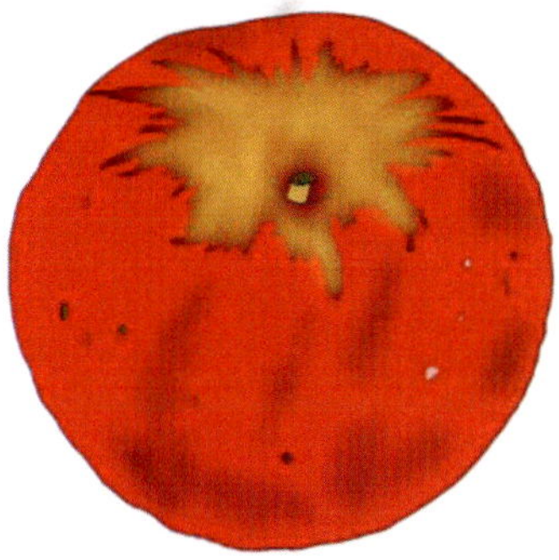

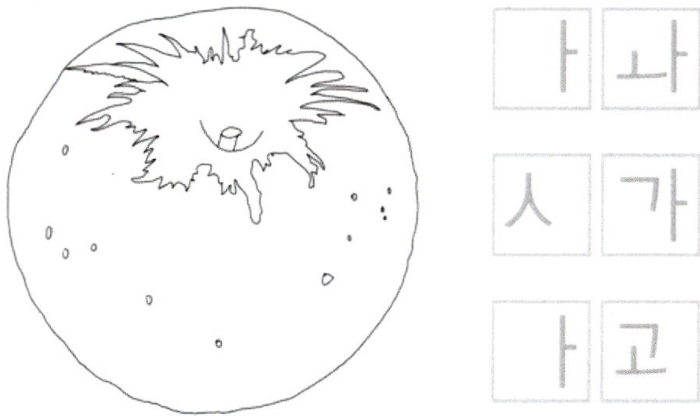

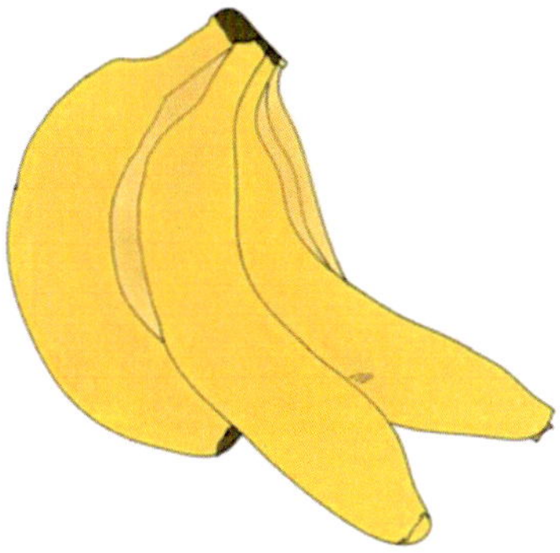

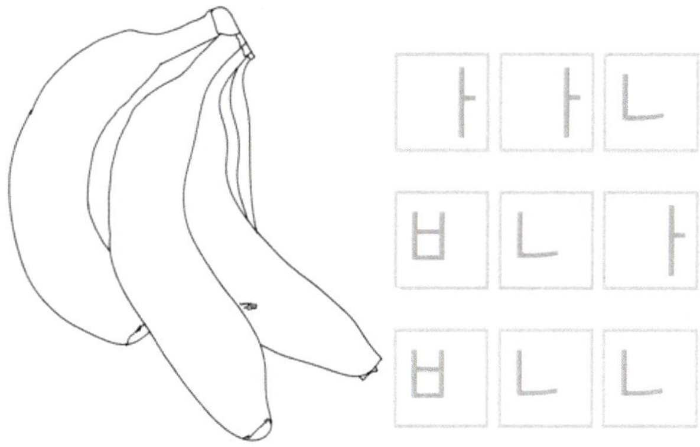

사과와 바나나의 자음과 모음이 빠진 것을 채워주세요.
그리고 그림에 색을 칠해보세요.

- 바나나는 어디서 생산되는 과일인가요?

  예시 : 더운 나라, 필리핀, 인도네시아, 적도지방 등

- 사과는 우리나라에서 많이 생산되는데 많이 나는 지역은 어디일까요?

  예시 : 대구, 고령, 청송, 예산, 양구 등

61 살기 좋은 대한민국

우리나라는 사계절이 뚜렷하고 먹을 것이 다양한 살기 좋은 곳입니다.
전국의 도가 그려져 있습니다. 색을 칠하고 각 도의 이름을 넣어보세요.
함경북도 함경남도 평안북도 평안남도 황해도 경기도 강원도 충청북도 충청남도 전라북도
전라남도 경상북도 경상남도 제주도

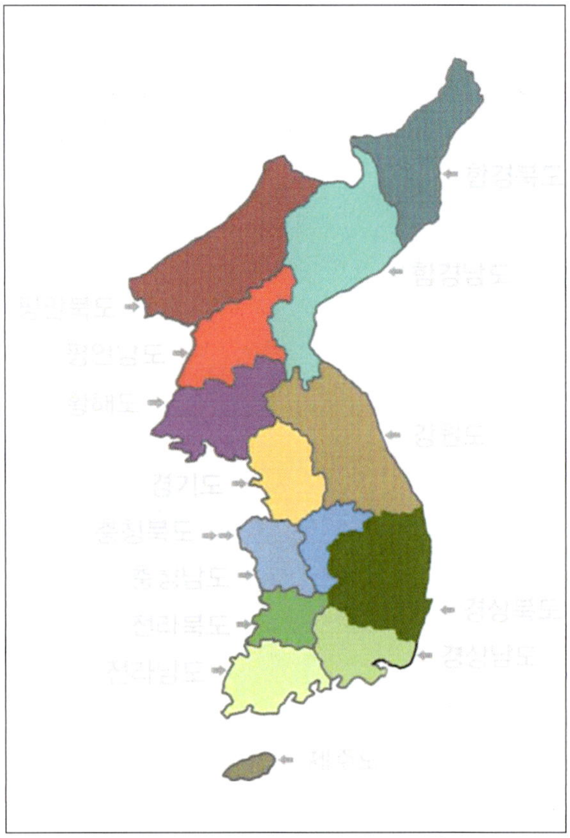

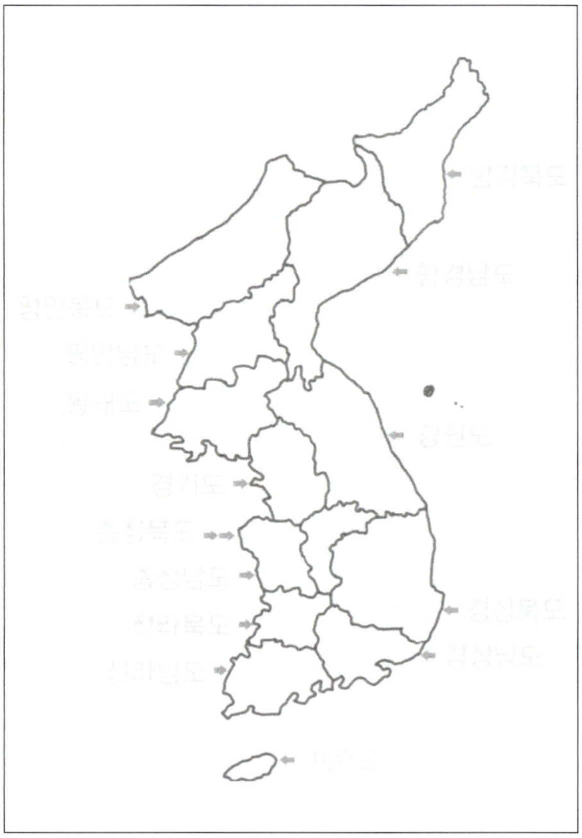

→ 질문을 만들어 활용해 보세요.

• 어르신은 고향이 어디신가요?
  예시 : 김해입니다. 나주입니다.

• 김해(나주)는 어느 도에 있는 도시인가요?
  예시 : 경상남도입니다. 전라남도입니다.

우리 땅 독도는 어느 도에 속하나요?
  정답 : 경상북도입니다.

• 가장 남쪽 아래 있고, 섬인 도시는 어디인가요?
  정답 : 제주도입니다.

62 느낌 연결하기

그림에 맞는 연관 문장을 찾아 연결해 보세요.

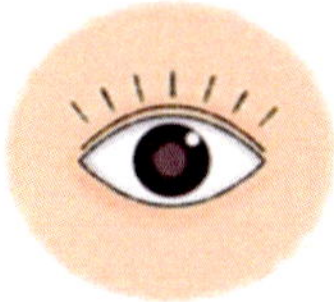

고소한 냄새를 맡는다

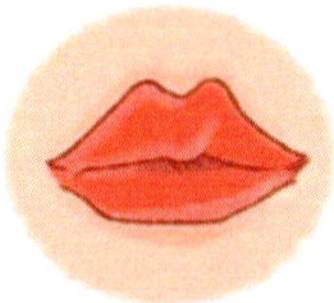

텔레비전을 본다

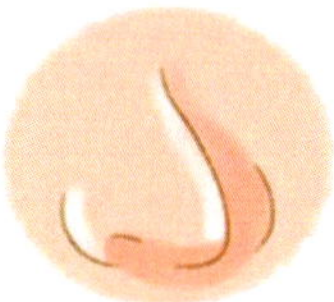

노래 소리가 들린다

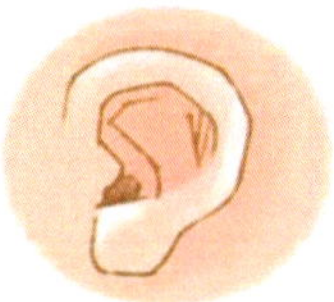

맛있는 과일을 먹는다

그림에 맞는 연관된 문장을 찾아 선을 연결해 보세요.
우리 얼굴에 있는 감각 기관을 연결하는 것입니다.

• 위에서부터 이름을 말해볼까요?

정답 : 눈, 입, 코, 귀

눈이 하는 일은 무엇일까요? 보는 것이지요,
→ 오른쪽 보기 문장에서 보는 것은 '텔레비전을 본다' 입니다.
입이 하는 일은 무엇일까요? 먹는 것이지요,
→ 오른쪽 보기 문장에서 먹는 것은 '맛있는 과일을 먹는다' 입니다.
코가 하는 일은 무엇일까요? 냄새를 맡는 것이지요,
→ 오른쪽 보기 문장에서 맡는 것은 '고소한 냄새를 맡는다' 입니다.
귀가 하는 일은 무엇일까요? 듣는 것이지요,
→ 오른쪽 보기 문장에서 듣는 것은 '노래 소리가 들린다' 입니다.
정답을 찾을 수가 있지요, 선을 그어보세요.

[감수]

나윤채

한국장기요양기관지역협회연합 회장
고양시노인장기요양기관협회 회장
일산요양보호사교육원 대표
지극정성요양원 대표

[지은이]

장일상

중원대학교 교육학 박사
행복나눔연구소 대표
행복안전교육원 원장
(사) 한국여성소비자연합 청주지부장
이혈건강교육협회장

권미현

다락방의 불빛 복합문화공간 운영
중앙대학교 국악교육대학원졸업(음악치료전공)
한국음악심리상담사자격심의 위원
한국국악치료협회경기지회장

김민지

중원대학교 교육학 박사
제천한방주야간보호센터 시설장

기억회상 색칠하기 매뉴얼 ❶❷❸

2024년 1월 10일 1판 1쇄 인쇄
2024년 1월 15일 1판 1쇄 발행

감 수 나윤채
지은이 장일상, 권미현, 김민지
펴낸이 조재성
그 림 최윤정, 정선보, 조가현
펴낸곳 서현사

등 록 2002년 8월 14일 제 03-01392호
주 소 경기도 고양시 일산동구 중앙로 1055번지 레이크하임 206호
전 화 031-919-6643
팩 스 031-912-6643

ISBN 979-11-88986-54-5 94510

정가 30,000원

[부록] 집중력, 지남력 카드입니다. 잘라서 사용하세요.

빨강

파랑

검정

노랑

하양

보라

초록

빨강

하양	빨강	초록	노랑
빨강	노랑	보라	파랑
검정	하양	빨강	초록

☆ **카드의 색을 말해보세요.**

파랑 노랑 빨강 검정
초록 빨강 파랑 보라
빨강 노랑 하양 파랑

[응용방법]

★ 글자의 색을 말해보세요.

노랑 검정 파랑 하양
파랑 초록 하양 초록
노랑 초록 검정 빨강

★ 글을 읽어보세요.

하양 빨강 초록 노랑
빨강 노랑 보라 파랑
검정 하양 빨강 초록